中文翻译版

儿童和新生儿机械通气
基于病理生理学管理方法

Mechanical Ventilation in Neonates and Children
A Pathophysiology-Based Management Approach

主　　编　〔美〕阿肖克·P. 萨奈克（Ashok P. Sarnaik）
　　　　　〔美〕谢卡尔·T. 文卡塔拉曼（Shekhar T. Venkataraman）
　　　　　〔美〕布拉德利·A. 库赫（Bradley A. Kuch）
主　　译　朱雪萍　姜春明　王　杨
副主译　　吴海涛　王　镇
译　　者　（按姓氏笔画排序）
　　　　　于秋瑶　王　杨　王　镇　王华伟　刚翠萍
　　　　　朱雪萍　朱霖洲　李美玲　吴华娟　吴昊林
　　　　　吴海涛　何　山　邹友富　张　娟　张　靖
　　　　　赵　倩　钮勤勤　姜春明　耿海峰　徐豆豆

科学出版社
北京

图字：01-2025-0655

内 容 简 介

本书由多位在儿科和重症医学领域享有盛誉的专家共同编写，由苏州大学附属儿童医院牵头，联合国内多家知名医院的专家共同翻译。书中详细探讨了机械通气的基本原理、不同的通气模式及其适应证、注意事项和潜在的并发症，以及如何针对不同病理生理状态制订个体化的通气策略。全书涵盖机械通气的临床最新进展，从各个不同的角度介绍机械通气的应用，将理论与诊治流程完美结合，包含儿童机械通气从入门到精通的专业知识，既有关键的临床操作技术又有丰富的临床案例。

适合各级儿科医师、护士、呼吸治疗师等阅读参考。

图书在版编目（CIP）数据

儿童和新生儿机械通气：基于病理生理学管理方法 /（美）阿肖克•P.萨奈克（Ashok P. Sarnaik）等主编；朱雪萍，姜春明，王杨主译. -- 北京：科学出版社，2025.4. -- ISBN 978-7-03-081206-3

Ⅰ. R720.5

中国国家版本馆CIP数据核字第20258S63H4号

责任编辑：王灵芳 / 责任校对：张 娟
责任印制：师艳茹 / 封面设计：涿州锦辉

First published in English under the title
Mechanical Ventilation in Neonates and Children: A Pathophysiology-Based Management Approach
edited by Ashok P. Sarnaik, Shekhar T. Venkataraman and Bradley A. Kuch
Copyright © Springer Nature Switzerland AG, 2022
This edition has been translated and published under licence from
Springer Nature Switzerland AG.

版权所有，违者必究，未经本社许可，数字图书馆不得使用

科学出版社 出版
北京东黄城根北街16号
邮政编码：100717
http://www.sciencep.com

三河市春园印刷有限公司印刷
科学出版社发行　各地新华书店经销
*

2025年4月第 一 版　　开本：787×1092 1/16
2025年4月第一次印刷　　印张：11 1/4
字数：278 000
定价：118.00元
（如有印装质量问题，我社负责调换）

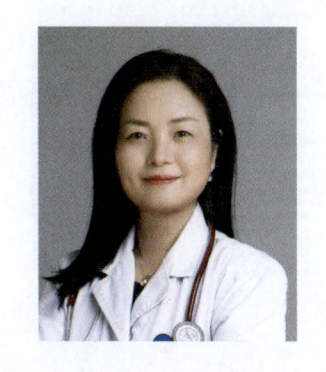

主译简介

朱雪萍 主任医师，教授，博士研究生导师。江苏省333工程第一层次培养对象、江苏省重点临床专科学科带头人、江苏省妇幼健康重点医学人才、姑苏卫生领军人才。兼任中华医学会儿科学分会儿童保健学组委员、中华医学会儿科学分会第五届医疗鉴定专家库专家、江苏省医学会第七和第八届围产医学分会副主任委员、苏州医学会围产医学分会主任委员、中国优生科学协会教育工作委员会理事、中国医药教育协会新生儿感染与感染控制分会副主任委员、中国妇幼保健协会营养分会常委、中国医师协会新生儿科医师分会呼吸学组委员等。从事本专业临床、教学、科研工作32年，深耕于新生儿危重症的临床救治及研究，尤其是呼吸管理、早产/超早产儿综合管理及其并发症防治的基础与临床研究，先后在美国波士顿儿童医院、东京女子医科大学母子病院NICU等访学。近5年主要成就：主持国家自然科学基金面上项目3项、省重点研发项目1项、省卫生健康委重大科研项目1项、市厅级项目2项；以第一完成人获得省部级科技奖励6项、市厅级奖励2项、国家发明专利6项、国家计算机软件著作权1件；以第一作者/通信作者发表论文90余篇，其中SCI收录期刊论文30余篇；培养硕士研究生20多名，博士研究生10名，兼任《中国实用儿科杂志》《中华围产医学杂志》《中国当代儿科杂志》《中国儿童保健杂志》及国际期刊多刊编委及审稿专家。

主译简介

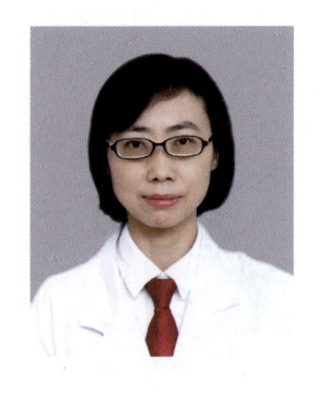

姜春明 教授，主任医师，博士研究生导师。珠海市妇幼保健院新生儿科主任、儿童保健部主任、院长助理。中华医学会儿科学分会灾难学组委员，中华医学会围产医学分会第七届青年委员，中国医师协会新生儿科医师分会早产儿专业委员会委员，中国优生科学协会早产儿分会常务委员，中国医药教育协会新生儿分会常务委员，东三省新生儿协作组副主任委员，黑龙江省医师协会儿科分会副主任委员，黑龙江省医师协会新生儿科分会副主任委员，广东省医师协会围产医学分会早产与复苏学组副组长，广东省医师协会第五届理事会理事，《中华新生儿科杂志》编委，《中华围产医学杂志》通讯编委，《中国儿童保健杂志》青年编委，珠海市医学会新生儿分会主任委员等。近年来重点从事新生儿感染性疾病、心肌损伤的基础与临床研究，主持国家自然科学基金青年基金、黑龙江省自然科学基金、珠海市社会发展领域科技计划重点项目等课题，发表论文50余篇。

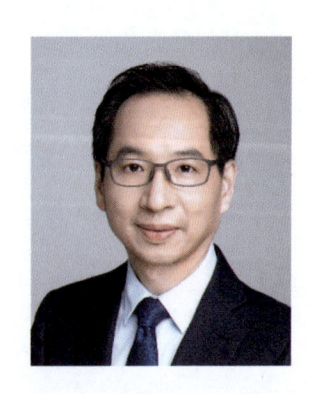

王 杨 主任医师、硕士生导师。自 1991 年以来一直在安徽医科大学第一附属医院新生儿科从事儿科临床、教学与科研工作。先后公派赴德国、美国进修学习新生儿重症监护、高危早产儿随访及新生儿医学教育。主持或参与主持国家自然科学基金、安徽省自然科学基金面上项目、安徽省高等学校省级自然科学研究重点项目、安徽省科技厅技术应用研究联动计划项目等。发表 20 余篇核心期刊论文及 SCI 收录期刊论文。兼任中国医师协会新生儿科医师分会委员、安徽省医师协会新生儿科医师分会副主任委员、安徽医学会儿科分会新生儿学组副组长、中国优生优育协会心血管结构与代谢专业委员会常委、安徽省医学会围产医学分会常委；兼任《中国当代儿科杂志》《中华围产医学杂志》编委、《中华新生儿科杂志》通讯编委等。

中译本序

　　当代医学的快速发展对专业化和细分化提出了更高的要求，而机械通气作为重症医学中不可或缺的一部分，更是在儿童和新生儿领域面临着独特的挑战。不同于成人患者，儿童和新生儿在解剖结构、生理特性及病理表现上均有其特殊性，这使得机械通气的应用不仅需要扎实的基础理论，还需对临床实践有深刻的理解。《儿童和新生儿机械通气——基于病理生理学管理方法》正是在此背景下，由国际权威专家编写，由中国学者翻译的一部力作。

　　该书由机械通气领域的国际权威学者阿肖克·P. 萨奈克（Ashok P. Sarnaik）、谢卡尔·T. 文卡塔拉曼（Shekhar T. Venkataraman）和布拉德利·A. 库赫（Bradley A. Kuch）共同主编，全面、系统地涵盖了儿童机械通气的核心知识点和最新进展。从病理生理学的基本原理入手，结合现代机械通气技术的应用场景，书中不仅涵盖了通气设备的技术解析，还深入剖析了各种复杂病症下的个性化通气策略，为临床操作提供了详实的理论依据和实践指导。

　　儿童机械通气的管理不仅关乎设备的操作，更是对医师综合判断能力和技术精确性的双重考验。该书通过病例分析和理论讲解的紧密结合，帮助读者掌握如何根据患者的病理生理特性选择通气模式和参数。书中的知识体系涵盖从基础到高阶的内容，既适合刚刚入门的初学者，又能为有经验的专业人士提供深度参考。

　　在翻译过程中，主译朱雪萍教授、姜春明教授、王杨教授与团队不仅精确传达了原文的内容和专业术语，还结合国内儿科机械通气的实际情况进行了一些本土化的调整，使其更贴合中国临床实践需求。朱雪萍教授是苏州大学附属儿童医院的资深专家，具有丰富的临床经验和科研成果，她带领的翻译团队将国际先进的医学理念引入中国，为广大读者提供了一本学术价值与实用性兼具的中文医学参考书。

　　此外，该书在结构编排上逻辑清晰，内容深入浅出。无论是从肺与胸壁力学特性出发的基础理论章节，还是从临床评估到复杂病例管理的实践部分，均能让读者快速理解并应用到实际工作中。尤其是在儿童呼吸窘迫、呼吸衰竭及复杂病例的通气管理上，书中提供了细致的分析和循证医学的支持。这不仅为读者提供了解决具体问题的工具，还为培养其独立思考和判断能力奠定了基础。

　　机械通气作为儿科重症医学的关键技术，其在新生儿、婴幼儿和青少年患者中的应用受到诸多限制和挑战。这本书的问世，不仅为我国的临床医师和学术研究者提供了权威参考，也为跨学科合作和国际化医疗实践架起了桥梁。

阅读该书，希望读者能够从中汲取知识，提升技能，为改善儿童重症患者的生存率和生活质量贡献力量。无论您是致力于儿童重症医学的专业医师、相关学科的研究人员，还是对机械通气感兴趣的学习者，这本书都将是您不可或缺的重要资源。

最后，衷心感谢主译朱雪萍教授等及其团队的辛勤付出，也感谢科学出版社为推动该书的出版所作的努力。希望该书能够成为中国儿科医学发展的重要里程碑，造福更多的患者和家庭。

史　源

重庆医科大学附属儿童医院新生儿诊治中心主任
中华医学会儿科学分会新生儿学组副组长
中国医师协会新生儿科医师分会副会长
2025 年 1 月

中译本前言

在全球范围内，机械通气已成为儿童重症医学中不可或缺的一部分。正确的机械通气策略对提高患者的生存率和生活质量至关重要。由于儿童和新生儿在生理和解剖上的独特性，针对这一人群的机械通气参考书显得尤为重要。因此，我们非常荣幸能够将《儿童和新生儿机械通气——基于病理生理学管理方法》一书翻译成中文，以便更广泛的专业人士能够获取最新的知识和实践经验。

本书由多位在儿科和重症医学领域享有盛誉的专家共同编写，他们的研究和临床经验为该书的内容提供了坚实的基础。书中详细探讨了机械通气的基本原理、不同的通气模式及其适应证、注意事项和潜在的并发症，以及如何针对不同病理生理状态制订个体化的通气策略。这些内容不仅覆盖了机械通气的理论基础，还结合了丰富的临床案例，为临床医师、护士、呼吸治疗师等提供了宝贵的参考。

在翻译过程中，我们深刻体会到书中所述知识的深度与广度。在将复杂的医学术语和概念转化为中文的过程中，我们努力保持原文的严谨性和专业性，并力求使其易于理解，以满足国内读者的需求。通过与多位临床专家的深入讨论和交流，我们不断修订和完善译文，以确保该书的翻译质量。

在此，我们要特别感谢参与本书翻译的各位专家们，感谢他们在百忙之中认真负责地完成翻译工作；还要感谢对本书进行反复审阅和校对的编辑们，以帮助我们更好地理解和传达书中内容的精髓。

该书不仅是对新生儿和儿童机械通气最新研究成果的总结，也是未来临床实践的指南。谨希望本书能够为更多的医疗工作者提供有价值的参考，帮助他们更好地为新生儿和儿童患者提供高质量的医疗服务。我们期待本书在推动我国机械通气研究和临床应用方面能发挥积极的作用。

谨以此书献给每一位为儿童和新生儿健康而努力的医疗工作者！

朱雪萍　姜春明　王杨
2024 年 10 月

原著前言

在开始阅读本书之前，也许很多读者会问：关于机械通气的书籍汗牛充栋，为什么我要读这本书？这本书又有何特别之处？在医师的职业生涯中，我们既是临床工作者，同时又是临床医学的研究者和教育者。然而我们发现，大多数医师在对机械通气的理解方面，却往往偏重于对呼吸机本身的研究，而不去关注更重要的问题——立足于病理生理学层面如何能让机械通气的患者以最小的肺损伤代价换来更快的康复。与此同时，不同品牌呼吸机的生产厂家对相似的通气模式引入不同的术语，更加增添了许多临床医师关于机械通气的困惑。我们还发现，不同的医疗工作者对机械通气的关注点亦不相同，比如护士、临床医师和呼吸治疗师，他们对机械通气的关注点都是不同的。基于此，本书试图基于呼吸系统发育的生理学及病理生理学特点，结合目前所有常见的呼吸支持模式，进行一个框架性的阐述，以便读者能更好地理解儿童机械通气。我们希望本书这种框架性阐述，能够帮助读者在基于病理生理学层面更简单有效地理解每一个呼吸支持策略背后的必要性及合理性。同时我们也希望不同层面的读者，包括临床医师、医学生、医学教育者及临床研究的学者们都能从本书获益。

本书将从 Julius Comroe 教授所传授，并由 John West 教授将其简化的传统呼吸力学原理开始。这些知识非常重要，是任何一个想深入学习机械通气的学生所必须具备的基础知识储备。本书还详细阐述了在健康状态及不同病理状态下肺部静态及动态的呼吸力学特征及空气流体力学特征。在呼吸力学监测技术部分，本书还进一步阐述了患者临床检查及呼吸力学监测的重要性。在本书中，我们对有创及无创机械通气都做了系统的阐述。本书试图教会读者不仅知道在不同的病理生理情况下该选择什么样的通气模式，更能让他们明白为什么要选择这种模式，为什么这种模式在这种情况下要优于其他模式。关于新生儿机械通气及通气中的一些挑战性的问题，在本书做了单独的阐述。最后我们还基于不同的病例对呼吸衰竭的管理做了详尽的阐述。

这是一本为广大医护工作者，包括医学生、不同年资的住院医师、高年资主治医师、护士及呼吸治疗师量身定制的不可多得的好书。谨以此书献给那些把自己所爱孩子的生命无条件托付给我们的父母们，以及那些多年来帮助我们不断成长和进步的广大患者们。

Detroit, USA　Ashok P. Sarnaik, MD
Pittsburgh, USA　Shekhar T. Venkataraman, MD
Pittsburgh, USA　Bradley A. Kuch, MHA, RRT-NPS, FAARC

目录

第 1 章　肺与胸壁的力学特征 …………………………………………………………… 001

第 2 章　肺的呼吸生理 ……………………………………………………………………… 012

第 3 章　气体交换 …………………………………………………………………………… 020

第 4 章　临床检查与评估 …………………………………………………………………… 035

第 5 章　监测 ………………………………………………………………………………… 040

第 6 章　呼吸机和模式 ……………………………………………………………………… 053

第 7 章　机械通气策略 ……………………………………………………………………… 072

第 8 章　新生儿机械通气 …………………………………………………………………… 087

第 9 章　呼吸机波形 ………………………………………………………………………… 104

第 10 章　无创机械通气 …………………………………………………………………… 124

第 11 章　呼吸护理设备 …………………………………………………………………… 138

第 12 章　长期通气和家庭护理 …………………………………………………………… 152

第 13 章　呼吸衰竭的病例分析 …………………………………………………………… 158

第 1 章 肺与胸壁的力学特征

Ashok P. Sarnaik

肺与胸壁的力学特性决定了肺内空气与大气之间的交换。众所周知，气体的移动是需要压力梯度的，只要肺与大气之间的通路是完整的，那么气体一定会顺着压力梯度以一定的流速（L/min），从压力高的一边流向压力低的一边，直到两侧的压力相等，气流才会停止。这种压力平衡不会瞬间达成，它需要一定的时间。如果这种时间过短，则会妨碍压力的平衡，从而导致肺内气体容量的潜在变化。气道阻力会阻止气体的流动，而肺特有的弹力特质，则会阻止肺内气体容积的扩张。

一、肺的体积和容量

同压力一样，对肺的体积和容量的理解至关重要，因为它关乎我们去理解肺在正常生理状态及病理状态下的不同特质（图 1.1）。潮气量（tidal volume，TV）是在平静呼吸时每一次吸入或呼出的气体量。在健康人平静自主呼吸的情况下，潮气量是 6～8ml/kg。潮气量能让我们吸入足够的新鲜空气，并呼出体内的二氧化碳。在平静呼气末，仍然有一部分气体无法呼出体外，这一部分气体称为功能残气量（functional residual capacity，FRC）。功能残气量的测量可以通过胸腔体积变化描记法来测量，也可以通过氦气稀释法来测量。在呼吸的时候，功能残气量在肺泡内气体和肺内毛细血管之间扮演着一种类似"气性夹板"的角色，撑住肺泡及小气道，有利于气体在肺内交换。在一些病理状态下，各种原因所导致的肺顺应性下降，会使功能残气量明显下降，从而导致患者的氧合下降。呼气末正压（positive end-expiratory pressure，PEEP）能够帮助患者保留呼气末的肺泡内容积，提高功能残气量，从而改善患者的氧合。残气量（residua volume，RV）指在用力呼气（或最大呼气）末，仍残留在肺内的气体。功能残气量与残气量之间的差异，称为补呼气量（expiratory reserve volume，ERV）。深吸气量（inspiratory capacity，IC）指在平静呼气末后，用力吸气能吸入的最大气体量。肺总容量（total lung capacity，TLC）则指在最大吸气后肺内气体的总容量（潮气量+补吸气量+功能残气量+残气量+解剖死腔）。闭合容量（closing capacity，CC）指在平静呼气的过程中，肺内小气道开始闭合后，存留在肺内的气体量（相当于一部分补呼气量+解剖死腔）。闭合容量无法用普通的肺容积测量方法测得，只能用一些特定气体稀释法来进行测量。健康的儿童及成人，闭合容量远低于功能残气量，意味着在平静潮式呼吸下，所有的气道都是开放的。然而，在一些肺内阻塞性疾病，或者新生儿群体，他们往往在呼气时还没呼到只剩功能残气量的时候，一些依赖型气道（需要依赖功能残气量才能保持开放的气道）就开始关闭了。而当这种情况发生的时候，就意味着闭合容量将有可能会超过功能残气量。当闭合容量大于功能残气量的时候，就意味着有可能产生肺内气体陷闭（air trapping），从而产生一个将肺泡内气体往外推的压力，将气体从血液灌注多的依赖型气道推向血液灌注少的非依赖型气道（没有换气功能的较大气道），导致通气/血流失衡，使患者的氧分压下降。

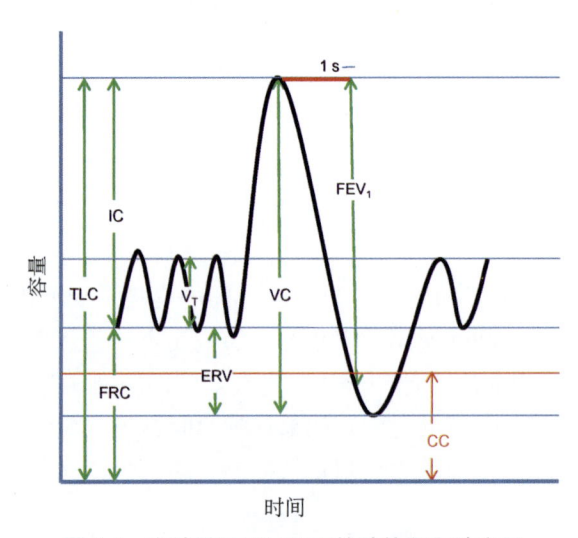

图 1.1　在肺活量测量仪下的肺体积和肺容量

TLC 表示肺总容量；IC 表示深吸气量；FRC 表示功能残气量；V_T 表示潮气量；ERV 表示补呼气量；VC 表示肺活量；FEV_1 表示第一秒呼气量；CC 表示闭合容量（只能通过气体稀释法测定）（图片来源于《尼尔逊儿科学》第 20 版，已获得图作者 Sarnaik AP, Heidemann S 和 Clark JA 的授权。书籍作者 Kliegman, Geme et al, 爱思唯尔出版，2016）

二、压力

虽然大气压力为 760mmHg 或 1000.33cmH₂O，然而，就呼吸力学而言，与肺内压力作比较时，我们通常把大气压力视作 0cmH₂O。在自主呼吸的吸气相，空气是由于胸膜腔内产生的负压将空气"吸"入肺泡，而在正压通气时则完全相反，呼吸机产生高于肺泡内压的气流，从而把空气"压"入肺泡。由于对压力及压力差的命名缺乏统一性，所以为了方便讨论，在本书中，我们对压力的术语学列表如图 1.2 所示。

自主呼吸时，近端的气道压（proximal airway pressure，P_{AW}），或称为气道开口压，在口部测量。如患者在进行呼吸支持时，P_{AW} 则通过呼吸机测量。在无创呼吸支持时，在患者-呼吸机接口处测量；在有创机械通气时，则在气管内管 Y 形枢纽处测量。在患者自主呼吸时，经口测量到的 P_{AW} 与大气压或者患者体表承受的气压相同，也就是 0cmH₂O。而在机械通气时，患者的 P_{AW} 则是由机器的压力传感器在呼吸的不同时相所测得的压力。肺泡压（alveolar pressure，P_{ALV}）是通过在吸气相和呼气相的阻断方法推断出来的，具体做法是在呼气相或者吸气相，当测量到气体的流速减为 0 的时候（意味着此时 P_{AW} 等于 P_{ALV}），测定近端气道内的压力。胸膜腔内压（intrapleural pressure，P_{PL}）不能在临床中直接测得，而是通过在食管远端放置气球来测定食管内压（esophageal pressure，P_{ES}），从而推断出 P_{PL}。

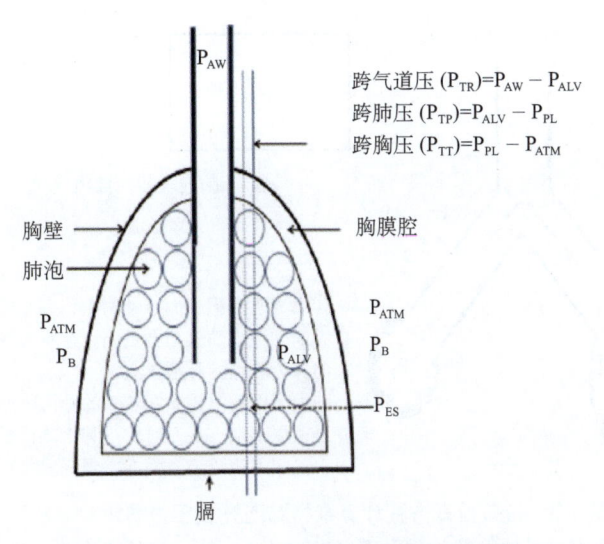

图 1.2　不同位点压力的示意图

P_{ATM}/P_B 表示大气压，即体表所承受气压；P_{AW} 表示近端气道压，即气道开口压；P_{ALV} 表示肺泡压；P_{PL} 表示胸膜压；P_{ES} 表示食管内压，即代替胸膜压

三、压力梯度

跨气道压（transairway pressure）指 P_{AW} 与 P_{ALV} 之间的压力差，也就是大气压与肺泡压之间的差值，是驱动气体吸入或呼出的动力，用于计算气道阻力（压力/流量）。经胸壁压力差，或称为跨胸压（transthoracic pressure），等于大气压与胸膜腔内压之间的差值（$P_{ATM} - P_{PL}$），是胸壁在呼吸运动中所承受的压力。而如前所述，胸膜腔内压则用食管内压 P_{ES} 来代替。跨肺压（transpulmonary pressure）是肺泡内压与胸膜腔内压之间的压力差（$P_{PL} - P_{ALV}$），是维持肺泡张力的主要因素，也是机械通气中肺泡在膨胀和萎陷的过程中所承受的剪切力的来源。跨肺压和跨胸压的测量，可以将肺-胸联合力学划分为单独的胸壁和肺泡成分。

四、肺泡表面张力

肺泡表面衬有一层液体膜，形成一种特有的空气-流体界面，用于气体交换。所有的肺泡都相互联通并与大气相通。维持肺泡开放的压力可以通过拉普拉斯方程（Laplace law）计算得到：

$$P=2T/r \qquad \text{公式 1}$$

其中，P 表示维持肺泡开放的压力，T 表示肺泡的气-液表面张力，r 则表示该肺泡的半径。通过公式 1 可以看出，半径越小，肺泡表面张力越高，则维持该肺泡开放的压力需要的就越大；反之亦然。如果当肺泡表面张力一定时，越小的肺泡越容易向邻近的较大肺泡塌陷，从而导致肺不张。肺泡 II 型上皮细胞会分泌肺泡表面活性物质（pulmonary surfactant, PS），形成肺泡气-液表面的衬里。肺泡表面活性物质的功能至关重要，它能够显著降低肺泡表面张力，让肺泡在较低的压力下即能达到较好的扩张效果。而肺泡表面活性物质在小肺泡中的分布则比大肺泡更丰富，故可以让小肺泡和大肺泡在相同压力下扩张度也能一致（图 1.3）。

拉普拉斯方程（Laplace' slaw）

$$P=\frac{2T}{r}$$

▬ —肺泡表面活性物质

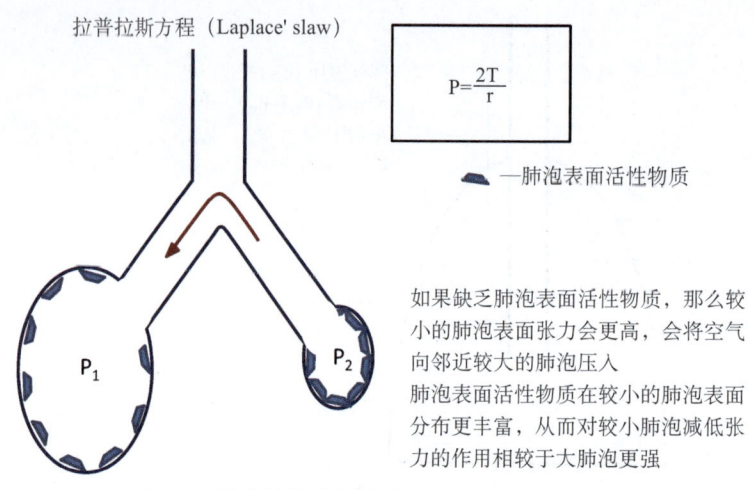

如果缺乏肺泡表面活性物质，那么较小的肺泡表面张力会更高，会将空气向邻近较大的肺泡压入

肺泡表面活性物质在较小的肺泡表面分布更丰富，从而对较小肺泡减低张力的作用相较于大肺泡更强

图 1.3　拉普拉斯方程计算维持肺泡开放压力解析

较小的肺泡内产生的压力（P₂）比邻近较大的肺泡内压（P₁）更高，所以气体更容易从较小的肺泡压入邻近较大的肺泡。而肺泡表面活性物质则可以降低肺泡表面张力，故可以让小肺泡和大肺泡在相同压力下扩张度也能一致，从而维持不同大小的肺泡开放

五、肺的弹性与顺应性

1. **弹性**　指某物体在导致形变的外力（如压力）去除后，能回复到初始形状的性能。肺的弹性取决于肺内结缔组织中弹性纤维内的弹性蛋白，包括小气道内的弹性蛋白及产生肺泡表面张力的肺泡弹性蛋白。肺的弹性会随弹性蛋白的丢失而降低，也会随着肺泡表面张力上升、肺泡内液体聚集、炎性物质渗出等因素而升高。胸壁的弹性取决于其骨骼结构的硬度和完整性，以及肌肉组织的强度和张力。

$$E=\Delta P/\Delta V \qquad 公式2$$

公式 2 中，E 代表弹性，P 代表压力，V 则代表容量。弹性回缩力指当导致物体变形的应力消失时，物体回复到原来状态的速度和力度（压力）。顺应性则与弹性回缩力相反，指的是物质在受到变形应力时的可膨胀性或可拉伸性。顺应性的公式为：

$$C=1/E=\Delta V/\Delta P \qquad 公式3$$

2. **比顺应性**（specific compliance）　由于不同体积的肺在相同压力下的膨胀度是不同的，故通常需要将顺应性和肺的容量进行校准（通常是和功能残气量进行校准），从而更加准确地对肺组织的状态进行描述，称之为比顺应性。

在正常的自主呼吸状态下，肺和胸壁的回弹方向是不同的。肺和胸壁的回弹压指它们在 0cmH₂O 大气压下被动呼气时，倾向回弹到它们原有体积的压力。而在正常潮式呼吸状态下，胸壁会回弹到一个偏大的容积，而肺则倾向于回弹到较小的容积，这种差异使胸膜腔内压的负压状态达到最大，以利于下一次吸气时气体更容易入肺。

尽管胸壁和肺的弹性与顺应性都有各自的特性，但由于它们之间有胸膜相连，而胸膜可以将彼此的弹力及顺应性相互传导，所以在呼吸力学的分析中常把它们看作一个整体。在不同的胸壁回缩力和肺回缩力（用压力值表示）下，所对应的肺容量与肺总容量的百分比，可以通过图中的曲线描记出来（图 1.4）。在任一肺容量下，胸壁和肺都会回缩到它们初始的被动容量，此时弹性回缩力将归零。在容量校准后，婴儿的肺比顺应性要明显高于成人。也就是说，婴儿的胸壁回弹容积和肺回弹容积的一致性要明显高于成人。造成这种区别的主要原因，是因为婴儿的胸壁更加柔软。相较于成人，婴儿胸壁的弹性回缩力更小，而顺应性更高。因此，在婴儿尤其是新生儿，肺部扩张所需克服的胸壁弹性回缩力相较于成人就小得多。由此不难理解，新生儿肺所产生的弹性回缩力会给新生儿胸壁带来比成人胸壁更大的变化。我们在前面已经说过，功能残气量（FRC）就是在正常潮式呼吸的呼气末，存留在肺内的气体，它起到气性夹板或储气囊的作用，对肺内气体交换起到至关重要的作用。当在 FRC 状态下，胸壁与肺的弹性回缩力是相等的，但方向是相反的。因此，FRC 也被称为"静息容量"，它是在不消耗能量的情况下，通过肺和胸壁的相等和相反的弹性回缩力来实现的。在自主呼吸状态下，新生儿的实际 FRC 要比通过单独计算肺和胸壁弹性回缩力差异所估算出来的 FRC 高很多，这个实际的 FRC 更接近于大儿童甚至是容量校正后的成人的 FRC。其原因为：①在呼气末，新生儿可以通过升高膈肌和肋间肌的肌张力来维持胸壁的吸气位置；②较快的呼吸频率导致呼气时间减少，从而陷闭一部分来不及呼出去的气体，使 FRC 增加；③在潮式呼吸时，新生儿肺内的闭合容量超过了潮气量。

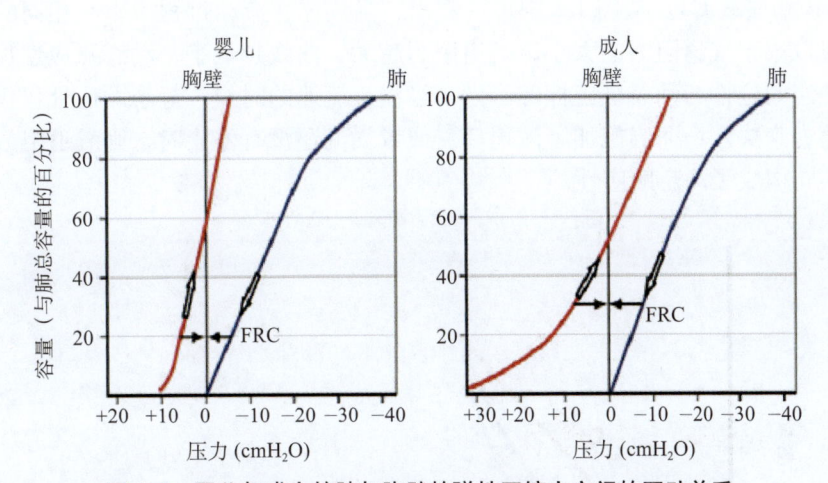

图 1.4　婴儿与成人的肺与胸壁的弹性回缩力之间的互动关系

从图中可以看出，婴儿柔软的胸壁更容易造成较低的 FRC。FRC 表示功能残气量（图片来源于《尼尔逊儿科学》第 20 版，已获得图作者 Sarnaik AP, Heidemann S 和 Clark JA 的授权。书籍作者 Kliegman, Geme, et al, 爱思唯尔出版，2016）

　　在小婴儿中，胸壁与肺之间的机械互动所带来的影响，要比成人更大。婴儿的胸壁顺应性是肺顺应性的 3～6 倍。到 1 岁时，胸壁弹性增加到仅依靠肺和胸壁各自的弹性回缩力就足以将 FRC 维持在较高水平。然而，在较小的婴儿，下列这些情况则可导致他们的 FRC 显著下降：①任何导致吸气辅助肌力量减弱的因素，在此状况下，婴儿的胸壁顺应性会显著上升。如快速动眼睡眠期（REM）及神经肌肉相关的疾病（如肌病、神经系统疾病），正在使用镇静、镇痛或者肌松类药物，以及中枢神经系统受抑制时；②导致肺顺应性下降的疾病，如急性呼吸窘迫综合征（ARDS）、肺炎、肺水肿等；③肺外气道阻塞（如异物吸入、哮喘导致的大气道痉挛、药物导致的呼吸道挛缩等）。在这种情况下，婴儿吸气时需要产生更大的负压，而婴儿特有的柔软胸壁在这种情况下会发生更大的形变，从而产生明显的三凹征。这种情况会导致婴儿的 FRC 显著下降，导致气体更难以吸入肺泡，从而进一步恶化氧合。在全身麻醉的情况下，由于胸壁肌肉的松弛，维持 FRC 胸壁回弹力和胸膜回弹力（即肺回弹力）之间的差值将会减少，从而导致 FRC 下降。这种下降幅度在不同年龄段是不相同的。在健康的成人，可下降 10%～25%；在 6～18 岁的青少年及儿童，可下降 35%～45%；而在婴幼儿，这种下降幅度往往超过 50%。在上述情况下，施加呼气末正压（PEEP）防止肺泡塌陷和低氧血症至关重要。

3. 动态与静态顺应性（static and dynamic compliance）　克服气道阻力让气体产生流动时，需要一定的压力，当压力达到平衡时（吸气末和呼气末），气流将停止，此时的肺顺应性就称之为静态顺应性（C$_{STAT}$），即 $\delta V/\delta P$。如果需要再产生气流，则需要增加额外的压力。此时气道阻力与气流就会对肺部顺应性产生影响，这种影响可以用压力 - 容量环来表示（图 1.5）。图 1.5 中的 A 线就表示了压力与容量之间的静态关系。在流速为零的时候（呼吸周期的任何时期停止供气，并关闭呼气阀门），任何一个给定的压力，都可以获得一个相应的容量。这种关系呈线性，即图中的 A 线，也就是静态顺应性。而当气流没有停止时，气体为了克服气道阻力产生的压力和在这个压力下获得的容量之间就不是线性关系，而是一种类似于指数的曲线（图 1.5 中的曲线 B 和曲线 C）。从图 1.5 中可以看出，当气体在流动过程中，在相同的压力下，能获得多少容量取决于气道阻力的大小。气道阻力越大，曲线越低平，动态顺应性也越差。可以这样来理解静态顺应性与动态顺应性的区别：当没有流速的时候，静态顺应性仅仅只有胸壁和肺的弹性回缩力来决定；而当施加了流速后，或者气流还没有停止时，则气道阻力这个因素也参与在内，共同构成了动态顺应性。

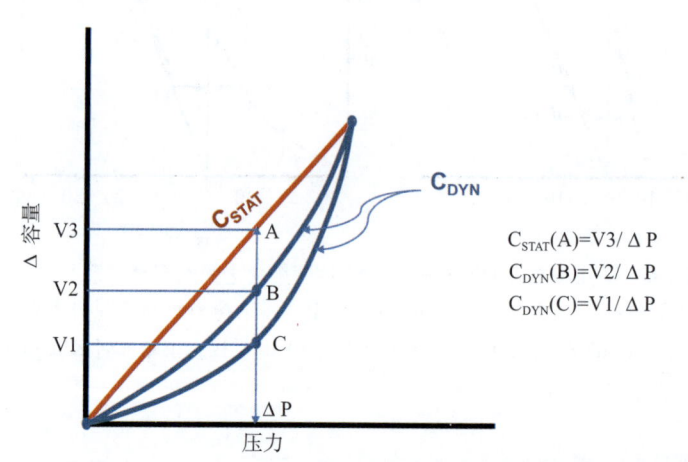

吸气相压力与容量关系曲线 (PV 曲线) 其中红色的 A 线代表气流为零时的静态顺应性，而蓝色的 B 线和 C 线则代表流速发生时的动态顺应性。

C$_{STAT}$(A)=V3/ΔP
C$_{DYN}$(B)=V2/ΔP
C$_{DYN}$(C)=V1/ΔP

图 1.5　气道压力 - 容量环表示方法

压力 - 容量曲线（PV），其中红色的 A 线代表气流为零时的静态顺应性（C$_{STAT}$），而蓝色的曲线 B 和 C 则代表了有气流的时候的动态顺应性（C$_{DYN}$）。其中，A、B、C 3 点的顺应都是通过相同的 ΔP 来计算的。可以看出 C$_{STAT}$（A）＞ C$_{DYN}$（B）＞ C$_{DYN}$（C）

如前所述，$\delta V/\delta P$ 的关系在有流速的情况下，构成了动态顺应性（dynamic compliance，C$_{DYN}$）。在图 1.5 中我们看到，曲线 C 比曲线 B 更低平，是因为曲线 C 这名患者的气道阻力更高。

因此，简单来说，所谓的动态顺应性和静态顺应性之间的区别，就在于有没有气道阻力。在静态下，流速为零，阻力这个概念就不存在了。如同吹气球，当你把气球吹到一定体积时，停止吹气，捏住气口，这个时候气球内的压力和气球此刻的容量之间的关系，就是静态顺应性。在临床中，当患者进行机械通气时，动态顺应性和静态顺应性的差值可以通过呼吸机的参数计算出来。当患者接受流速恒定的容量控制通气模式时，通过通气阻断的方法，计算患者的吸气峰压和平台压之间的差值，就可以估算出气道阻力（图1.6）。

动态顺应性可以通过潮气量除以吸气峰压与呼气末正压之间的差值来计算，而静态顺应性则可以通过潮气量除以平台压与呼气末正压之间的差值来计算（图1.6）。在容量控制通气模式下，由于平台压始终低于吸气峰压，因此动态顺应性始终低于静态顺应性，而动态顺应性与静态顺应性之间的差异大小，则取决于气道阻力的大小。

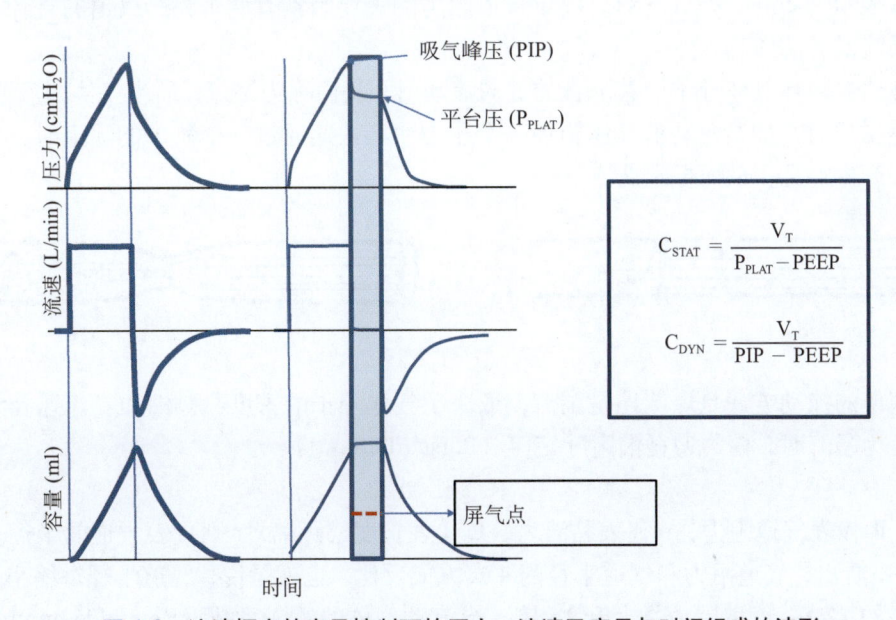

$$C_{STAT} = \frac{V_T}{P_{PLAT} - PEEP}$$

$$C_{DYN} = \frac{V_T}{PIP - PEEP}$$

图1.6 流速恒定的容量控制下的压力、流速及容量与时间组成的波形

当吸气峰压达到后，关闭呼气阀门进行屏气，此时流速变为零，气道开口压 P_{AW} 将会逐渐和肺泡内压 P_{ALV} 相等，此时的压力称为平台压（P_{PLAT}）。此时，P_{PLAT} 将低于PIP，因为在PIP时，气流还需要克服气道阻力。

4. 顺应性的频率依赖性 之前我们说过，动态顺应性有两个决定因素，一个是肺本身的顺应性，也就是静态顺应性，另一个则是气道阻力。前者体现了肺本身固有的结构特性，而后者则体现了气道的阻尼性。当气道阻力增加时，想要达到同样的肺膨胀度，就需要更高的气流，因为压力是气流和气道阻力共同决定的，所以也就意味着需要更高的压力。所以当一名患者呼吸频率较快时，就意味着他的肺泡膨胀和萎陷的时间都同时变短，也就意味着他的气道阻力会明显升高。在这种情况下，如果需要达到一个给定的潮气量，就需要更快的流速，也就是更高的压力。这种情况在一些气道阻力本身就增加的患者身上，表现得更为明显。如慢性阻塞性肺疾病（COPD）的患者，呼吸频率越快，气道阻力越大，需要撑开肺的压力也就越高，从而导致他的动态顺应性下降。这种现象就称为顺应性的频率依赖性。

六、气道阻力

当气体通过气道时,需要压力去克服来自气道的阻力(气道弹性惯性及摩擦力)。在前文我们已经说过,气体从口腔开始进入到肺泡所需要的压力,称为跨气道压($P_{AW} - P_{ALV}$)。对于自主呼吸的患者来说,P_{AW} 与大气压相等,而对于机械通气患者,P_{AW} 则等于患者与呼吸机连接处的压力。气体无论是在吸气相还是呼气相,都是从较高的压力流向较低的压力。当在吸气或者呼气末压力达到平衡时,气流就会停止。由此可知,当气道由于某种原因堵塞,导致气流停止时,压力会在一段时间后在近端气道和远端肺泡达到平衡。我们利用气道阻塞技术,可以在呼吸周期的不同阶段测得近端气道的压力,从而估算出肺泡内的压力(因为肺泡内的压力无法直接测得,只能通过近端气道压力来测定)。呼吸道阻力可以通过流速与跨气道压之间的关系来计算,表示为 $cmH_2O/(L·s)$。决定气道阻力的主要因素有两个:①气道的直径;②气流的特征(层流或者湍流)。

层流与湍流 当气体分子沿着平直的方向流动时,我们称为层流。而当气体的流速(距离/时间)突然增快时,如给流动的气体施加一个压力让其快速通过一个狭窄的通道时,气体分子的流动就会产生混乱,从而导致湍流。

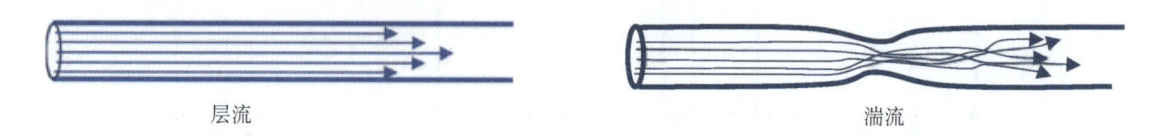

层流　　　　　　　　　　　　　　湍流

决定气体的流动方式是层流还是湍流,取决于气体分子的密度、黏滞力、流速及气道的直径。当气流为层流时,阻力遵循泊肃叶定律(Poiseuille law):

$$R = 8\eta L / \pi r^4$$

公式 4

其中,R 代表气道阻力,η 代表黏滞力,L 代表长度或距离,r 则代表气道的半径。从公式 4 中我们可以看出,气道阻力和气道半径的 4 次方成反比。也就是说,气道半径每缩小一半(变为原来直径的 1/2),气道阻力将上升 16 倍。当流动气体的雷诺系数(Reynolds number)超过 2000 时,气体将从层流变为湍流。雷诺系数是一个无量纲量(dimensionless entity),表示为:

$$Re = (气道直径 × 气体流速 × 气体密度) ÷ 气体黏滞力$$

气体在湍流状态下所受到的气道阻力远大于层流状态。在临床中,降低雷诺系数最有效的方法,就是降低气体的密度。因此,常用氦气代替氮气加入吸入的气体中以降低吸入气体的密度。氦气的密度仅为氮气的 1/7,但黏滞力略高于氮气,约为氮气的 1.1 倍。为了达到上述降低雷诺系数的目的,掺入的氦气量要足够多。现在普遍认为,在氦氧混合气(heliox)中,氦气占比至少要在 50%~60%,才能有效降低气体的雷诺系数。这就意味着,当患者需要 > 50% 氧浓度的气体时,这种氦氧混合气则不能使患者获益。

气道阻力在吸气相和呼气相时是不相同的。在正常情况下,无论是自主呼吸还是正压通气,呼气阻力都要高于吸气阻力。这是因为在自主呼吸下,胸内气道会随着呼吸肌做功所产生的胸膜腔负压而扩开,从而减少气道阻力。而在正压通气下,呼吸机施加在胸内气道的正压也会让气道扩开,从而减少气道阻力。在一些导致胸内气道狭窄的疾病中(如哮喘、毛细支气管炎、肺血管环等),由于气道狭窄在合并呼气时肺内正压增大,气流增速,呼气相的气道阻力会成指数增加。而在一些导致胸外气道狭窄的疾病(如声门下狭窄、声带麻痹等)中,吸气相的气道阻力则可能超过呼气相的气道阻力，因为这些肺外气道在变窄的情况下，在吸气相会在管腔中产生更高的负压，从而导致这些气道狭窄，甚至塌陷。

七、流速与容量的关系

在临床中，流速-容量环是一个非常有用的工具，用来观察肺容量随着气流速度的变化，从而评估肺的机械力学特征（图1.7）。流速容量环可以通过肺活量仪来绘制，既可以用于住院患者的床旁监测，也可以用于门诊患者。通常情况下，一次最大的吸气和相应的最大主动呼气所描记出来的流速-容量曲线，就可以组成流速容量环。用力主动呼气所获得的全部容量，称为呼气肺活量（FVC）。而在用力呼气第一秒所获得的容量称为FEV_1，由下降的肺顺应性、上升的气道阻力和逐渐放松的呼吸肌共同决定。最大呼气流速发生在主动用力呼气的初始阶段，称为FEF_{max}，或者称为呼气峰流速。它依赖于主动呼气，同时也是评判气道是否有狭窄或梗阻的重要参数。其原因为：较高的胸腔内压力导致胸内气道狭窄，从而阻止气流的进一步增加。

在最大吸气和呼气相下，描记的正常的流速-容量环。FEF_{max} 即为呼气峰流速，在主动呼气的开始刹那间达到，$FEF_{25\%\sim75\%}$ 表示呼气时肺容积从最大容积的25%降至75%时的流速，又称之为最大呼气中期流速(MMEFR) FEV_1 表示第一秒呼气流速

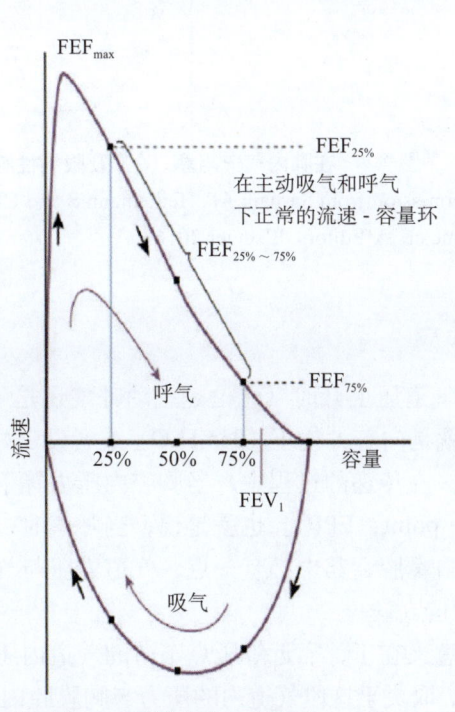

图1.7　在主动吸气和呼气下正常的流速-容量环

Reprinted with permission from Sarnaik AP, Heidemann S and Clark JA, Nelson Textbook of Pediatrics, 20th Edition, Kliegman, St. Geme et. al. Editors, Elsevier 2016.

在25%～50%的用力呼气流速($FEF_{25\%\sim75\%}$)的下降表明了胸腔内气道阻塞，如哮喘（图1.8）。流速-容量环的呼气部分曲线形态的变化，能为我们观察呼吸系统疾病的病理生理学特点提供线索，如在阻塞性肺疾病时，呼气流速容量环的中间部分就会变得凹陷进去。而在一些限制性肺部疾病或者胸壁病变的情况下，我们可以看到肺的整个容量都缩小了，但是流速的改变并不明显，在流速-容量环上体现出来的特点就是，整个环的面积缩小、形状变窄。

肺内气道阻塞（A）：可以看到最大峰流速 FEF$_{max}$ 和最大呼气中流速（FEF$_{25\%\sim75\%}$）均下降，呼气流速容量曲线明显凹陷

限制性肺疾病（B）：可以看到流速容量环变得狭窄且陡峭呼气容量（FVC）明显减少但是流速并没有受影响

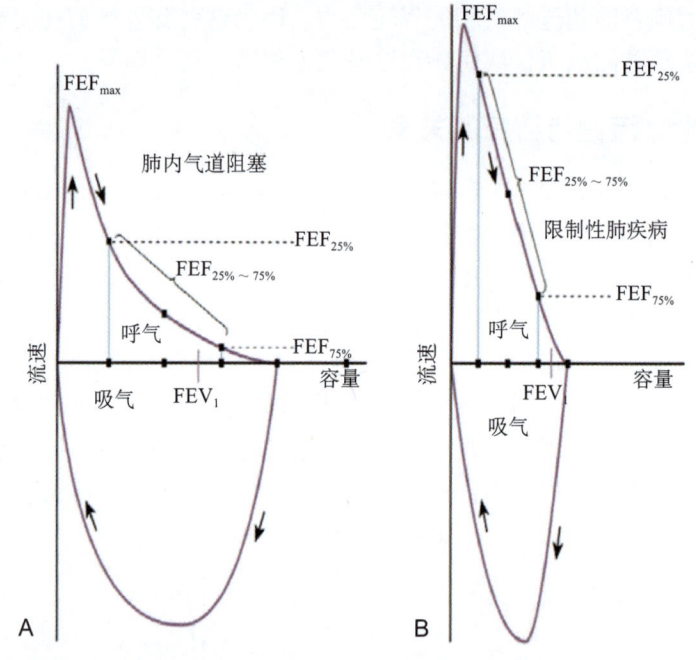

图 1.8　在肺内气道阻塞（A）及限制性肺疾病（B）下的流速 - 容量环

Reprinted with permission from Sarnaik AP, Heidemann S and Clark JA, Nelson Textbook of Pediatrics, 20th Edition, Kliegman, St. Geme et. al. Editors, Elsevier 2016.

八、等压点

当胸腔内气道压上升时（无论是主动呼气还是气道狭窄所致），气压将沿着气道从高压向低压传递，也就是向着大气压（0cmH$_2$O）或者设定好的呼气末正压（如果这名患者正在机械通气）方向传递。在传递的过程中，当胸腔内压力等于胸膜腔内压的时候，这个点就称为等压点（equal pressure point，EPP）。也就是说，当呼气时，从肺泡到中心气道，其压力是呈下降趋势的，从肺泡到口鼻腔，其中必有一点，气道内压与气道外压（胸膜腔内压）的压力会相等，这个点就称为等压点。

等压点的意义在于，靠近等压点下游的气道内压是低于胸膜腔内压的。也就是说，这段气道是否会塌陷，取决于这段气道内的压力与胸膜腔内压力的差值大小，以及这段气道壁的弹性。压力差值越小，气道弹性越好，则这段气道越不容易塌陷；反之亦然。所以当某段气道变狭窄，或者堵塞时，这段气道的等压点就会向靠近肺泡的远端移动，从而导致等压点以下的那段气道内的压力与胸膜腔内的压力差值变大，从而使得这一段等压点以下的气道变得更加容易塌陷（图 1.9）。婴儿的气道更加柔软，故当气道内压力上升时，他们的气道直径变化更大。在高于呼气末正压时，这种柔软的气道无论是在吸气相或者呼气相，都容易产生动态形变，我们把这种气道称为"易塌陷气道（collapisble trachea）"。气道梗阻及其梗阻的严重程度，往往是导致气道塌陷的主要原因，但原发性的气道狭窄或畸形却非常罕见。

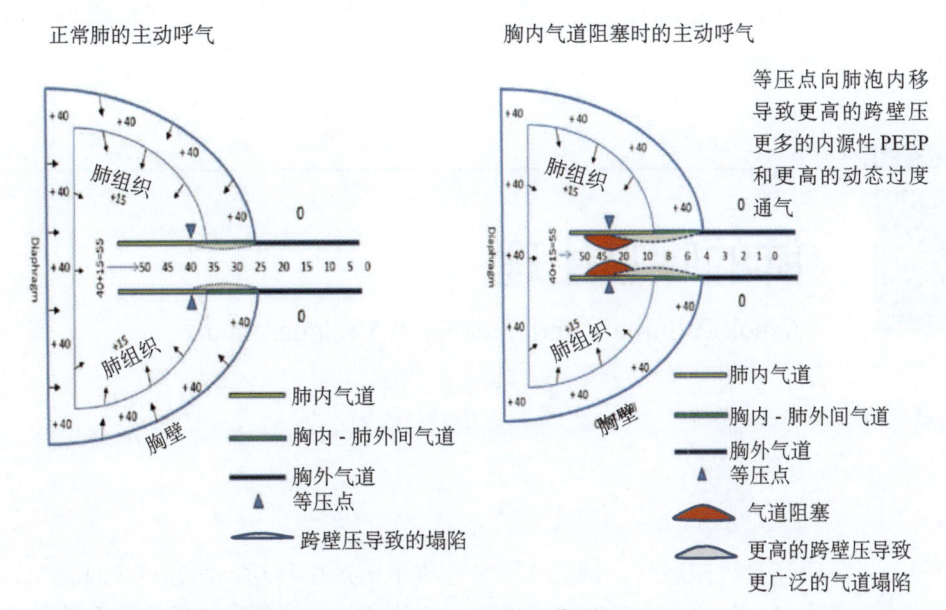

假设在主动呼气时，胸膜腔内压是 40cmH$_2$O，而肺的回弹压是 15cmH$_2$O

图 1.9 在呼气时，当胸腔内压和气道腔内压相等时，这个点就称之为等压点（EPP）。靠近等压点下游的气道内压是低于胸膜腔内压的，这段气道是否会塌陷，取决于这段气道内的压力与胸膜腔内压力的差值大小，以及这段气道壁的弹性。压力差值越小，气道弹性越好，则这段气道越不容易塌陷；反之亦然

（何　山　朱霖洲　朱雪萍　译）

第 2 章 肺的呼吸生理

Ashok P. Sarnaik and Shekhar T. Venkataraman

无论是自主呼吸还是机械通气，都要让气体在气道内产生移动，而在这个过程中，各种有交互作用的物理因素参与其中。了解这些因素对我们诊断及治疗各种肺部疾病至关重要。

一、气体的运动公式

众所周知，气体进出肺部需要有一定的压力梯度（ΔP）。在自主呼吸下，吸气时，膈肌和肋间肌收缩，使得胸膜腔内产生低于大气压的负压，从而将空气"吸入"肺泡。而在呼气时，肺的弹性回缩力"挤压"肺泡，产生高于大气压的压力，从而将肺泡内的气体呼出体外。在机械通气时，吸气相呼吸机内产生高于肺泡的压力，从而将气体压入肺泡，而在呼气时，肺和胸壁的弹性回缩力产生高于呼气末正压的压力，把肺泡内的气体呼出体外。

气体在气道内任何部位移动，所需的压力都来自两个相反的机械因素：①呼吸道的弹性（与顺应性相反）；②气道阻力（图2.1）。

$$P = \frac{\Delta V}{\Delta C} + Flow \times R$$

弹性　　　阻力

P = 压力梯度
V = 容量
C = 顺应性
R = 气道阻力

$$气道阻力 = \frac{\Delta 压力}{\Delta 流速}\ \}\ 动态$$

弹性回缩力（与顺应性相反）

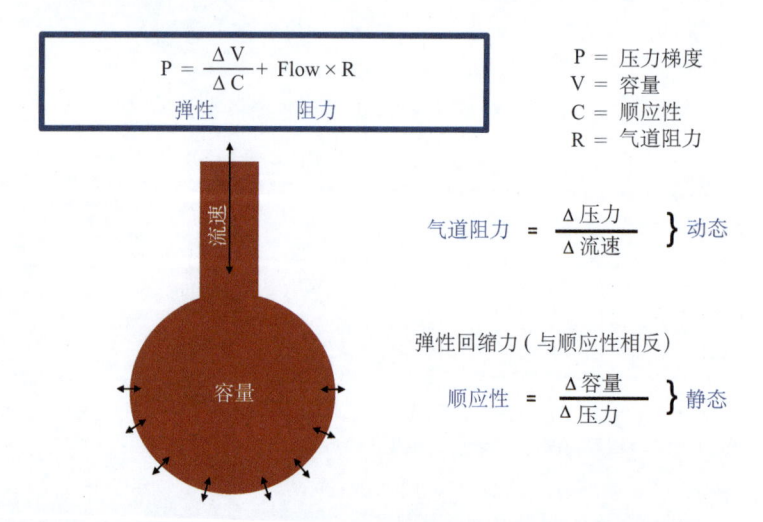

$$顺应性 = \frac{\Delta 容量}{\Delta 压力}\ \}\ 静态$$

图 2.1　气体运动公式。气体进出气道需要克服气道阻力（动态）及肺的弹性回缩力（静态）

Reprinted with permission from Sarnaik AP, Clark JA and Sarnaik AA, Nelson Textbook of Pediatrics, 20th Edition, Kliegman, St. Geme et. al. Editors, Elsevier 2016.

构成气道阻力的主要组成部分,来自气体流经气道的流速,次要组成部分则来自气道本身的摩擦阻力。当气道两端压力平衡时,气流将停止,通过肺容量的变化(ΔV),可以计算出克服气道阻力获得该容量的压力。通过吸气阻断方法测近端气道的压力(P_{AW})可以计算出此时的肺泡压(P_{ALV})。这意味着ΔV和ΔP需要当压力完全平衡,气流停止时才能计算。而所谓阻力这个概念,必须要在有气流的时候才能存在。因此,当有气流的时候,克服气道阻力的压力ΔP,则需要用气道阻力和产生这个压力的流速来共同计算。当气流停止时所计算出来的顺应性,称为静态顺应性(C_{STAT})。而当有气流时所计算出来的顺应性,则称为动态顺应性(D_{DYN})。

二、时间常数

当肺泡到口腔产生压力差的时候,就会产生气体的流动。只要气道两端的压力差还存在,那么气体将持续流动,而当气道两端的压力平衡时,压力差消失,气体将停止流动。这种压力平衡不会在一瞬间达到,需要一定的时间。而决定压力梯度持续时间的因素主要有:①顺应性;②气道阻力。当顺应性降低时,就意味着肺的弹性张力升高,那么随之造成的肺回弹压也就升高。这种较高的肺回弹压会阻止吸气相气体的内流,而加速呼气相气体的外流。这种较高的肺回弹压,会让气道两端达到压力平衡的时间缩小,气流停止的时间变快。另一方面,当气道阻力上升时,则需要相对更长的时间以达到压力/容量平衡,气流停止所需的时间也越长。因此,所谓时间常数(time constant),就是达到压力/容量平衡,气流停止时所需要的时间。顺应性越高,气道阻力越大,则时间常数越大,反之亦然。时间常数表示为时间(秒),其计算公式如下:

$$\tau(时间常数) = 顺应性 \times 阻力 \quad\quad 公式5$$

$$\tau = \frac{\Delta V}{\Delta P} \times \frac{\Delta P}{流速}$$

$$\tau = mL/cms \times cms/mL/s \quad\quad 公式6$$

因此,时间常数表示为时间(秒)是恰当的(图2.2)。

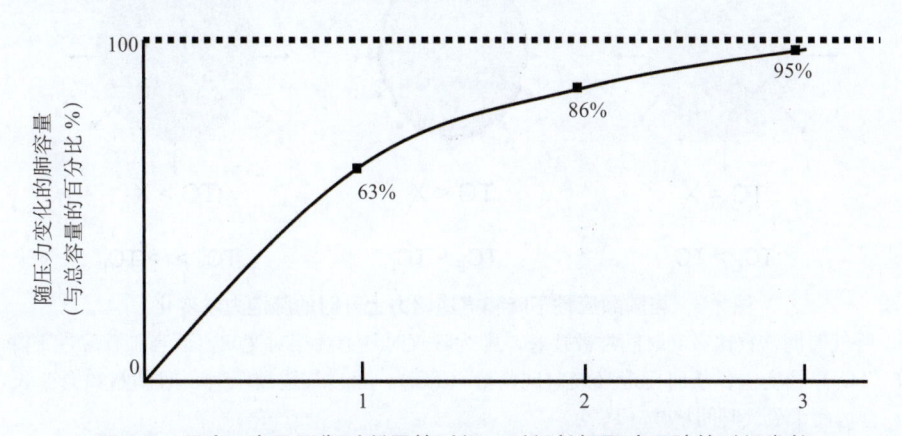

图2.2 压力-容量平衡时所需的时间,时间长短取决于肺的时间常数

一般来说,达到目标容量的63%需要一个时间常数,达到86%需要两个时间常数,达到

95% 需要 3 个时间常数，而当达到第 5 个时间常数的时候，100% 的目标容量就完成了。也就是说，此时压力已经完全达到平衡，气流停止。由于时间常数是顺应性和气道阻力所共同决定的，所以当患者气道阻力上升的时候，无论在吸气相还是呼气相，都需要更长的时间让压力平衡，气流终止。反之，当患者患导致肺顺应性下降的疾病时，则肺会变"硬"，从而让这种平衡所需的时间变得更短。在吸气相的时候，由于呼吸肌做功及胸膜腔内负压增大，气道是扩张的；而在呼气时，气道的扩张性就下降了。因此，肺的吸气时间常数是小于呼气时间常数的。这种时间常数在吸气与呼气之间的差异会在一些导致气道狭窄的疾病中变得更为显著，如哮喘、肺血管环等。在这种情况下，患者甚至没有足够长的时间在呼气相把气体完全呼出体外，从而造成气体陷闭，内源性 PEEP，肺过度膨胀而导致的肺气肿（详见下文）。

顺应性和气道阻力对时间常数的影响，如图 2.3 所示。我们假设在一个顺应性及阻力都正常的肺中，时间常数是 X 秒。这意味着在吸气相，在进气端施加一个 10cmH$_2$O 的驱动压时，另一端的压力达到 9.5cmH$_2$O 的时候需要 3X 秒（95% 驱动压）。而在呼气相，由于呼气时气道狭窄度会升高，导致呼气相的时间常数变长，这个时间就会变得更长。如果在一些导致肺顺应性下降的疾病，则时间常数将会短于 X 秒。在这种情况下，相同压力下肺能获得的容量会减少，而达到压力/容量平衡的时间则会明显缩短（肺变得更硬），同时在这种情况下，吸气时间常数和呼气时间常数会变得更为接近，因为肺的顺应性下降导致肺的表面张力升高，故在弹性回缩时更快地将气体呼出体外。而在一些阻塞性肺疾病中，则恰恰相反，时间常数将会明显长于 X 秒，因为相同的 P$_{AW}$ 需要更长的时间来克服由于气道狭窄导致的阻力上升。这种情况在呼气相将会变得更加显著，因为呼气的时候，本来狭窄的气道由于失去了吸气相时的扩张性，阻力将会变得更大，从而导致气体呼出所需的时间变得更长。

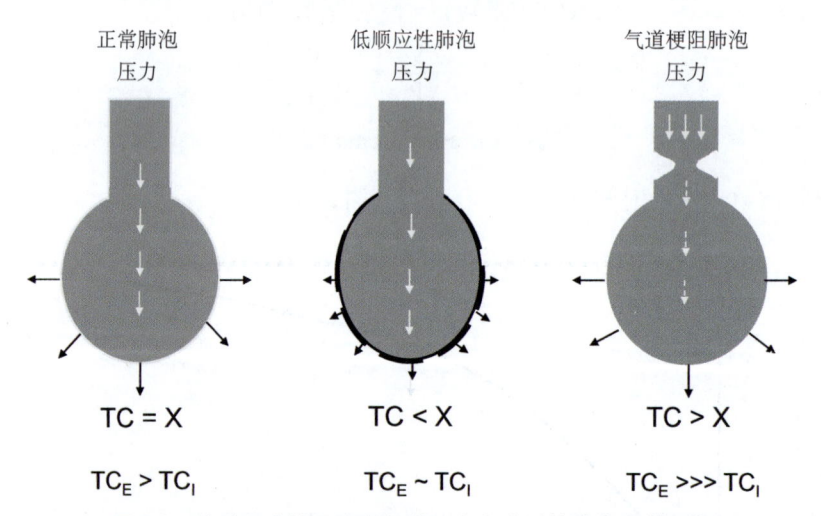

正常肺泡 压力	低顺应性肺泡 压力	气道梗阻肺泡 压力
TC = X	TC < X	TC > X
TC$_E$ > TC$_I$	TC$_E$ ~ TC$_I$	TC$_E$ >>> TC$_I$

图 2.3 当肺顺应性下降和气道阻力上升时的肺泡力学变化

一般情况下，呼气时间常数比吸气时间常数要长，因为呼气时气道会相对变窄。而当顺应性下降的时候，呼气时间常数（TC$_E$）将变短，从而接近吸气时间常数（TC$_I$）。而当气道梗阻时，时间常数会变长，呼气时间常数（TC$_E$）会远高于吸气时间常数（TC$_I$）

虽然肺部疾病大致可以分为气道阻力升高的疾病，如哮喘；肺顺应性下降的疾病，如急性呼吸窘迫综合征（ARDS）。然而在大部分情况下，患者肺部情况异质性很高。

即使是在正常的肺，肺内的单元也存在异质性。肺内有时间常数长的肺单元（如较细小的气道所支配的肺单元），也有时间常数短的肺单元（如较小的、顺应性较差的肺泡）。在相同的压力下，不同肺单元随时间推移而获得的容量变化如图 2.4 所示。从图 2.4 中我们可以看出，时间常数短的肺单元（红线），肺泡膨胀及排空的时间明显缩短，达成压力/容量平衡的时间也明显变快，所以时间即使再延长，从 A 点到 B 点在纵轴上所获得的容量也微乎其微了。而相反，时间常数长的肺单元（蓝线），肺泡膨胀及排空所需的时间都较长，所以随着时间的延长，这部分肺单元从 A 点到 B 点仍然能获得较多的容量。在机械通气中，充分考虑时间常数的意义对呼吸机频率及吸呼比的设置都至关重要。

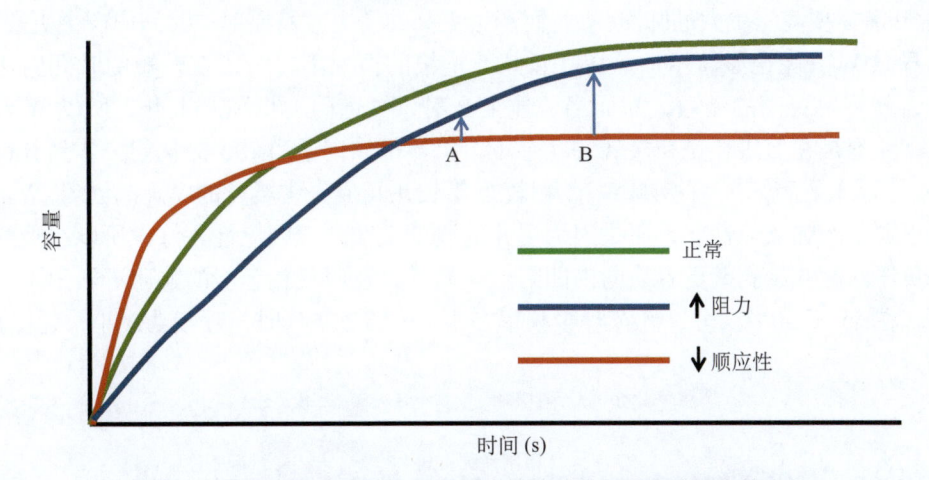

图 2.4　不同时间常数肺下不同顺应性的肺单元容量随压力的变化

当气道阻力上升时，从 A 点到 B 点所获得的容量需要较长的时间（蓝线）。而当肺顺应性下降时，相同的时间所获得容量则非常小（红线）

内源性 PEEP 和动态过度膨胀　当在呼气不完全，肺泡内压和 P_{Aw} 还没达到平衡时，内源性 PEEP 和动态过度膨胀将会产生。在此情况下，当呼气结束，肺完全回弹后，肺的容量将会大于应有的 FRC。造成呼气不完全的原因主要有：①当患者有气道梗阻性疾病，如哮喘时，时间常数将会显著延长，特别是在呼气时。这将会导致患者在上一次呼气末时气体还没能完全排出，下一次的吸气又开始了，从而导致气体陷闭在肺内，形成内源性 PEEP。②当呼吸频率增快时，过短的呼气时间不足以让肺内的气体完全排出，从而导致肺过度膨胀，这就称之为动态过度膨胀。健康人在做体育运动时，同样会造成肺动态过度膨胀，因为在运动时潮气量会上升，同时呼吸频率会变快。

三、呼吸功

在物理学的概念中，做功指物体在受力的情况下移动的距离。而在呼吸力学中，呼吸功（work of breathing，WOB）则指压力与容量的关系（简称"呼吸功"）。它表示将气体吸入或呼出所需要的能量。在自主呼吸状态下，呼吸功来自患者，而在完全控制通气的机械通气下，呼吸功则来自呼吸机。呼吸功在吸气时是主动的，在呼气时是被动的。只有在主动呼气下，呼气功才是主动的。除了肺的弹性回缩力之外，还有呼吸肌的做功。而在被动呼气的情况下，呼吸功是被动的，只有肺的弹性回缩力参与。在一些严重的阻塞性肺病中，患者不得不在呼气相通过收缩膈肌和肋间肌这些呼吸辅助肌主动做功，增加胸膜腔内正压来使气体排出肺外。计算呼吸功需要将压力和容量综合考虑进去。在气体的运动公式一节中我们曾说过，使肺容量产生变化的压力主要由两个因素构成：一是克服肺弹性回缩力所需要的力，二是克服流速所产生的阻力时所需要的力。在图 2.5 中，我们可以看到，红色的斜线代表着肺内压力 - 容量之间的静态关系（没有气流）。其中，ACDA 所覆盖的面积代表克服肺弹性回缩力的功，称为弹性功（W_{ELAST}）。而 ABCA 所覆盖的面积则代表克服气道阻力所做的功，称为流速 - 阻力功（W_{RESIST}）。而呼吸功（WOB）即为上述两种功的总和。每一次呼吸所做的功 × 呼吸频率即为呼吸的分钟做功（WOB/min）。随着潮气量的增加，W_{ELAST} 将会增加，因为获得更多的容量需要更高的压力，也就意味着需要克服更大的肺回弹力。而产生更高的压力就需要单位时间内产生更高的流速，从而也就导致 W_{RESIST} 也显著增加。在呼吸频率增快的情况下，为了在较短的时间内达到相应的潮气量，就需要更高的流速，然而当流速上升时，气道阻力也随之上升，所以 W_{RESIST} 也就显著增加。无论是在健康还是在疾病的状态下，机体都倾向于用最小的耗能去达到分钟肺泡通气量 [（潮气量 − 死腔）× 呼吸频率]。相较于年长儿及成人，婴儿的 W_{ELAST} 大于 W_{RESIST}，这倒不是由于婴儿的肺顺应性差，而是因为婴儿的胸壁太柔软，顺应性太好，所以在吸气相胸膜腔内产生负压的时候，胸壁更容易向内凹陷，从而导致在吸气相肺泡的膨胀更加困难。新生儿的呼吸频率在 35～40 次 / 分、儿童呼吸频率在 14～16 次 / 分时，呼吸功最小，耗能也最少。

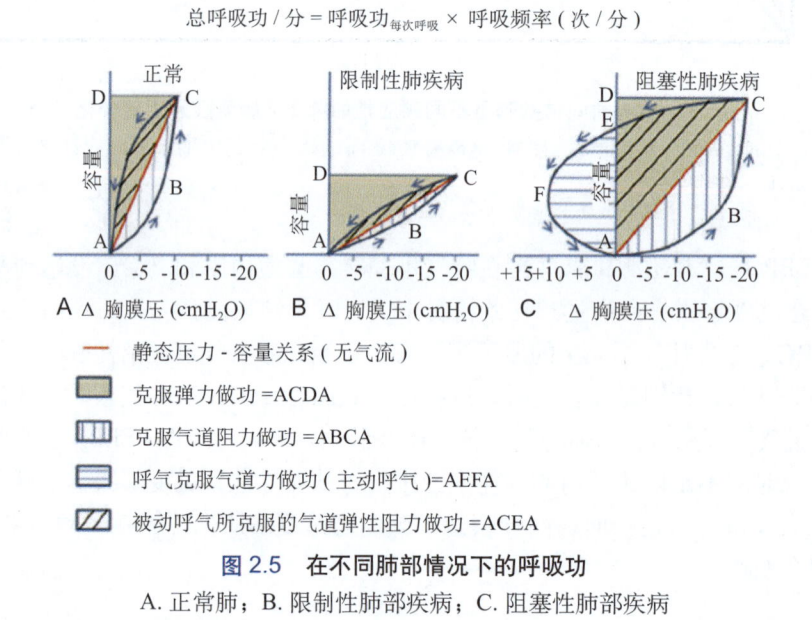

总呼吸功 / 分 = 呼吸功每次呼吸 × 呼吸频率（次 / 分）

图 2.5　在不同肺部情况下的呼吸功

A. 正常肺；B. 限制性肺部疾病；C. 阻塞性肺部疾病

在疾病状态下，W_{ELAST} 将随着肺顺应性的下降而上升，而 W_{RESIST} 则将随着气道阻力的上升而上升。因此，在肺顺应性下降的患者中，呼吸将会变得浅促；而在气道阻力上升的患者，呼吸则会变得深慢，从而最大限度减少呼吸功。在健康儿童中，呼吸功所消耗的能量，约占身体总耗能 2%，而在慢性肺部疾病的新生儿，其呼吸功所消耗的能量则可达到身体总耗能的 40%。

四、健康状态及疾病状态下的气道动力学

婴儿的气道顺应性要比儿童和成人更高,从而导致在相同跨壁压的情况下,婴儿气道的形变会更明显。为了能更好地理解在呼吸周期中气道的阶段性动态变化,我们将气道按照解剖学分为3个部分:①胸外气道,指从口鼻腔到胸廓入口处的气道;②胸内-肺外气道,指从胸廓入口处到主干支气管的气道;③肺内气道,指被肺组织包裹的气道。跨气道压(P_{AW}-P_{ALV})是气体进出呼吸道的动力来源。其中P_{AW}指的是近端气道压或气道开口压。在没有正压呼吸支持的自主呼吸状态下,P_{AW}等于大气压,而在进行正压通气的患者,P_{AW}则等于呼吸机施加在患者与呼吸机连接端的压力(气管插管处、鼻塞处、鼻罩或面罩处)。肺泡压(P_{ALV})由两个因素决定,一个是肺组织本身的回弹压,另一个是胸膜腔内压(Ppl)。为方便理解,我们给肺的回弹压设定为5cmH$_2$O,以此为基准来描述在呼吸运动中肺跨壁压的变化。

在自主呼吸时,在吸气相,气道会因为胸膜腔内的负压而产生扩张,而在呼气相,肺容量回到FRC时,气道也会随呼气而逐渐变窄。在一些导致气道狭窄的疾病中,患者需要产生更大的胸膜腔内负压才能让气体流动,而此时气道壁承受的跨壁压也会随着胸膜内负压的增加而成比例地增加。而在机械通气的状态下,在吸气相,患者的气道所承受的压力则来自呼吸机的正压。在呼气相,患者的肺泡和胸内气道所承受的是由正压通气导致的胸膜腔内的正压,而非自主呼吸时的负压。如前所述,由于婴儿气道更柔软,顺应性更高,所以在呼吸的过程中由于这些压力变化而产生的气道形变也会更加明显。

在胸外气道梗阻时,如咽后壁脓肿、喉气管炎、声带麻痹等疾病,吸气过程中增加的大部分跨气道负压(P_{TR})会向上传递到梗阻部位,并与梗阻部位之上的压力进行迅速抵消。这会导致梗阻部位以下的气道承受巨大的气道内负压而产生气道塌陷,从而产生严重的呼吸困难,吸气时相显著延长,并在呼气相产生哮鸣。而这种来自胸膜腔内显著增加的负压,将会导致胸骨上、肋间及剑突下的吸气凹陷,也就是常说的三凹征。而在呼气相,跨气道压将变成与之前负压相等的正压,这种正压会使梗阻部位以下的胸外气道扩张,从而改善气道的梗阻状况(图2.6)。

在气道和胸壁顺应性更高的新生儿和小婴儿,上述症状则更为明显。在这种情况下,可看到患儿出现矛盾呼吸,或称为"跷跷板样"呼吸。这是因为当胸内气道塌陷时,在吸气相,由于婴儿努力吸气,膈肌会显著下降;而在呼气时则相反,膈肌会上抬,从而出现这样的呼吸。在胸内-肺外气道(IT-EP)阻塞时,如血管环、肺吊带、纵隔肿瘤等疾病中,气道等压点同样会向远端的肺泡内移动,从而导致梗阻点以上部位的气道承受了较高的正压(图2.7)。

这些都会导致等压点上游的胸内气道塌陷,使气道梗阻进一步恶化,从而导致明显的呼气困难、哮鸣音,以及呼气时相明显延长和肺的过度膨胀。而在吸气相,由于在梗阻点上游的胸内气道(IT)周围的腔外负压比腔内压力大得多,所以更容易在吸气时扩张,从而起到一定改善症状的作用。这种IT-EP气道梗阻所产生的呼气相哮鸣让我们明白了一个道理,那就是"不是所有的哮鸣都是因为哮喘所导致的"。比如,在一些导致单侧IT-EP梗阻的情况,如异物吸入,这种呼气相哮鸣音在异物梗阻的部位就特别明显。如果是肺内气道(IP)的阻塞,如毛细支气管炎、哮喘等疾病,那么等压点向肺泡内的移动就更多,从而导致患儿在呼气相广泛的肺内气道塌陷、哮鸣音、呼气时相延长,气体陷闭和肺的过度膨胀(图2.8)。

咽后壁脓肿
声带麻痹
声门下狭窄
喉炎

吸气相加重

- 吸气相延长
- 吸气哮鸣
- 胸壁凹陷（三凹征）
- 矛盾呼吸（跷跷板样呼吸）

气道塌陷

胸外气道阻塞
吸气相

咽后壁脓肿
声带麻痹
声门下狭窄
喉炎

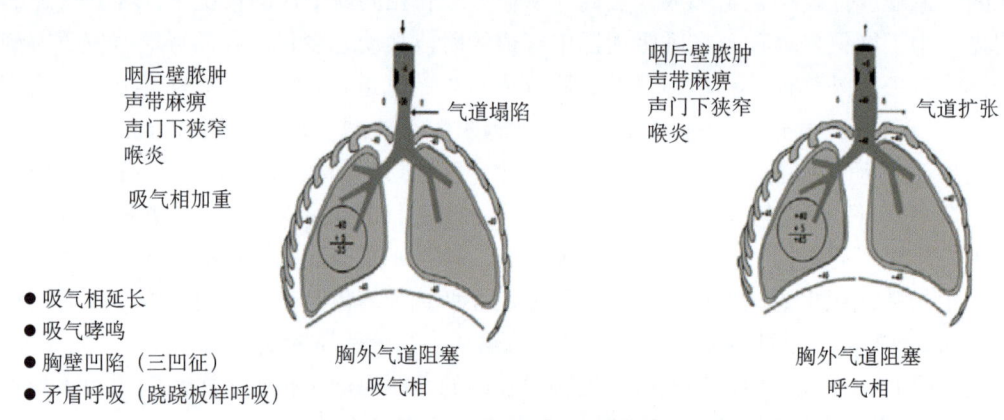

气道扩张

胸外气道阻塞
呼气相

图 2.6　胸外气道梗阻时的气道动态力学特点

在吸气相时，胸膜腔内负压会传递到整个呼吸道，包括胸外气道。这就会导致梗阻点远端（近肺端）气道塌陷。最终结果就是导致气道梗阻加剧，气道阻力上升。同理，在呼气相，胸膜腔内的正压会传递到整个气道，包括胸外气道。这会导致梗阻点以下的气道扩张，从而缓解气道梗阻。图中压力值是相较于大气压（0cmH$_2$O）表示的。远端气道内压等于胸膜腔内压加上气道回弹压（为了简单表示，在这里统一标注为 +5cmH$_2$O）

血管环
肺吊带
纵隔肿瘤
心脏扩大

气道扩张

胸内 - 胸外气道阻塞
吸气相

血管环
肺吊带
纵隔肿瘤
心脏扩大

呼气加重
- 呼气时相延长
- 呼气哮鸣

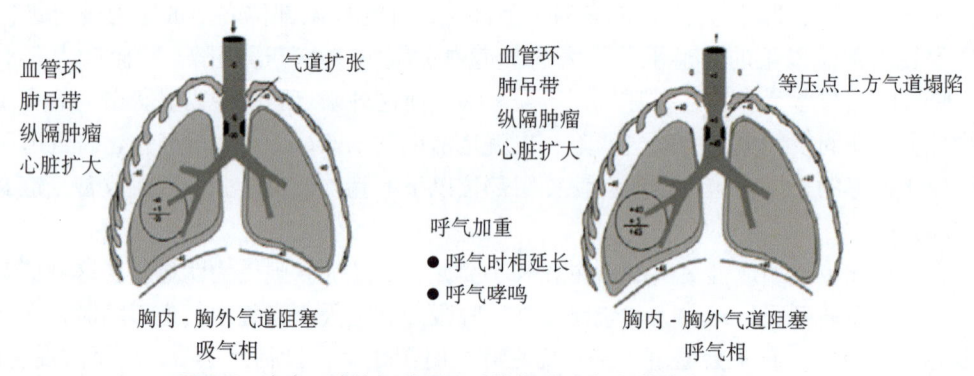

等压点上方气道塌陷

胸内 - 胸外气道阻塞
呼气相

图 2.7　胸内 - 肺外气道梗阻时的气道动态力学特点

在吸气相时，胸膜腔内负压会传递到整个肺部结构，包括气道和肺组织，压力会随着气道传递并在梗阻部位上方被胸内气道迅速承接，由于胸内 - 肺外气道被更大的胸内负压所包裹，所以会导致这段气道扩张。同理，在呼气相，胸膜腔内正压会沿着气道传递，并在梗阻点上方迅速消散。然而梗阻点上方的胸内 - 肺外气道由于承受了来自胸膜腔内更大的正压，所以在呼气相时会进一步塌陷。等压点（EPP）是压力在传递的过程中，当胸腔内压力等于胸膜腔内压的那个点。图中压力值是相较于大气压（0cmH$_2$O）表示的。远端气道内压等于胸膜腔内压加上气道回弹压（为了简单表示，在这里统一标注为 +5cmH$_2$O）

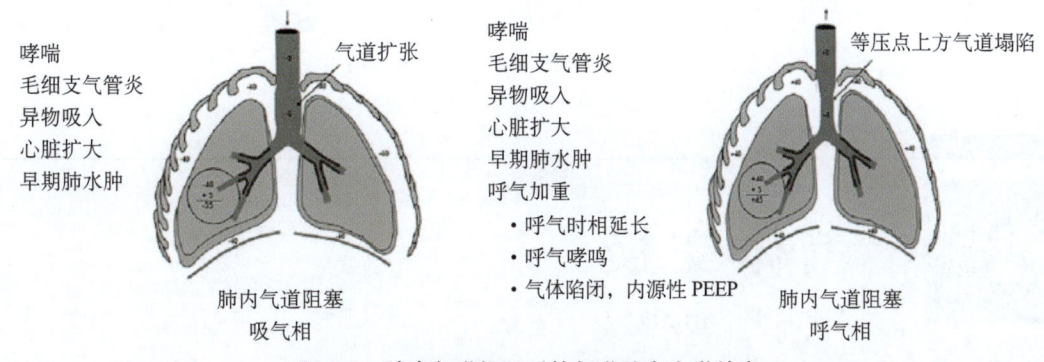

图 2.8 肺内气道梗阻时的气道动态力学特点

在吸气相时，胸膜腔内负压会传递到整个肺部结构，包括气道和肺组织，压力会随着气道传递并在梗阻部位上方被肺内气道迅速承接，由于胸内气道被更大的胸内负压所包裹，所以会导致这段气道扩张。同理，在呼气相，胸膜腔内正压会沿着气道传递，并在梗阻点上方迅速消散。然而梗阻点上方的肺内气道由于承受了来自胸膜腔内更大的正压，所以在呼气相时会进一步塌陷。等压点（EPP）是压力在传递的过程中，当胸腔内压力等于胸膜腔内压的那个点。图中压力值是相较于大气压（0cmH$_2$O）表示的。远端气道内压等于胸膜腔内压加上气道回弹压（为了简单表示，在这里统一标注为 +5cmH$_2$O）

（何　山　朱霖洲　朱雪萍　译）

第 3 章　气体交换

Ashok P. Sarnaik

呼吸系统的主要功能是从肺部排出二氧化碳（CO_2）并向回流至肺部的体循环静脉血供氧（O_2）。为了满足组织对氧气供应和二氧化碳清除的需求，必须实现以下过程：肺泡通气（VA）与灌注的匹配、气体跨肺泡毛细血管膜的扩散、氧输送（DO_2）和氧消耗（VO_2）。这些过程如图 3.1 所示。

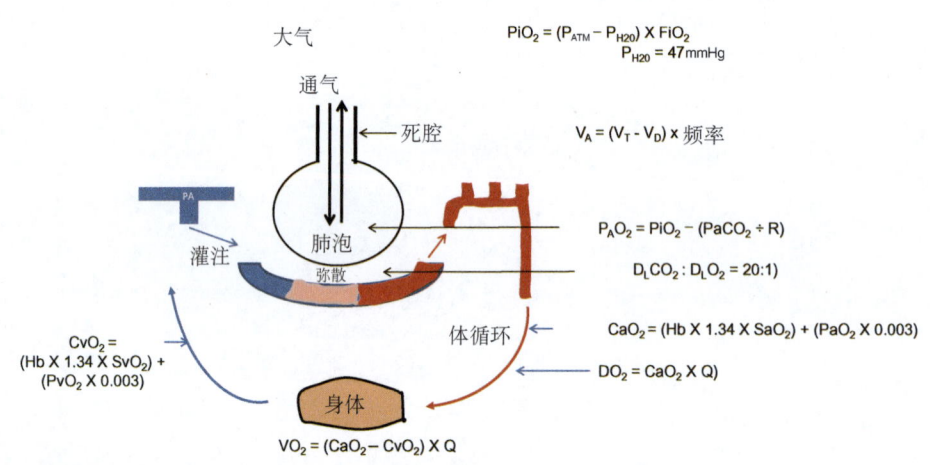

图 3.1　呼吸过程涉及多种因素：大气成分、通气、灌注、弥散、氧输送（DO_2）、氧消耗（VO_2）、二氧化碳产生（VCO_2）

一、肺泡气体方程

海平面的大气总压（P_{ATM}）为 760torr 或 mmHg。P_{ATM} 有时也用千帕（kilopascal，kPa）表示，1 千帕约等于 7.5mmHg。随着海拔升高，P_{ATM} 逐渐下降（见表 3.1）。大气总压是各组成气体所施加压力的总和。随着海拔的升高，P_{ATM} 降低，而氧气的比例（FiO_2）保持不变。在 37℃（98.6°F）和 100% 湿度下，水蒸气的压力为 47mmHg，无论海拔多高都保持不变。肺泡中的空气湿度为 100%，因此吸入的气体也假定完全水蒸气饱和。为了去除水蒸气的影响，需从大气压力中减去 47mmHg，以计算气体的压力。我们的空气中含有 20.93%（约 21%）的氧气。氧分压（PiO_2）为 0.21，吸入气体中的动脉氧分压（PiO_2）计算如下：

表 3.1 在不同海拔高度下，大气压与吸入氧分压（PiO₂）的关系（吸入气体为 100 饱和湿化状态下）

海拔（英尺）	大气压（mmHg）	(P_ATM-47[P_H2o]) mmHg	O₂%	PiO₂（mmHg）
0	760	713	20.93	149
600	747	700	20.93	147
5000	632	585	20.93	123
10 000	523	476	20.93	100
15 000	429	382	20.93	80
18 000[a]	380	333	20.93	70
20 000	349	302	20.93	63
25 000	282	235	20.93	49
30 000	225	178	20.93	37

[a]Highest Village. Modified from Comroe JH. Physiology of Respiration, Year Book Medical Publishers, 2nd ED, Chicago, USA 1974

$$PiO_2 = (P_{ATM} - 47) \times FiO_2 \quad \text{公式 7}$$

在海平面，$PiO_2 = (760 - 47) \times 0.21 = 149 \text{mmHg}$。在海平面呼吸 40% 氧气时，$PiO_2 = (760 - 47) \times 0.4 = 285 \text{mmHg}$。在海拔较高的地方，呼吸相同的 FiO_2 会导致较低的 PiO_2。例如，在丹佛（海拔 5000 英尺，$P_{ATM} = 632 \text{mmHg}$），吸入 FiO_2 为 0.21 时，$PiO_2 = (632 - 47) \times 0.21 = 123 \text{mmHg}$。当 FiO_2 为 0.4 时，将得到 $(632 - 47) \times 0.4 = 234 \text{mmHg}$。

二、氧合与通气

每分钟进出肺部的气体量（潮气量 $V_T \times$ 呼吸频率）称为每分钟通气量。呼吸道有通气但没有灌注的部分称为解剖死腔，进入肺泡的气体也可因血流在肺内分布不均而不能全都参与气体交换，未能进行气体交换的肺泡容积称为肺泡死腔，总死腔（V_{Dtot}）为解剖死腔（V_{Danat}）和肺泡死腔（V_{Dalv}）的总和。肺泡通气量（VA）的计算方法为：

$$\dot{V}_A = [V_T - (V_{Danat} + V_{Dalv})] \times RR \quad \text{公式 8}$$

其中，RR 为呼吸频率（图 3.2）。

虽然死腔中的气体常被视为整体性流动，但实际上气体在气道中心的流速高于外周区域，因为在外周区域，摩擦阻力会减缓气体流速。因此，由于吸入气体的流速分布不对称，不同于整体流动模型中流速均匀的假设，肺泡通气量可能高于预期值。潮气量（V_T）和总死腔（$V_D tot$）的关系计算为：

$$\frac{V_D}{V_T} = \frac{(PA_{CO_2} - PE_{CO_2})}{PA_{CO_2}} \quad \text{公式 9}$$

其中，$PECO_2$ 是混合呼气的二氧化碳分压，$PACO_2$ 假定与 $PaCO_2$ 相同，因为假设不存在 A-aCO_2 梯度。为了计算肺泡死腔（V_{Dalv}），使用呼气末二氧化碳分压（$P_{ET}CO_2$）代替混合的 P_ECO_2。

$$VDalv/V_T = (PaCO_2 - P_{ET}CO_2) \div PaCO_2$$

在正常的肺部，$P_{ET}CO_2$ 应该接近 $PaCO_2$，因此肺泡死腔（V_{Dalv}）是微不足道的。当 $PaCO_2$ 和 $P_{ET}CO_2$ 之间的差异增大时，表明肺泡死腔（V_{Dalv}）在增加。当肺灌注不足以匹配通气量时，

V_{Dalv} 增大,这种情况见于心排血量减少、肺栓塞、低血容量以及过高的 PEEP。肺泡通气量(V_A)与 $PaCO_2$ 成反比关系。V_A 和 $PaCO_2$ 的关系本质上是双曲线型,但在临床常见的 $PaCO_2$ 范围内,可近似视为线性关系。因此,当 V_A 加倍时,$PaCO_2$ 会减半;反之,当 V_A 减半时,$PaCO_2$ 会加倍。在呼吸周期中轻微的变化下,肺泡中所有气体的总压力与吸入气体的总压力非常相似。肺泡气体的组成取决于吸入气体中的气体分压、$PaCO_2$(假设与肺泡 PCO_2 相同)和呼吸商(R)。简化的肺泡气体方程用于计算肺泡氧分压(PAO_2),计算公式如下:

$$PAO_2 = PiO_2 - \left(\frac{PaCO_2}{R}\right)$$

公式 10

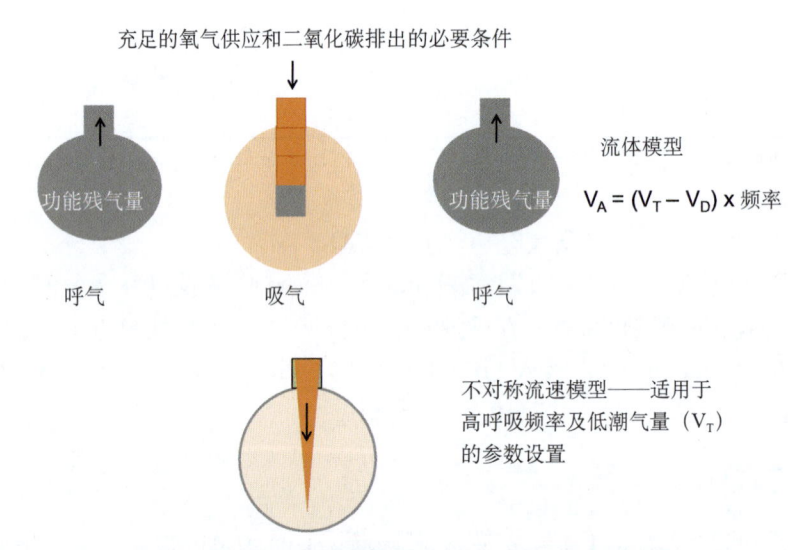

图 3.2 基于流体模型和非对称速度模型的肺泡通气

在实际应用中,R 被假定为 0.8。根据肺泡气体方程,若 PiO_2 固定,$PaCO_2$ 上升 10mmHg 时 PAO_2 将降低 10×1.25=12.5mmHg。因此,纯粹的低通气会使 PAO_2 降低,且其降低幅度与 $PaCO_2$ 升高的幅度呈 1.25 倍的比例关系。对于正常人,PiO_2 大约为 150mmHg。当 $PaCO_2$ 为 40mmHg 时,PAO_2 计算为:150 -(40×1.25)mmHg 即 150 - 50 等于 100mmHg。增加 FiO_2 以及 PiO_2 会提高 PAO_2,而不会影响 $PaCO_2$。通气不足的患者在接受吸氧治疗中,可能出现严重的高碳酸血症,但不存在缺氧。

肺泡气体通过弥散过程与体循环的静脉血(肺动脉血)交换,这过程受肺泡毛细血管屏障以及气体平衡所需时间的影响。"动脉化"的血液通过肺静脉循环回流至心脏,再由心脏泵入体循环动脉系统。气相(肺泡内)中的弥散与气体分子分子质量的平方根成反比,液相(肺毛细血管血液)中的弥散与气体分子的溶解度成正比。二氧化碳(CO_2)的弥散能力约是氧气(O_2)的 20 倍。在健康的情况下,当肺毛细血管血液不再与肺泡气体接触时,O_2 和 CO_2 的弥散已完成。临床上显著的弥散障碍表现为低氧血症,但不影响 CO_2 的排出。增加 FiO_2 来增加肺泡-毛细血管氧分压差,在一定程度上可以改善氧合。然而,即使是 100% 氧气,也只是室内空气浓度的 5 倍左右(就氧气而言),而 CO_2 的弥散能力是 O_2 的 20 倍。换句话说,在仅因弥散梯度而导致高碳酸血症发生之前,即使吸入 100% 氧气的情况下,也会存在严重的低氧血症危及生命。

高碳酸血症的存在提示了存在其他因素，如肺泡通气不足和通气 - 血流灌注比例失调。肺泡 - 动脉血氧分压差（A-aO$_2$）常被用来监测弥散功能障碍和 V/Q 不匹配的氧合缺陷。

三、通气的分布

肺泡由体循环静脉血（即肺动脉血）灌注，在完成气体弥散过程后，这些血液被动脉化（富含氧气）。肺静脉血（即体循环动脉血）的 PO$_2$ 和 PCO$_2$ 应与肺泡气中的相应分压值相同。然而，即使在正常人中，动脉血气的组成与肺泡气体也不同，因为肺泡通气（V）和灌注（Q）并非均匀匹配。有些肺泡获得的通气量大于灌注量（高 V/Q 比，死腔通气单元），而有些则是灌注量大于通气量（低 V/Q 比，分流灌注单元）。正常肺部的通气 / 灌注（V/Q）关系可以通过考虑 West 区域来容易理解（图 3.5）。

由于肺的弹性回缩力和重力作用的共同影响，在肺的非依赖区（在直立位时的上叶）的胸膜腔内压力负值更大（即更"负"），依赖区（在直立位时的下叶）的胸膜腔内压负值相对较小。在功能残气量（FRC）下的肺泡状态，肺的非依赖区肺泡位于压力 - 体积曲线的水平段（肺泡扩张程度高、充气多，但顺应性低），而依赖区肺泡位于压力 - 体积曲线的垂直段（肺泡扩张程度低、充气少，但顺应性高）。在吸气过程中，胸膜腔内压的同等变化幅度下，依赖区的肺泡获得更大比例的通气量。在功能残气量（FRC）状态下，肺通气量从非依赖区向依赖区递增（图 3.3）。

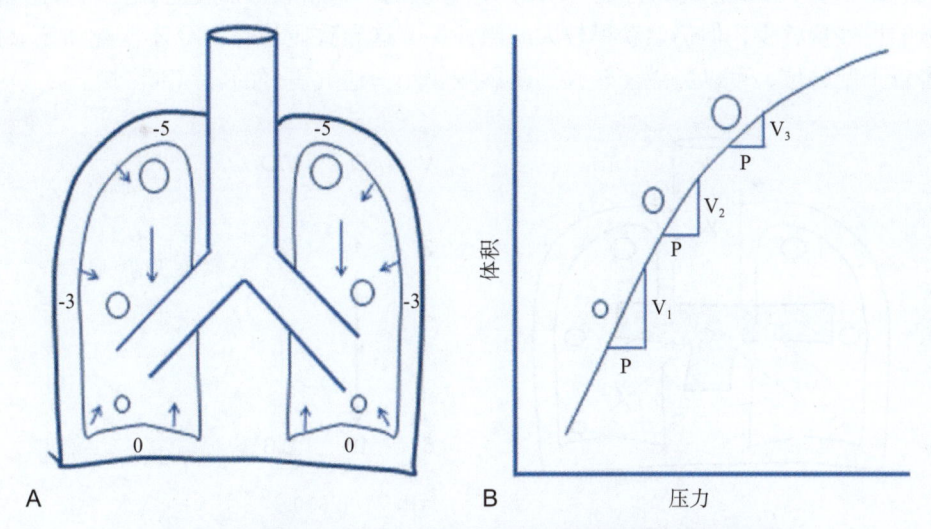

图 3.3　A. 在功能残气量（FRC）状态下时胸膜腔内压的示意图

由于肺弹性回缩力和重力作用，肺的非依赖区（在直立位时的上叶）相比依赖区（在直立位时的下叶）具有更高负值的胸膜腔内压。B. 因此，肺的非依赖区肺泡位于压力 - 体积曲线的水平段（肺泡扩张程度高、充气多，但顺应性低），而依赖区肺泡位于压力 - 体积曲线的垂直段（肺泡扩张程度低、充气少，但顺应性高）。在胸膜腔内压的同等变化幅度下，依赖区的肺泡获得更大比例的通气量

四、灌注的分布

灌注的分布与部位密切相关。在直立时，肺依赖区灌注最大（图 3.4）。大多数危重患者在仰卧位时，肺后部的灌注和通气比例较高。

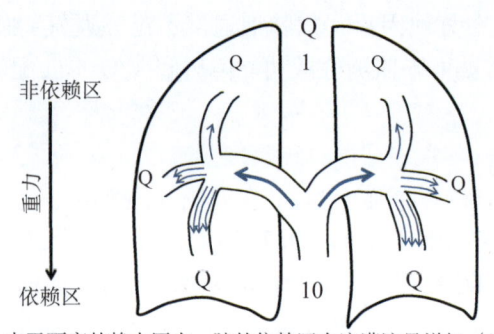

由于更高的静水压力，肺的依赖区血流灌注量增加（Q）

图 3.4 肺灌注的分布取决于重力，肺依赖区（下肺叶）会获得更多的血流

五、通气和灌注分布

由于重力的作用，静水压力较高，灌注量也从非依赖部分增加到依赖部分。然而，灌注的增加远大于通气的增加。V/Q 比值在非依赖区偏向通气，而在依赖区域则偏向灌注。尽管通气和灌注都从依赖区域到非依赖区域增加，但灌注的增加远大于通气的增加。通气量增加约 3 倍，而灌注量的增加可能达到 10 倍。非依赖区域的 V/Q 比值约为 3：1，而依赖区域的 V/Q 比值约为 0.6：1。因此，V/Q 比值在非依赖区域有利于死腔通气，在依赖区域则有利于血液混合（图 3.5）。如在急性呼吸窘迫综合征（ARDS）等疾病中，依赖区域受毛细血管漏出影响更大。这些区域的通气量较少，但仍然获得较大的灌注量。这导致显著的 V/Q 不匹配和低氧血症。把这些患者置于俯卧位，可以将灌注转移到受影响较小、通气更好的肺前部区域。

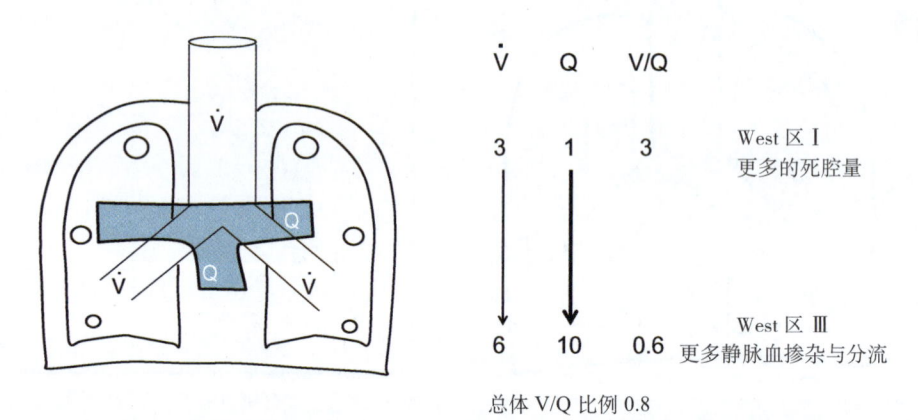

图 3.5 区域通气、血流灌注及通气/血流(V/Q)比值 通气量和血流灌注量均从肺的非依赖区到依赖区逐渐增加。血流灌注的增加幅度远大于通气的增加幅度，导致非依赖区的 V/Q 约为 3：1，依赖区的 V/Q 约为 0.6：1

六、V/Q 关系（West 区）

肺泡压（PA）、肺毛细血管动脉压（Pa）和肺毛细血管静脉压（PV）决定了 V/Q 关系的类型，并构成了 John West 描述的 West 区的基础。在 West-区 I 中，PA ＞ Pa ＞ PV。肺泡压压制了 West 区 I 的肺血流，而通气量超过了使肺动脉血液完全动脉化所需的量，从而形成了死腔通气。West 区 I 在低血容量、低心排血量、肺动脉高压、过高的 PEEP 以及肺栓塞等情况下更加显著。在区 I 中，VD/VT 比值增加。在 West 区 II 中，Pa ＞ PA ＞ PV。通气和灌注更好地

匹配，肺动脉血液被适当动脉化，并获得适量的通气。在 West- 区Ⅲ中，Pa 和 PV 都大于 PA，形成 Pa > PV > PA 的关系。在这些区域中，通气量不足以使肺动脉血液完全动脉化，从而导致出现静脉血混合或自右向左的分流。区Ⅲ在肺水肿、液体过载和肺不张等情况下更为明显。在 ARDS 患者中，临床医师通常采用俯卧位的方式，将区Ⅲ的 V：Q 关系转变为区Ⅱ的 V：Q 关系，从而改善 V/Q 匹配（图 3.6）。

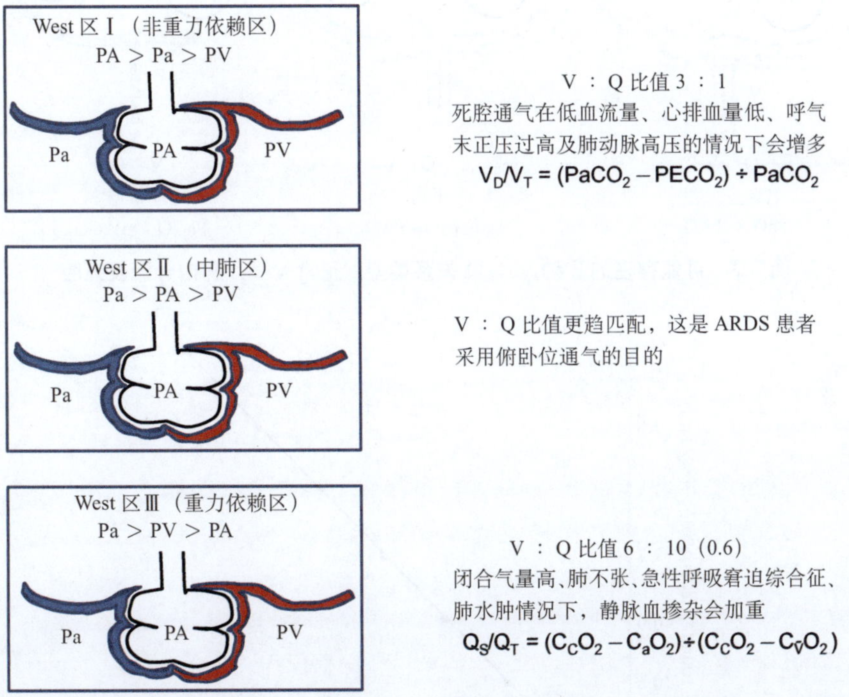

West 区Ⅰ（非重力依赖区）
PA > Pa > PV

V：Q 比值 3：1
死腔通气在低血流量、心排血量低、呼气末正压过高及肺动脉高压的情况下会增多
$V_D/V_T = (PaCO_2 - PECO_2) \div PaCO_2$

West 区Ⅱ（中肺区）
Pa > PA > PV

V：Q 比值更趋匹配，这是 ARDS 患者采用俯卧位通气的目的

West 区Ⅲ（重力依赖区）
Pa > PV > PA

V：Q 比值 6：10 (0.6)
闭合气量高、肺不张、急性呼吸窘迫综合征、肺水肿情况下，静脉血掺杂会加重
$Q_S/Q_T = (C_CO_2 - C_aO_2) \div (C_CO_2 - C_VO_2)$

图 3.6 通气-灌注关系（West 区）。Ⅰ区的 V/Q 比值高，而Ⅲ区的 V/Q 比值低

七、通气（V）与灌注（Q）不匹配

有三种典型的 V/Q 关系（图 3.7）。第一种 V/Q 关系是当通气不足时，流经通气不足肺泡的血液无法完全动脉化，导致部分（或全部）肺毛细血管血液不同程度地处于脱氧状态，并与其他通气良好肺段的动脉化血液混合。根据肺泡气体方程计算所示，动脉血氧分压（PaO_2）将小于肺泡氧分压（PAO_2），这种血气异常被称为静脉血混合或肺内右向左分流。第二种 V/Q 关系是指通气量与灌注量相匹配的理想状态。在此情况下，肺毛细血管血液完全动脉化，PaO_2 与 PAO_2 相等。第三种 V/Q 关系是与通气量相比灌注量减少的区域。部分空气进入并离开肺泡，并不参与气体交换。这种类型的 V/Q 不匹配被称为死腔通气。在这种情况下，肺泡二氧化碳分压（$PACO_2$）明显低于动脉二氧化碳分压（$PaCO_2$）。

八、O_2 运输和利用

动脉血携带的氧气有两种形式：溶解状态和与血红蛋白结合状态。溶解氧量与 PaO_2 呈线性关系。每 100mmHg 的 PaO_2，有 0.3ml 氧气溶于 100ml 溶剂中。溶解氧有两个重要的功能：仅靠氧气可立即被组织摄取；决定血红蛋白的氧饱和程度。然而，溶解氧的量本身几乎不足以满足组织的氧气需求（图 3.8）。

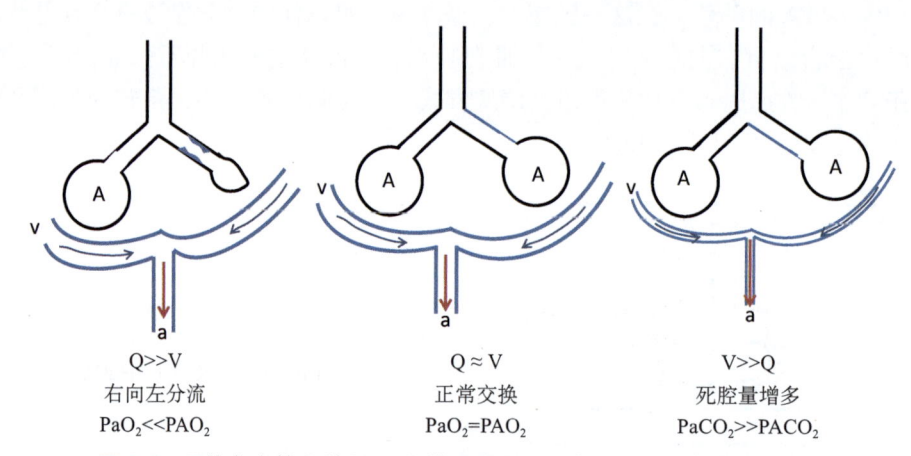

图 3.7　可能存在的 3 种 V：Q 关系类型：正常 V/Q、肺内分流及死腔

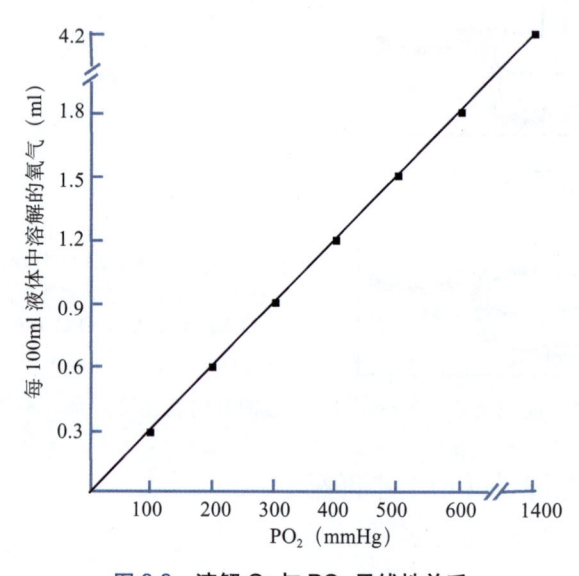

图 3.8　溶解 O_2 与 PO_2 呈线性关系

每 100mmHg PO_2 下，每 100ml 溶液中有 0.3ml 处于溶解状态的 O_2。溶解氧含量 =PO_2 × 0.003/ml 液体

　　健康成人的耗氧量约为 250ml/min。在正常的 PaO_2 为 100mmHg 时，血液中溶解的 O_2 为 3ml/L。如果血液中的所有 O_2 都处于溶解氧状态，即便所有 O_2 都被身体利用，也需要 83L/min 的心排血量。血红蛋白与 O_2 的结合与解离方式提供了一个高效的 O_2 运输和利用方式。当血红蛋白 100% 饱和时，每克血红蛋白可以携带 1.34ml O_2。因此，每 100ml 血液中 15g 血红蛋白几乎完全饱和时可以携带约 20ml O_2，这相当于每 1000ml 血液中携带 200ml O_2，当心排血量 5L 时，成人每分钟可将 1000ml O_2 输送到组织。以静息状态下 O_2 消耗量 250ml/min 计算，仍有多达 750ml（血红蛋白氧饱和度为 75%）的 O_2 可以通过混合静脉血返回心脏。因为解离曲线的关系，通常，在 PaO_2 达正常前，动脉血中的血红蛋白氧饱和度就已接近 100%。例如，在 PO_2 为 100mmHg 时，血红蛋白 - 氧饱和度为 97.5%，相比于 PO_2 为 70mmHg 时的 94%，仅增加了 3.5%。在较高 PO_2 下，能增加的氧气相对较少（图 3.9）。

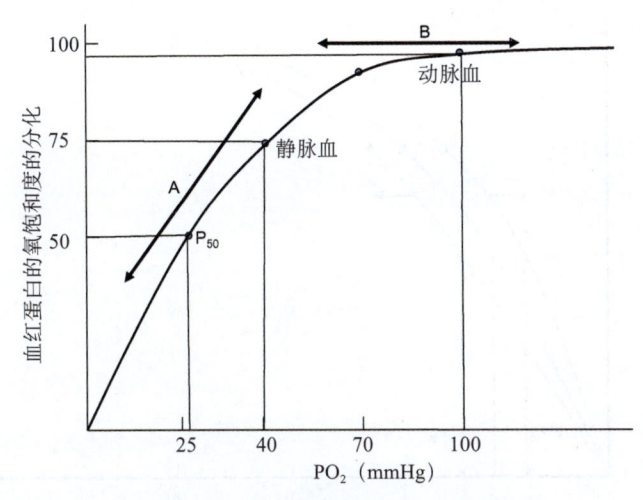

图 3.9 HbO₂ 饱和度与 PO₂ 的关系

在曲线标记为 A 的部分，PO₂ 的微小变化即可引起 HbO₂ 饱和度的显著改变，而标记为 B 的部分，PO₂ 的较大变化仅可引起 HbO₂ 饱和度的轻微波动，P50 指的是血红蛋白 50% 饱和时的 PO₂ 值

血红蛋白分子包含 4 条血红素链，每条链中都有一个还原的亚铁（Fe^{2+}）。血红素链、Fe^{2+} 和珠蛋白链的空间排列对于 O_2 与血红蛋白分子的血红素部分可逆结合所必要的。如果铁分子被氧化成铁的三价状态（Fe^{3+}），就会形成高铁血红蛋白，而高铁血红蛋白不能与 O_2 结合。一氧化碳（CO）与血红蛋白可逆的结合在与 O_2 相同位置，但其亲和力约为 O_2 的 210 倍。因此，当呼吸室内空气（21%O_2）时，即使大气中只有 0.1% 的 CO 就会导致动脉血液中 50% 的碳氧血红蛋白（COHb）和 50% 的血红蛋白氧合物（HbO₂）。因此尽管 PaO₂ 充足，高铁血红蛋白血症和一氧化碳中毒都可能导致血氧含量下降导致危及生命。2,3-DPG 是红细胞厌氧糖酵解的产物，在血红蛋白与氧的结合和解离过程中起重要作用。它与脱氧血红蛋白的结合效率远高于与氧合血红蛋白的结合，在组织中常见的低 PO₂ 条件下，2,3-DPG 促进 O_2 从血红蛋白上解离，从而为有氧代谢提供可用的氧。在肺部常见的较高 PO₂ 水平下，O_2 更容易与血红蛋白结合，使得 2,3-DPG 无法与血红蛋白结合。在高海拔地区，以及贫血和其他缺氧患者体内，2,3-DPG 浓度升高，从而能向组织释放更多的 O_2。胎儿血红蛋白对 2,3-DPG 的亲和力较低，因此更容易与 O_2 结合。

影响血红蛋白氧解离曲线（HbO₂）形状的因素很多。胎儿血红蛋白、体温过低、碱中毒和 2,3-DPG 会引起解离曲线向左移或 P50（HbO₂ 饱和度为 50% 时的 PO₂）下降，而在体温过高、酸中毒和 2,3-DPG 增加时，解离曲线向右移或 P50 升高（图 3.10）。

下列方程表示动脉氧气含量（CaO₂）、静脉氧气含量（CvO₂）、心排血量（CO）、氧气输送（DO₂）和氧气消耗（VO₂）之间的关系。

$$CaO_2 = [(Hb \times 1.34 \times SaO_2\%) + (PaO_2 \times 0.003)] \times 10 \qquad 公式\ 11$$

公式 11 中，CaO₂ 表示动脉氧气含量，单位为 ml/L，Hb 为血红蛋白浓度，单位为 g/dl，SaO₂ 为动脉血氧饱和度，PaO₂ 为动脉血氧分压，单位为 mmHg。请注意，乘以 10 是将氧气含量 /100ml 换算为氧气含量 /1000ml 或 1L。

同样，混合静脉血的含氧量可以计算如下：

$$CvO_2 = [(Hgb \times 1.34 \times SvO_2\%) + (PvO_2 \times 0.003)] \times 10 \qquad 公式\ 12$$

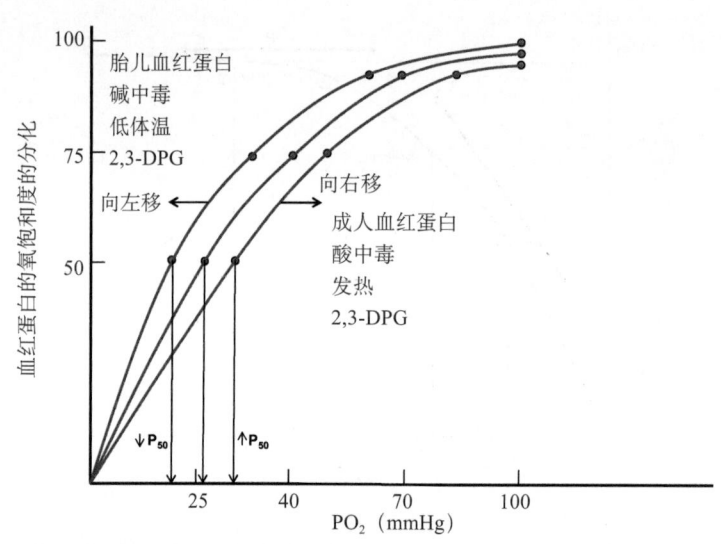

图 3.10 在某些常见临床情况下，HbO₂ 解离曲线向左移（O₂ 亲和力增加）或向右移动（O₂ 氧亲和力降低）

循环系统向组织输送氧气的量可用以下公式估算：

$$\dot{D}O_2 = CaO_2 \times C.O. \qquad \text{公式 13}$$

公式 13 中，DO_2 为输氧量（单位为 ml/min），CaO_2 为动脉含氧量（单位为 ml/L），CO 为心排血量（单位为 L/min）。

组织的耗氧量以 O_2 ml/min 为单位，表示为：

$$\dot{V}O_2 = (CaO_2 - C\bar{v}O_2) \times C.O. \qquad \text{公式 14}$$

其中，VO_2 是每分钟的耗氧量，CaO_2 是动脉含氧量，CvO_2 是混合静脉含氧量，而 CO 是心排血量。

氧气消耗与氧气输送的比率称为氧气摄取。

它是组织消耗的氧气输送的一部分。其计算方法如下：

$$\text{氧气摄取}(O_{2Extr}) = \frac{\dot{V}O_2}{\dot{D}O_2} \qquad \text{公式 15}$$

由于心排血量既有分子也有分母，氧气提取可以简化如图 3.11 所示：

$$\text{氧气摄取}(O_{2Extr}) = \frac{(CaO_2 - C\bar{v}O_2)}{CaO_2} \qquad \text{公式 16}$$

正常静息状态下的成人，氧输送量（DO_2）约为 1L/min，氧消耗量（VO_2）为 250ml/min。因此，75% 的输送氧未被组织利用，而是通过混合静脉血回流至心脏。CvO_2 反映了 DO_2 和 VO_2 之间的关系。为方便起见，用 SvO_2 替代为 CvO_2，因为大部分氧含量是由与氧结合的血红蛋白所决定。VO_2、DO_2 与氧气摄取率之间的关系如图 3.11 所示。当 DO_2 降低时，VO_2 最初通过增加氧气摄取来保持不变，以维持有氧代谢。DO_2 低于某一水平时，尽管氧气摄取率增加，VO_2 仍会下降。DO_2 低于该水平，即氧气摄取不能满足组织有氧代谢需求时，被称为临界氧气输送（COD）。当 DO_2 降到 COD 以下时，开始出现无氧代谢，并积累乳酸。假设 VO_2 和 CaO_2 保持不变，SvO_2 可反映心排血量能否满足有氧代谢需求。SvO_2 降低提示心排血量减少。

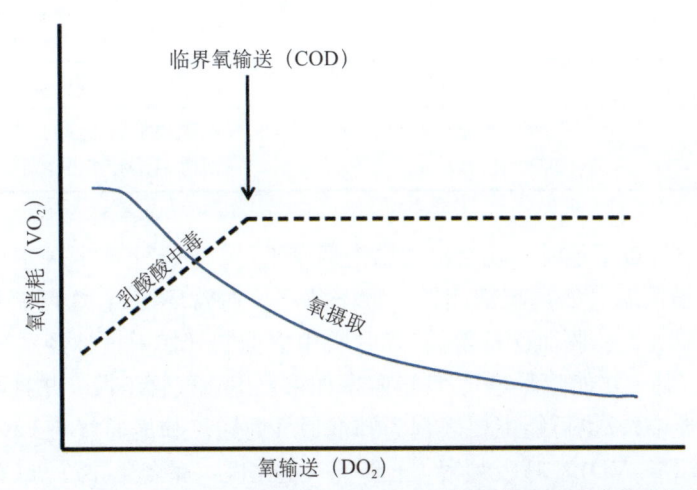

图3.11 随着氧输送（DO₂）降低，在相当大范围内，机体通过增加氧摄取率来维持有氧代谢，使氧消耗（VO₂）保持稳定。但当 DO₂ 降至某一临界点（临界氧输送）以下时，即使氧摄取率持续增加，仍会出现无氧代谢及乳酸酸中毒

九、气体交换异常

如前文所述，有几个因素决定了肺泡毛细血管交界处的气体交换。动脉血气分析对于呼吸系统疾病的诊断和治疗至关重要。然而，临床医师面临着一些挑战，例如很难获取动脉血样，在许多情况下只能依赖毛细血管血样。此外，许多患者通常无法准确获取 FiO_2 值。因此，临床医师不得不依赖于假设和临床经验来进行诊断和治疗。

气体交换的异常主要有 4 种类型：①肺泡通气不足；②通气/灌注（V/Q）不匹配；③弥散障碍；④绝对的右向左分流（表 3.2）。在许多患者中，可能同时存在多种疾病。例如，患有肺泡通气不足疾病的患者可能也有 V/Q 不匹配的情况；患有弥散功能障碍的患者可能因肌肉疲劳而发生通气不足。在这种情况下，临床医师必须确定气体交换异常的主要原因，以便制订针对性的干预措施。

表 3.2 动脉血气（ABG）值的解读

病变	影响	典型动脉血气
中央型（隆突以上）气道阻塞 呼吸中枢抑制神经肌肉功能障碍	均匀的肺泡通气不足	- 早期 $PaCO_2$ 升高 - 根据肺泡气方程，PO_2 成比例下降 - 对吸氧治疗效果良好
肺内气道阻塞	静脉血掺杂，V/Q（通气/血流）不匹配	- 轻度：PCO_2 轻度变化，PO_2 轻度变化 - 中度：PCO_2 正常，PO_2 明显降低 - 重度：PCO_2 显著升高，PO_2 显著降低 - 对吸氧治疗效果良好
肺泡-间质病变	V/Q 不匹配，静脉血掺杂，右向左分流，弥散障碍	- 早期 PO_2 下降，取决于严重程度 - PCO_2 正常或降低 - 若出现疲劳，PCO_2 升高 - 对吸氧治疗效果：一般至较差

续表

病变	影响	典型动脉血气
肺外右向左分流	体静脉血绕过肺泡，绝对右向左分流	- 低氧血症，取决于分流量大小 - 对吸氧治疗效果：非常差

当进出肺泡的空气量不足时，就会出现肺泡通气不足。临床上有3种主要情况可表现为肺泡通气不足：①气道阻塞（如鼻咽部闭锁、喉下狭窄、血管环等）；②呼吸肌无力（如吉兰-巴雷综合征、重症肌无力、膈肌麻痹等）；③呼吸中枢抑制（如中枢神经系统抑制剂、先天性中央低通气综合征、脑干功能障碍等）。气道阻塞如果发生在气管下段，并且阻塞比较均匀（如在肺泡性细支气管炎中），也可能主要表现为肺泡通气问题。肺泡通气与$PaCO_2$成反比关系；如果肺泡通气量$[(VT - VD) \times$ 呼吸频率$]$下降了一定比例，那么会导致$PaCO_2$升高相应比例。肺泡通气不足的典型特征是$PaCO_2$升高，同时根据肺泡气体方程，PAO_2会成比例下降。

对于$FiO_2 < 1$，方程可简化为：

$$PAO_2 = PiO_2 - \frac{PACO_2}{R_2} \qquad \text{公式 17}$$

在床边计算时，$PACO_2$代替$PaCO_2$。因此，对于给定的PiO_2，PAO_2的下降量大致等于$PaCO_2$上升的1.25倍。在没有显著肺实质病变和肺内分流的情况下，补充氧气会增加PiO_2，并能够迅速逆转低氧血症，尽管仍存在高碳酸血症。

在肺内气道道阻塞（哮喘、毛细支气管炎、误吸）中，阻塞并非均匀一致。相较于其他区域，部分区域阻塞更重，而有些区域则相对未受影响，致使多个区域的通气程度各异。通气不足区域的肺毛细血管血，$PaCO_2$较高，PaO_2较低，而过度通气区的肺毛细血管血$PaCO_2$较低，PaO_2较高。由于Hb-CO_2解离曲线相对呈线性，较低的$PaCO_2$可以对较高的$PaCO_2$气道一定代偿作用。例如，等量的$PaCO_2$为30mmHg的血液与$PaCO_2$为50mmHg血液混合，最终$PaCO_2$达到40mmHg。然而，由于HBO_2解离曲线的形状的特点，在存在氧饱和度降低的血红蛋白时，较高的PaO_2无法补偿较低的PaO_2。因为与血红蛋白结合的氧量远远多于反应氧分压的溶解氧量，所以氧和血红蛋白饱和度趋于平均。例如，等量的PaO_2为25mmHg且HbO_2饱和度为50%的血液，与PaO_2为110mmHg且HbO_2饱和度接近100%的血液混合，最终会得到HbO_2饱和度为75%且PaO_2为40mmHg的血液。这种情况下，血气异常被称为V/Q不匹配、静脉血掺杂或部分右向左肺内分流。在疾病较轻时，过度通气区域数量多于通气不足区域。最终导致低碳酸血症和呼吸性碱中毒。然而，在过度通气区域升高的PaO_2无法补偿通气不足区的低PaO_2，从而导致轻度低氧血症。随着病情加重，更多区域出现通气不足，导致$PaCO_2$恢复正常，但PaO_2进一步下降。肺内气道阻塞时，若$PaCO_2$正常或略高，需要警惕即将发生呼吸衰竭。随着病情加重，越来越多的肺单位出现通气不足，进而导致高碳酸血症、呼吸性酸中毒及低氧血症。如果吸入的氧气能进入通气不足的肺泡，那么治疗是有效的。

在肺泡及间质病变（如ARDS、间质性肺炎、肺水肿）中，动脉血气值反映肺内右向左分流和弥散障碍。体循环静脉血经未通气的肺泡时，无法进行氧合。氧气的弥散障碍是二氧化碳的20倍。早期出现并逐渐加重的低氧血症是此类疾病的一个典型特征。多数患者出现过度通气，表现为低碳酸血症。只有在肌肉出现疲劳和衰竭后，才能观察到$PaCO_2$升高。吸氧治疗虽然能挽救生命，但与其他呼吸病理生理改变相比，其疗效可能没那么显著。在严重的情况下，低氧血症可能会对氧疗产生抵抗。

在某些情况下，如体循环静脉血完全绕过肺泡-毛细血管床，如发绀型心脏病、肺动静脉瘘等，因为一定量的脱氧血与含氧血混合，低氧血症为主要特征。吸氧不能提高 PaO_2，因为分流的脱氧血没有机会与肺泡气体接触。

十、呼吸调节

血气稳态由通过控制器、传感器和效应器之间的复杂交互作用来维持（图 3.12）。中央呼吸控制器由一组位于中枢神经系统（CNS）内的神经元组成，它们接收来自传感器的信息并向呼吸肌发送运动冲动，呼吸肌充当效应器。膈肌是最重要的效应器，必要时，肋间肌、腹肌和颈部肌肉也可以作为辅助肌肉。效应器的目标是调节肺部的肺泡通气，以控制 pH、$PaCO_2$ 和 PaO_2。从新生儿到成人的过程中，整个呼吸调节机制逐渐成熟。睡眠状态、疾病过程、药物作用和环境适应等因素其影响成熟过程。效应器以肺部为靶点，调节肺泡通气量，控制 pH、$PaCO_2$ 和 PaO_2。

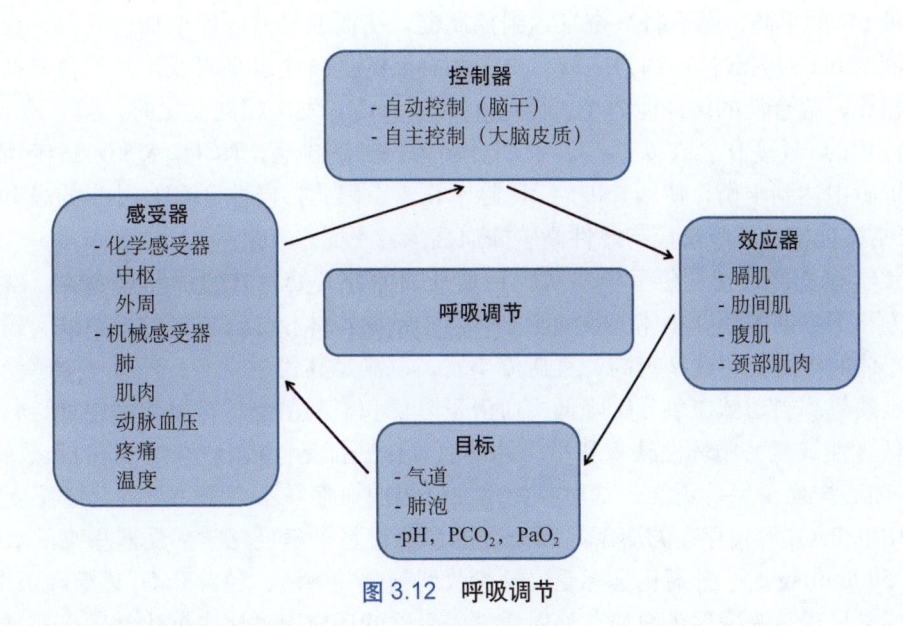

图 3.12 呼吸调节

（一）呼吸中枢控制器

中枢神经系统中存在两套功能与解剖学上截然不同的神经元群，共同调控呼吸过程：自主控制系统和非自主（自动）控制系统。

呼吸的自主控制中枢位于大脑皮质和边缘前脑区。主要的感觉输入包括嗅觉、视觉、情绪、疼痛、触觉等，运动冲动通过皮质球和皮质脊髓束传递给效应器。呼吸的自主控制需要一定程度的意识，这对防止误吸和吸入有毒气体很重要。患有中毒性/代谢性/感染性/创伤性脑病和药物镇静的患者可能会失去对呼吸的自主控制，具体取决于中枢神经系统功能障碍的程度。

呼吸的自动控制中枢位于脑干。神经元回路，即所谓的中枢模式发生器（CPGs），无须意识输入就能自发产生有节律性运动输出，负责呼吸、吞咽及咀嚼。负责呼吸的 CPGs 位于脑桥和延髓。位于脑桥下部的一组神经元其构成长吸中枢，驱动吸气神经元持续激活，形成特征性的"长吸式呼吸"，期间仅被短暂的呼气活动中断。脑桥上部另一组神经元被称为呼吸调整中枢，参与抑制 CPGs 的活动。长吸中枢与呼吸调整中枢的共同作用，对 CPGs 产生节律性呼吸活动进行精细化调节。任何原因引起的中枢神经系统抑制可能表现为缓慢而浅的呼吸、通气不足和呼吸性酸中毒。同样，中枢神经系统的局部病变会以特定的异常通气模式表现出来。

（二）传感器

机体存在多重机制，可感知气体交换异常、酸碱失衡和呼吸系统功能障碍，并将这些信息传送至中枢呼吸控制器，从而调整呼吸模式。此类机制以感觉神经末梢的形式存在，根据所感知的刺激类型可分为化学感受器和机械感受器。

中枢化学感受器位于中枢神经系统。它们分布在下丘脑后部、小脑、蓝斑、中缝和脑干。它们感觉到体液的化学成分发生的变化。中枢化学感受器对以脑脊液（CSF）为代表的脑细胞外液（ECF）的化学变化作出反应。呼吸反应主要是由于脑细胞外液中 H^+ 浓度（pH）的变化。脑内皮细胞因子和血液被血脑屏障隔开，血脑屏障对 H^+ 和 HCO_3^- 相对不渗透，但对 PCO_2 自由渗透。动脉血二氧化碳分压（$PaCO_2$）升高，会迅速上升脑脊液二氧化碳分压。化学感受器感知到脑脊液 pH 的下降，然后将兴奋发送到控制器，从而通过效应器增加通气量。在正常情况下，脑脊液的 pH 为弱酸性，约为 7.32。由于脑脊液的蛋白质水平较低，且不含血红蛋白，因此与血液相比，脑脊液的缓冲能力小。因此，对于 $PaCO_2$ 发生相同变化时，脑脊液 pH 的变化显著于血液中的 pH 变化。在以 $PaCO_2$ 长期升高为特征的疾病，HCO_3^- 水平会适应性变化，最终在血脑屏障中达到平衡，使脑脊液的 pH 趋于正常。因此，慢性 $PaCO_2$ 升高的患者的脑脊液 pH 相对正常，他们的呼吸反应与急性高碳酸血症患者不同。

外周化学感受器是指在位于颈总动脉和颈外动脉分叉处上方的颈动脉小体，以及位于主动脉弓上方和下方的主动脉小体。颈动脉小体与主动脉小体相比有更好的敏感性。颈动脉小体和主动脉小体的细胞代谢速率极高，且血流丰富，以满足其代谢需求。外周化学感受器的主要刺激因素是缺氧。当动脉血氧分压降低、血流量降低和氧利用受损（氰化物中毒）分别被经典地描述为低张性缺氧、循环性缺氧和组织性缺氧，这些都是外周化学感受器的强效刺激因素。只要 PaO_2 和心排血量保持正常，贫血与异常血红蛋白血症并不会刺激外周化学感受器。这是因为血液中以 PaO_2 形式存在的溶解氧和充足的血流量足以满足化学感受器极高的氧需求。当 PaO_2 低于 500mmHg 时，外周化学感受器开始收到刺激并激活，随着 PaO_2 逐渐降至 100mmHg 之前，通气量呈现小幅度逐步增加。外周化学感受器的反应速度比中枢化学感受器刺激的反应速度快。即使在正常呼吸期间，颈动脉小体的反应速度也足够快，能够感知吸气和呼气期间 PaO_2 的微小周期性变化并改变其放电频率。动脉血氧分压低于 50mmHg 时，颈动脉小体刺激效应增强。仅在 PaO_2 降至 50mmHg 以下（SaO_2 低于 85%）时，才会出现单纯低氧引起的呼吸困难的主观感觉。外周化学感受器几乎主导了所有因低氧引发的过度通气反应。外周化学感受器虽也对 PCO_2 变化产生反应，但每拖 PCO_2 升高所引起的肺泡通气量增幅，远低于中枢化学感受器受刺激时的增幅。中枢化学感受器对刺激 $PaCO_2$ 升高的适应需时数日，而外周化学感受器对缺氧的刺激长期持续，甚至终身保持敏感，如高原居民因长期低氧，外周化学感受器持续激活，导致其 $PaCO_2$ 水平低于平原人群。中枢化学感受器和外周化学感受器的差异见表 3.3。

表 3.3　中枢和外周化学感受器刺激的特征

	中枢化学感受器	外周化学感受器
位置	中枢神经系统	颈动脉小体和主动脉小体
主要刺激	脑脊液 pH（$PaCO_2$）	低氧
对低氧的反应	无或者受抑制	明显刺激
对急性 $PaCO_2$ 的反应	+++	+
反应时间	慢	快
适应	易发生	不易发生
镇静/麻醉影响	易受抑制	不易受抑制

在某些疾病，如哮喘，患者对缺氧的反应会减弱，这一现象有充分的证据。在最近的 SARS-CoV-2 大流行中，类似的现象被称为"快乐缺氧"（happy hypoxia），即患者尽管动脉血氧饱和度显著降低，却无明显呼吸窘迫的表现。单纯的外周化学感受器刺激会导致心动过缓。在大多数急性缺氧的情况下，因呼吸肌运动导致肺膨胀，会出现心动过速。心动过缓是外周化学感受器受到刺激的显著效应，主要出现在两种情况下：一是存在神经肌肉阻滞和神经肌病的缺氧患者，二是胎儿期。对于慢性高碳酸血症患者，其中枢化学感受器已经适应升高的 $PaCO_2$，此时呼吸驱动主要依赖于外周化学感受器的低氧刺激。若对此类患者实施高浓度氧疗，可能消除外周化学感受器的低氧驱动，导致通气不足、呼吸性酸中毒甚至二氧化碳麻醉。因此对此类患者进行氧疗时需谨慎，避免引发严重的通气抑制。

（三）气道牵张感受器

位于呼吸道平滑肌内的牵张感受器可被肺膨胀激活。这些感受器在生理和病理状态下对调节呼吸频率、优化呼吸模式具有重要作用。在肺顺应性降低的疾病中，肺泡迅速充盈促使跨肺压迅速传递到气道牵张感受器，从而抑制吸气，形成浅快呼吸模式。而在气道阻力增加的疾病当中，由于肺泡充盈所需时间更长，牵张感受器激活延迟，导致呼吸呈现深慢的特征。

肌肉感受器位于膈肌与肋间肌中。肌梭通过感知肌纤维牵张程度调控收缩强度。当膈肌与肋间肌过度牵拉时，会抑制吸气活动。

J 受体位于肺泡壁，靠近肺毛细血管。当肺毛细血管充血、间质和肺泡内积液时会激活 J 受体，导致呼吸浅快和呼吸困难。

刺激性受体位于整个呼吸道的黏膜上皮细胞间质中。当暴露于颗粒物、有毒气体和冷空气的刺激时，引发支气管收缩反射和保护性咳嗽反射。

压力感受器分布于主动脉弓与颈动脉窦内，持续监测动脉血压变化。当血压降低时，引发呼吸频率加快、呼吸深度增加

（四）效应器

呼吸运动最主要的效应器为膈肌。当通气需求进一步增加时，肋间肌及腹肌作为辅助呼吸肌参与呼吸调节。在极端通气状态下，胸锁乳突肌及脊柱旁肌群亦可被募集以增强呼吸功。膈肌维持大弹性负荷做功及抗疲劳能力受发育性改变的显著影响。与骨骼肌主要含易疲劳快缩型Ⅱb及Ⅱ型纤维相比，膈肌的主要肌纤维类型为抗疲劳的慢缩型Ⅰ型纤维和中等抗疲劳的快缩型Ⅱa型纤维。Ⅰ型纤维缩短速率较Ⅱa型纤维缓慢，但其抗疲劳特性显著，这归因于其较

低的ATP消耗率及几乎完全依赖有氧代谢功能的特性。而Ⅱa型纤维作为快缩型肌纤维，其氧化代谢能力相对较弱，更易发生疲劳。这种纤维类型组合使膈肌在保持良好抗疲劳性的同时，可根据生理需求快速启动高强度收缩机制。与身体大小相比，新生儿及婴儿的膈肌肌肉质量显著低于成人，且抗疲劳型Ⅰ型纤维占比更低。早产儿的膈肌Ⅰ型纤维比例仅约10%，足月新生儿阶段该比例升至25%，至2岁以上儿童期可达55%。此类发育性差异使新生儿及婴幼儿更易发生呼吸肌疲劳及呼吸衰竭。

（李美玲　吴海涛　译）

第 4 章 临床检查与评估

Shekhar T. Venkataraman and Ashok P. Sarnaik

一、临床检查的重要性

临床检查是明确诊断和进行治疗的第一步，而诊断的第一步就是对临床发现的问题做出合理的解释。呼吸系统症状和体征不仅可能由呼吸系统疾病引起，还可能由影响呼吸系统的其他系统疾病引起。

在接触患者的最初几分钟内，可以将患者分类为以下几类：

(1) 临床检查显示患者处于极危重状态，死亡风险高，需要立即干预。

(2) 临床检查显示病情较为严重，可能需要在明确诊断前先进行相应的治疗。

(3) 临床检查显示病情虽然较为严重，但有足够的时间进行详细的临床检查和诊断评估，然后再开始初步治疗。

(4) 临床检查显示患者病情相对稳定，但存在需要进一步明确的临床问题，而无须进行任何初步治疗。

二、呼吸窘迫与呼吸衰竭

"呼吸窘迫"是指因呼吸模式异常、呼吸功增加及伴随不适而表现出的症状和体征。当患儿出现鼻翼扇动、呼吸频率增加（呼吸急促）、呼吸深度增加（呼吸深快）或减少（呼吸浅慢）、胸壁凹陷、喘鸣、呻吟、呼吸困难或哮鸣音等表现，则提示该患儿存在呼吸窘迫。而综合上述症状的严重程度，可以用来判断临床病情的严重性。

1. 鼻翼扇动尤其对婴儿和新生儿而言，是一种非特异性的但相对敏感的呼吸窘迫体征，其生理作用是减少气道阻力，但实际上其效果有限。但是，它仍然是识别婴儿呼吸窘迫的重要体征。

2. 呼吸频率和呼吸深度的变化是肺泡-间质疾病中肺顺应性降低患儿的典型表现。在这种情况下，主要由潮气量（V_T）决定的弹性呼吸功（W_{Elast}）比主要由呼吸频率决定的阻力呼吸功（W_{Resist}）增加得更为显著。因此，快速而浅表的呼吸可以最大限度地减少此类情况下的呼吸功。阻力性疾病则通常表现为呼吸深度增加而频率相对较慢。由于婴幼儿的胸壁较软，W_{Elast} 较大，婴幼儿在所有影响呼吸系统的疾病中往往表现为呼吸较快。在位于肺泡壁靠近肺毛细血管处的

J 受体受到刺激的情况下（J 受体通过肺毛细血管扩张和间质液体积聚被激活），呼吸急促也较为明显。呼吸深度的增加在非呼吸性疾病中更为常见，如对代谢性酸中毒、焦虑和异常中枢神经系统冲动的反应，为了准确地评估呼吸急促，应在儿童处于相对舒适且最少引发焦虑的环境中观察其呼吸情况。

3. 喘鸣是一种高调、粗糙的声音，常见于胸外气道阻塞（如喉气管炎、声带麻痹等），这种阻塞在吸气时加重，在这种情况下，为了克服阻塞所需的高负压可能会导致胸外气道的塌陷，从而导致吸气时间延长。

4. 哮鸣是一种高调的、音乐般的声音，主要在呼气时听到（也可能在吸气时出现），提示胸内气道阻塞（无论是肺外，还是肺内）。随着呼气过程中等压点的移动，胸内气道可能发生广泛的塌陷，从而延长呼气时间。

5. 干啰音是低调的哮鸣音，通常是由于大支气管内的分泌物引起的，常具有双相性（即同时存在于吸气和呼气时）。当气流通过分泌物时，会在整个肺部产生"咕噜声"或"咯咯声"。

6. 湿啰音是在吸气时听到的非连续性"爆裂声"，通常是由于气道或肺部积液引起的，如果湿啰音在吸气早期出现，通常提示大气道中有液体（如充血性心力衰竭）；而如果湿啰音出现在吸气晚期且为高调的，则通常与小气道中的液体有关（如肺炎）。与湿啰音相关的病理情况通常伴有肺顺应性下降，这是由于肺液增加、肺泡表面积减少及表面活性物质功能障碍所致。

7. 吸气性凹陷是吸气时胸腔内负压增加的表现，尤其在胸外气道阻塞（吸气时加重）或肺部顺应性降低（需要更高的压力来维持潮气量 V_T）的情况下更为明显。在胸壁较弱的儿童中，即使在正常情况下也可能观察到这种现象，在新生儿，尤其是早产儿中，可能会出现一种反常呼吸或跷跷板式呼吸的模式，即吸气时胸部凹陷而腹部凸出，呼气时则相反。

8. 呻吟是由于部分闭合的声门在呼气时产生的一种低频声音，其作用是通过保持气道内较高的正压来减少气道塌陷，帮助维持功能残气量（FRC）。呻吟常见于肺泡间质疾病，并在这些情况下尤为显著，此外，呻吟也可能是疼痛和脓毒症等相关的全身性不适的一种表现。

其他体征在确定病变部位时也非常有用，呼吸衰竭的概念是指在自主呼吸下无法维持足够的氧合或通气。氧合不足会导致低氧血症，低氧血症的定义是动脉血氧分压（PaO_2）低于 60mmHg，或动脉血氧饱和度低于 90%。当呼吸系统疾病导致低氧血症时，我们称之为低氧血症性呼吸衰竭。高碳酸血症指动脉血二氧化碳分压（$PaCO_2$）超过 45mmHg。当呼吸系统疾病导致高碳酸血症和呼吸性酸中毒但患者仍然能够自主呼吸时，我们称为高碳酸血症性呼吸衰竭。因此，呼吸窘迫是一种临床评估，而呼吸衰竭的诊断则需要通过测量气体交换的参数来确定。

以中枢神经系统（CNS）兴奋为特征的疾病，如脑炎，以及使用兴奋剂，通常会导致中枢性换气过度。同样，那些引起代谢性酸中毒的疾病，如糖尿病酮症酸中毒、水杨酸中毒和休克，也会导致换气过度和呼吸深快。这两类患者在临床上都可能表现出呼吸窘迫；然而，与呼吸系统疾病患者不同的是，这些患者每次呼吸时的潮气量和呼吸频率均会增加。对于神经肌肉疾病（如吉兰 - 巴雷综合征或重症肌无力）的患者，以及那些呼吸驱动力异常的患者，他们可能会出现严重的呼吸衰竭，但却难以表现出相应的呼吸窘迫症状。在这些患者中，尽管出现了呼吸性酸中毒和低氧血症，呼吸看起来可能仍然是正常的，然而却是无效的。

注意事项

（1）没有呼吸系统疾病的患者也可能出现呼吸窘迫。

（2）没有呼吸窘迫的患者也可能出现呼吸衰竭。

（3）低氧血症的发生原因可能并不包括呼吸系统疾病（如发绀性心脏病）。

（4）即使没有呼吸系统疾病，高碳酸血症也可能发生（如使用利尿剂或摄入过多的醋酸盐导致碳酸氢盐过量）。

三、通过临床检查评估疾病的严重程度

呼吸系统的临床检查包括视诊、触诊、叩诊和听诊。视诊呼吸系统时，需要观察呼吸频率、节律、模式和吸气费力程度。听诊肺部可能会发现啰音、喘鸣或哮鸣音，还可以根据持续时间及其发生在呼吸的哪一个阶段，来对其严重程度进行分级。目前已经成熟的一些评分系统，如喉梗阻评分或哮喘评分，可以给呼吸窘迫的严重程度提供一定程度的量化评估。表 4.1 根据呼吸体征及其对气体交换和其他系统的影响来量化严重程度。

表 4.1 不同程度呼吸窘迫的临床体征

体征	轻度	中度	严重
呼吸频率	+	++	+++
吸气三凹征	肋下	肋下 + 肋间	肋下 + 肋间 + 胸骨上窝
呼吸不同步	无	轻度不同步	矛盾呼吸
喘鸣音	无	吸气	吸气 + 呼气
哮鸣音	无	呼气	呼气 + 吸气
气体交换	未吸氧下 $SpO_2 > 92\%$	$FiO_2 < 0.3$，$SpO_2 > 92\%$	$0.3 < FiO_2 < 0.5$，$SpO_2 < 92\%$
精神状态	清醒	躁动不安	活动减少

四、利用临床体征定位病理生理部位

呼吸频率、呼吸深度、是否存在吸气性凹陷、喘鸣、哮鸣和呻吟在评估呼吸窘迫的严重程度时很有价值，它们在定位病变部位上也同样有用。快速而浅表的呼吸（呼吸急促）是肺实质病变的特征。胸壁、肋间和胸骨上凹陷（三凹征）在胸外气道阻塞及顺应性降低的疾病中最为明显。吸气性喘鸣是胸外气道阻塞的标志。呼气性哮鸣是胸内气道阻塞（无论是肺外还是肺内）的特征。在小气道梗阻（细支气管炎）时，通过声门部分闭合呼气产生呻吟，以维持呼气末期气道内较高的正压，从而减少气道塌陷。在肺泡间质疾病中，呻吟最为明显，有助于维持功能残气量（FRC）（表 4.2）。

表 4.2 呼吸系统疾病的临床体征

体征	胸外气道阻塞	胸内 - 胸外气道阻塞	肺内气道阻塞	肺实质
呼吸急促	+	+	++	++++
喘鸣音	++++	++	−	−

续表

体征	胸外气道阻塞	胸内-肺外气道阻塞	肺内气道阻塞	肺实质
吸气三凹征	++++	++	++	+++
哮鸣音	±	+++	++++	±
呻吟	±	±	++	++++

资料来源：Sarnaik AP, Heidemann S and Clark JA, Nelson Textbook of Pediatrics, 20th Edition, Kliegman, St. Geme et al. Editors, Elsevier 2016.

五、儿童呼吸衰竭的临床表现特征

当存在呼吸系统疾病，尤其是机械性功能障碍（这是最常见的情况）时，外周（颈动脉体）和中枢（延髓）化学感受器感知动脉低氧血症和高碳酸血症（以及因此引起的 pH 变化）。这些化学感受器的激活与来自肺部和胸壁的其他感觉信息整合后，会触发对呼吸肌的神经输出增加，从而导致呼吸窘迫的体征，如鼻翼扇动、呻吟、吸气凹陷等，当问题出现在呼吸肌（或其支配的神经）时，尽管同样的神经输出增加，但呼吸肌无法按需求增加做功，在这种情况下，呼吸窘迫的体征就会很不典型，甚至不易被察觉。最后，如果是呼吸控制本身受疾病影响而失去了对低氧血症及高碳酸血症的反应时，儿童此时虽然存在气体交换障碍，但临床上却没有呼吸窘迫的表现，这种情况需要格外警惕呼吸窘迫（图 4.1）。

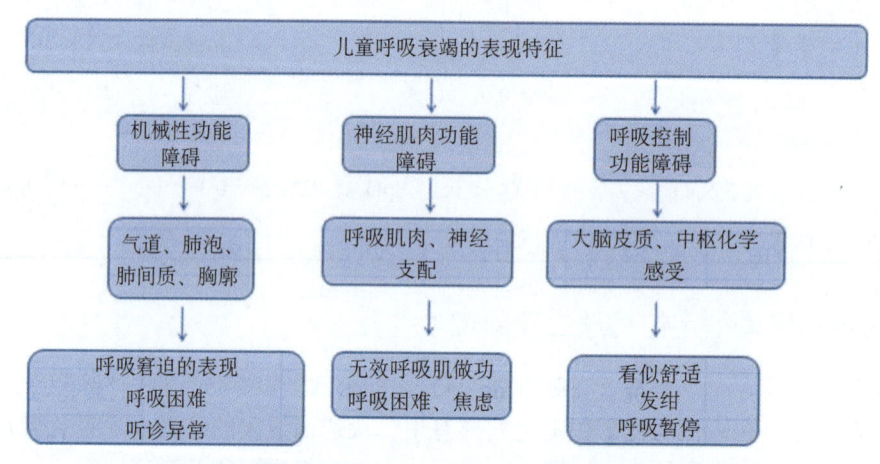

图 4.1　不同类型功能障碍所致儿童呼吸衰竭的临床特征

六、无呼吸系统疾病的呼吸窘迫

尽管呼吸窘迫最常见于肺、气道和胸壁疾病，但其他器官系统的疾病也可表现为呼吸窘迫，并导致误诊和不当治疗（表 4.3）。心力衰竭或糖尿病酮症酸中毒引起的呼吸窘迫可能被误诊为哮喘，并被不恰当地用沙丁胺醇治疗，结果导致血流动力学恶化或酮症酸中毒加重。所以仔细的病史采集和体格检查非常关键，能让我们避免临床上的误诊和误治。

表 4.3 呼吸窘迫的非肺部病因及其病理生理机制

系统	示例	机制
心血管系统	左向右分流、充血性心力衰竭、心源性休克	肺液增多、代谢性酸中毒、压力感受器刺激
中枢神经系统	颅内压力增高、脑炎、神经源性肺水肿、中毒性脑病	刺激脑干呼吸中枢
代谢系统	糖尿病酮症酸中毒、有机酸血症、高氨血症	刺激中枢和外周化学感受器
肾脏	肾小管酸中毒、高血压	刺激中枢和外周化学感受器、左心室功能障碍、肺水肿
脓毒症	中毒性休克综合征、脑膜炎球菌血症	细胞因子对呼吸中枢的刺激、休克引起的压力感受器刺激、代谢性酸中毒

(耿海峰　朱霖洲　朱雪萍　译)

第 5 章 监 测

Shekhar T. Venkataraman

最近的科研进展使得在婴儿和儿童的床旁监测多种呼吸功能成为可能,这些功能包括对气体交换、呼吸力学、呼吸功、神经肌肉功能和患者的新陈代谢状态等方面的评估。本章将简要回顾一些在床旁易于使用的监测方法。

一、气体交换

(一) 动脉氧合的评估

氧合监测包括对以下方面的评估:①肺内气体交换;②氧气向组织的输送;③组织中的氧气利用(图 5.1)。用于评估肺部作为氧合器的指标有:①动脉氧分压(PaO_2);②血氧饱和度(SaO_2);③肺内分流分数(Q_s/Q_t);④肺泡-动脉氧分压差($PA-aO_2$);⑤动脉血氧分压与肺泡氧分压比值(PaO_2/PAO_2);⑥动脉血氧分压与吸入氧浓度比值(PaO_2/FiO_2)。

1. **动脉血氧分压(PaO_2)** PaO_2 是动脉血中的氧分压通过血气分析仪在中心实验室或使用床旁手持设备进行测量。PaO_2 反映了肺内氧气交换的净效应。在海平面,新生儿呼吸空气时,正常 PaO_2 的范围为 50~70mmHg。出生后不久,正常值范围迅速增加,呼吸空气时的正常 PaO_2 范围为 60~80mmHg 波动。随着年龄的增长,PaO_2 不断增加,直到达到 90~100mmHg 的成人正常值。低氧血症是指 PaO_2 低于年龄可接受的范围,而缺氧是组织氧合不足。对于儿童来说,$PaO_2 < 60mmHg$ 可能被视为低氧血症,而对于新生儿来说,因胎儿血红蛋白的存在以及作为过渡循环一部分的右向左分流,这一数据可能是可接受的。低氧血症的原因有:①吸入氧浓度降低;②通气不足;③心内右向左分流;④弥散障碍;⑤通气-灌注不均(通气/灌注比值非常低的肺段);⑥肺内分流。通气-灌注不均和肺内分流的影响被称为静脉混合。需要注意的是,在正常情况下,溶解氧仅占总氧含量的很小一部分。在某些情况下,如贫血、氰化物中毒、高铁血红蛋白血症或一氧化碳中毒导致组织氧合不足的情况下,动脉血氧分压可能是正常的。静脉混合通过肺内分流分数(Q_s/Q_t)测量,需要使用肺动脉导管并测量混合静脉氧含量。

2. **肺部作为氧合器的指标** 如果肺是一个完美的氧合器,那么肺静脉氧分压(PO_2)就等同于肺泡氧分压(PAO_2),如果右心室输出的血流穿过这个理想中的肺,那么 PaO_2 就与肺静脉氧分压(PO_2)相同。PAO_2 可以根据第 1 章所述的简化的肺泡气体方程计算得出。在存在静

图 5.1 氧合过程及评估

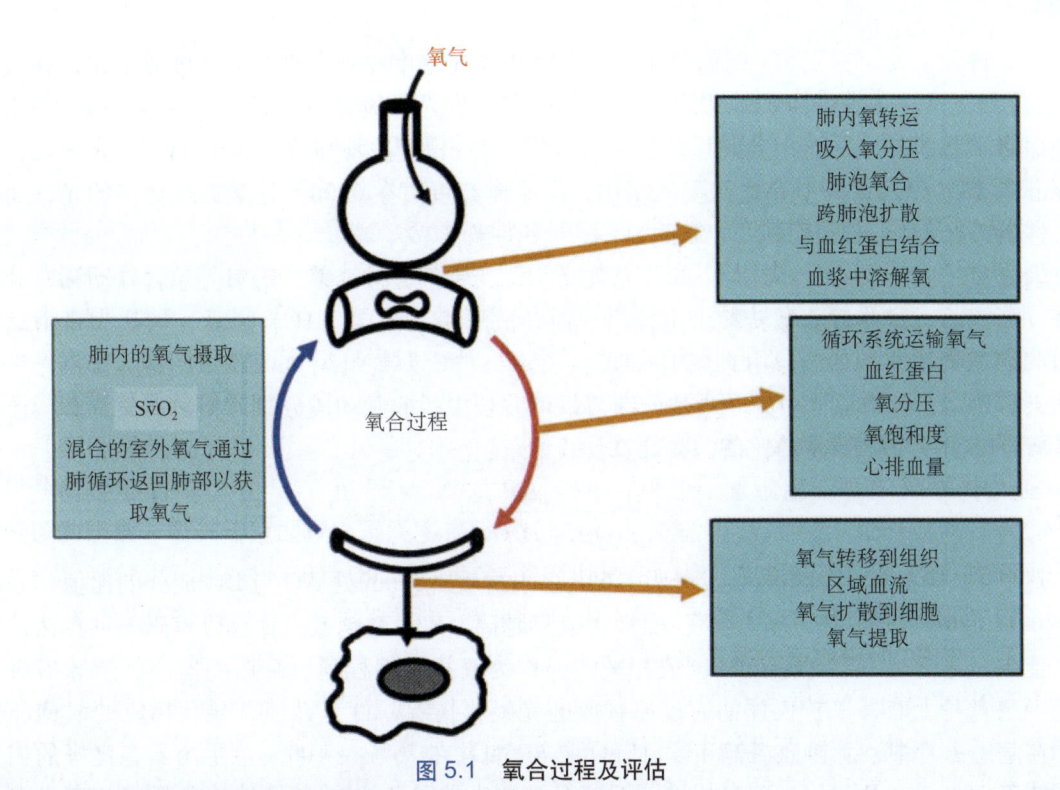

右侧显示肺部的氧气转运、循环系统的氧气运输和组织的氧转移，并附有一些相关的床边监测变量。左侧为回到肺部重新氧合的混合静脉血中的氧饱和度

脉混合时，PaO_2 会小于 PAO_2。肺泡-动脉氧分压差（$PA\text{-}aO_2$）、动脉氧分压 PaO_2 与肺泡氧分压 PO_2 的比值（PaO_2/PAO_2）和动脉血氧分压 PaO_2 与吸入氧浓度的比值（PaO_2/FiO_2）是用于衡量 PaO_2 偏离 PAO_2 程度的指标，反映了静脉混合的影响。正常情况下，儿童 $PA\text{-}aO_2$ 通常小于 20mmHg，新生儿则小于 50mmHg。$PA\text{-}aO_2$ 较大时，代表静脉混合。$PA\text{-}aO_2$ 不仅受静脉混合血的影响，还受混合静脉氧饱和度的影响。这个指标的一个主要缺陷在于它会随着 FiO_2 的增加而不可预测地增加。为了比较随时间变化的梯度，FiO_2 必须保持恒定。为了保证结果可靠，动脉与混合静脉 PO_2 的差值也必须保持不变。与 $PA\text{-}aO_2$ 不同，PaO_2/PAO_2 随 FiO_2 增加的变化要可预测得多。因此，作为衡量肺部氧传递的指标，PaO_2/PAO_2 比 $PA\text{-}aO_2$ 更受青睐，并且可以用来预测当 FiO_2 改变时 PaO_2 的变化。PaO_2/FiO_2 比值是最容易计算的指标，且不需要计算 PAO_2。缺点是它不能校正肺泡 CO_2。在高 FiO_2 的情况下，该误差会变得非常小。在海平面呼吸室内空气时，儿童 PaO_2/FiO_2 的正常值 > 400mmHg。PaO_2/FiO_2 比值低于 300 是吸氧的指征，而吸氧时的 PaO_2/FiO_2 比值低于 150 通常是插管和机械通气的指征。

3. **氧合血红蛋白饱和度** SaO_2，即动脉血氧饱和度，是指动脉血中氧合血红蛋白的百分比。氧解离曲线描述了氧与血红蛋白结合的亲和力变化。酸血症、高碳酸血症、体温升高和红细胞内 2,3-二磷酸甘油酯（DPG）水平升高会使曲线向右移动，使氧分子更容易从血红蛋白中解离，从而可供组织使用；碱血症、低体温、胎儿血红蛋白和 2,3-DPG 水平减少会使曲线向左移，导致血红蛋白与氧气的亲和力增加。当还原血红蛋白浓度在 50g/L 以上时，甲床和黏膜可观察到发绀。而发绀的检测通常不够精确，尤其是在人工照明的情况下。随着病情严重程度的增加，对 SaO_2 进行更精确的监测变得至关重要。

4. 脉搏血氧仪　据比尔-朗伯定律，吸光物质的光密度与吸光物质的浓度成正比。在血液中，血红蛋白是一种吸光物质。脉搏血氧仪探头包含发光二极管和光吸收传感器，探头通常放置在血管丰富的部位，如指尖或耳垂。脉搏血氧仪的光源有两种波长：660nm（红光区域）和940nm（红外区域）。与氧合血红蛋白相比，还原血红蛋白在660nm处能吸收更多的光，而氧合血红蛋白在940nm处比还原血红蛋白吸收更多的光。

当光通过血管丰富的部位时，部分光被吸收，其余部分被透射。透射光包含脉动和非脉动成分（图5.2），这些成分被转换为电信号。搏动波形由交流电（AC）表示，被认为是由动脉血引起的结果；非搏动波形由直流电（DC）表示，被认为是组织、静脉和毛细血管中光吸收的结果，然后，脉动成分中的光量被分别与每种波长中的非脉动成分进行指数对比，脉搏血氧仪随后计算出一个称为 R 的比值，其计算公式如下：

$$R = \frac{AC_{660}/DC_{660}}{AC_{940}/DC_{940}}$$

公式 18

其中，R 值为脉动和非脉动成分吸光度比，分子是660nm处 AC 与 DC 成分的比值，分母是940nm处 AC 与 DC 成分的比值。血液含氧量越高，R 值就越低。计算机编码一种算法，其中 R 值与从志愿者获得的氧饱和度值相关，并作为查找表编程到每个监测器中。当脉搏血氧仪置于患者身上时，监护仪评估通过血管床的光吸收情况，计算 R 值并显示相应的氧饱和度值。在危重患者中，脉搏血氧饱和度（SpO_2）与 SaO_2 在70%～100%范围内具有良好的相关性。低于70%时，SpO_2 与 SaO_2 相关，但变异性更大。SpO_2 能够可靠地检测低氧血症（定义为 SpO_2 < 90%），但对高氧血症敏感性较低。胎儿血红蛋白的吸光特性与成人血红蛋白相似，因此，它不会影响 SpO_2 的检测。

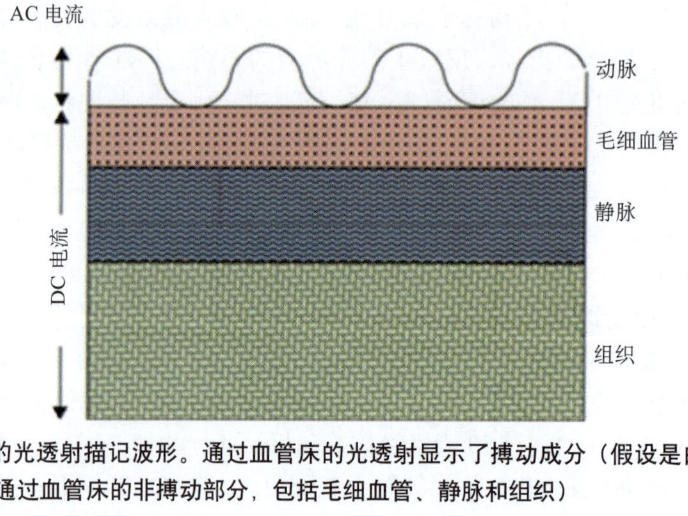

图 5.2　脉搏血氧仪中的光透射描记波形。通过血管床的光透射显示了搏动成分（假设是由动脉搏动引起的）和非搏动成分（假设是通过血管床的非搏动部分，包括毛细血管、静脉和组织）

碳氧血红蛋白在660nm处吸收光最多，但在波长960nm处不吸收光。当碳氧血红蛋白水平增加时，SpO_2 读数会高估 SaO_2，因为仪器会假设660nm处增加的光吸收是由氧合血红蛋白引起的，吸入烟雾后，碳氧血红蛋白可能增加，应进行血气分析以测量 SaO_2。高铁血红蛋白在660nm和960nm的波长下几乎等量吸收光线，这使得660nm/960nm的光吸收比率等于1，对应的 SaO_2 为85%。当高铁血红蛋白水平较低（<15%）时，SpO_2 会低估 SaO_2。当高铁血

红蛋白水平较高（>30%）时，尽管高铁血红蛋白水平增加，SpO_2 的读数仍会保持在85%左右，SpO_2 会高估 SaO_2。胆红素在460nm的波长下最大限度吸收光线，因此它对 SpO_2 没有影响。

（二）氧输送评估

1. **氧气输送** 氧气输送（DO_2）是心血管系统每分钟输送到组织的氧气量，其计算公式为：$DO_2 = CaO_2 \times Q$，其中 Q 是心排血量，单位为 L/min。正常儿童的 DO_2 为 15~17ml/(kg·min)。在运动、发热、甲状腺功能亢进等情况下，DO_2 会增加以满足组织对氧气的需求。DO_2 的两个主要决定因素是血红蛋白氧饱和度（$Hb-O_2$）和心排血量。轻度低氧血症可以通过增加血红蛋白或心排血量，或两者同时增加来补偿。如果 DO_2 足以满足组织的氧气需求，那么只要 SaO_2 保持在足够的水平，绝对的动脉氧分压（PaO_2）就不那么关键。氧输送的评估需要测量心排血量。测量心排血量的有创技术包括热稀释和染料稀释技术，这些方法需要进行有创的血管导管插入。非侵入性心排血量测量技术包括超声波技术和胸腔电阻抗法。

2. **氧利用率评估** 耗氧量（VO_2）是身体每分钟消耗的氧气量。VO_2 可以通过使用道格拉斯袋分析吸入和呼出的气体来测量，或者使用范克（Fick）方程进行计算，公式为 $VO_2 = Q \times (CaO_2 - CvO_2)$。发热、甲状腺功能亢进及儿茶酚胺的增加释放或给药会提高代谢率并增加 VO_2。相反，低体温和甲状腺功能减退会降低 VO_2。VO_2 的测量在重症患者中可能尤为重要，尤其是那些患有中度至重度心肺功能障碍的患者。目前，有两种在床旁测量氧消耗量的方法。第一种是使用代谢推车，该设备通过测量每分钟通气过程中吸入氧气量与呼出氧气量之间的差异来计算氧消耗量，代谢推车可以用于插管和未插管的患者；第二种是通过测量心排血量、动脉氧含量和混合静脉氧含量，并使用上述公式计算氧消耗量，这种方法需要放置肺动脉导管以获取混合静脉血样本，有时会使用上腔静脉血样代替混合静脉血样，从而允许使用不需要肺动脉导管的心排血量测量方法。在正常情况下，VO_2 与 DO_2 无关。然而在某些患者中，VO_2 可能会变得依赖于 DO_2。如果临床条件允许，应增加 DO_2，直到 VO_2 不再依赖于 DO_2。

混合静脉血氧饱和度（SvO_2）通常用作衡量氧气需求与供应平衡的指标（图5.3）。低 SvO_2 通常意味着 DO_2 减少，身体从血液中提取了更多的氧气。这种情况通常多见于低血容量和心源性休克中。在脓毒症中，由于外周血流分布不均，尽管组织中可能存在氧缺乏，SvO_2 可能正常甚至偏高。高 SvO_2 通常见于低体温，因为低体温会降低氧气需求并增加血红蛋白对

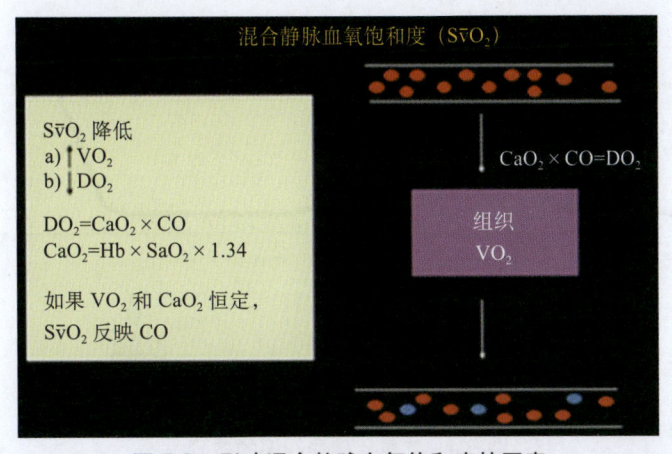

图5.3 影响混合静脉血氧饱和度的因素

混合静脉血氧饱和度（SvO_2）随着组织氧耗增加和氧气输送减少而降低。如果氧耗和动脉氧含量保持不变，SvO_2 的下降反映了心排血量的减少

氧气的亲和力。在脑死亡的情况下也可能出现高 SvO_2，因为大脑通常占全身氧气消耗的主要部分。其他可能出现高 SvO_2 的情况包括动静脉混合（如脑动静脉瘘、完全性肺静脉异位引流）以及氧气利用障碍（如氰化物中毒）。

（三）通气评估

1. 动脉血二氧化碳分压（PCO_2）　在代谢过程中产生的二氧化碳（CO_2）主要通过 3 种形式从组织经静脉血运输到肺部：溶解在血浆中、以碳酸氢盐形式存在于红细胞中，以及与血红蛋白结合（形成氨基甲酸化合物）。溶解的 CO_2 以分压（mmHg 或 kPa）形式测量。血清碳酸氢盐测量的是血浆中以碳酸氢盐形式存在的 CO_2 量。与血红蛋白结合的 CO_2 量通常较少，在常规临床实践中并不进行测量。

在肺部，CO_2 从肺毛细血管扩散到肺泡，其中微小的肺泡借助通气将 CO_2 从肺泡中排出。$PaCO_2$ 是动脉血中的 CO_2 分压，反映了肺部作为通气器官的效率。$PaCO_2$ 测量需要通过穿刺法或留置动脉导管进行动脉血采样。在小儿中，有时会使用毛细血管样本或动脉化的指尖血样本来近似测量 $PaCO_2$。

2. 二氧化碳描记法　描记法是指测量呼出气中 CO_2 浓度的方法。二氧化碳曲线图是 CO_2 浓度随时间变化的图形表示，通常以分压（mmHg 或 kPa）或浓度的形式呈现分数随时间变化。床旁通常有两种呼气 CO_2 测量方法：一种是比色法技术，该方法通过监测连接于气管插管末端的装置中过滤器的颜色变化来检测呼出气气体中的 CO_2；另一种是在呼吸所有阶段连续记录 CO_2 分压随时间的变化，即二氧化碳曲线图。呼出的 CO_2 通常会随时间绘制并显示在监护仪上。一些设备还可以将呼出的 CO_2 与呼出气量进行对比绘制（容积二氧化碳描记法）。

图 5.4 展示了一个理想化的二氧化碳描记图。第一阶段是图形的平坦部分，此时未检测到 CO_2，对应于呼气初期阶段，此时呼出的气体来自解剖死腔；第二阶段是上升期或上升相，这对应于当肺泡气体与气道中的气体混合时，呼出气气体中开始出现 CO_2。在第二阶段，CO_2 浓度迅速上升并达到平台期。第三阶段是平台期，这对应于肺泡气体出现在呼出气气体中。平台期的终点标志着呼气的结束。此时的 CO_2 浓度称为"呼气末 CO_2（$ETCO_2$）"。如果假设一个

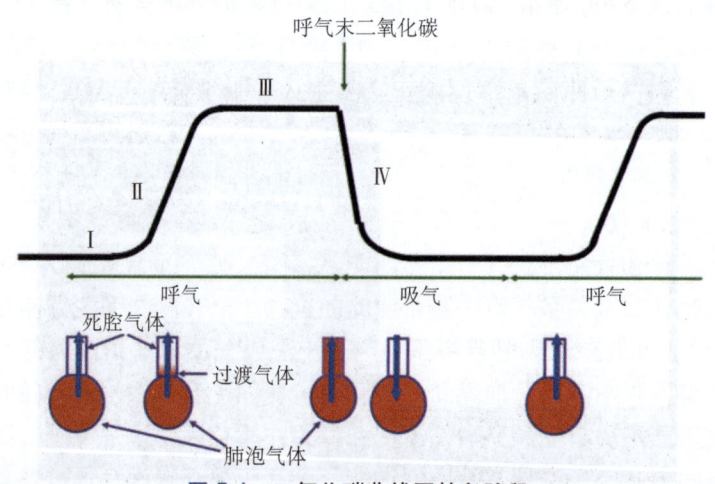

图 5.4　二氧化碳曲线图的各阶段

Ⅰ阶段，CO_2 浓度非常低或为零。Ⅱ阶段，CO_2 浓度增加，Ⅲ阶段达到最大值。呼气末二氧化碳浓度称为呼气末二氧化碳（$ETCO_2$）。Ⅳ阶段，由于吸入几乎没有 CO_2 的新鲜气体，CO_2 浓度迅速下降

理想的肺，离开肺部的血液中的 CO_2 张力应与肺泡中的 CO_2 张力达到平衡。由于 CO_2 的扩散能力是氧气的 20 倍，因此，可以合理假设肺静脉中的 CO_2 反映了肺泡中的 CO_2。由于呼气过程中最后排出的气体来自肺泡腔，因此 $ETCO_2$ 是 $PaCO_2$ 的合理估计值。第四阶段是下降部分或二氧化碳图的下行部分，这主要是由于吸气时新鲜气体通过取样点的结果。

3. 技术细节：二氧化碳监测仪与二氧化碳描记仪　二氧化碳测量仪是一种在呼吸过程中测量气道中 CO_2 浓度的设备。有些二氧化碳监测仪只提供 CO_2 浓度的数值而没有图形显示。便携式比色法二氧化碳测量仪可用于验证气管或食管插管，通过 pH 敏感滤纸的颜色变化来检测呼出气中的 CO_2。滤纸在初始时为紫色，接触到 CO_2 后会变为棕褐色或黄色。在吸气时，吸入的新鲜气体会使滤纸恢复到紫色。许多重症监护监测仪能够在屏幕上显示二氧化碳描记图。还有一些独立的二氧化碳监测仪内置了二氧化碳描记图的显示功能。某些设备不仅可以显示二氧化碳描记图，还能分析呼吸气体以测量 CO_2 产生量及生理死腔（将在容积二氧化碳监测中详细描述）。

测量呼吸过程中 CO_2 的采样技术有两种：主流式和侧流式。主流式二氧化碳测量仪直接在气道或呼吸回路中测量 CO_2，呼出气体通过设备时进行测量。侧流式二氧化碳测量仪从气道中抽取少量气体样本到测量设备中。另一种理解这两种技术区别的方法是，主流式二氧化碳测量仪的采样点和测量点是相同的，而侧流式二氧化碳测量仪的测量点位于采样点的远端。主流式二氧化碳测量仪的主要优点是实时测量无延迟，而侧流式二氧化碳测量仪则允许在不增加额外死腔和重量的情况下监测呼吸气体。表 5.1 列示了这两种类型二氧化碳测量仪的主要优缺点。测量 CO_2 浓度的两种主要技术是红外光谱法和质谱法。

表 5.1　主流式和测流式二氧化碳测量仪的差异

特征	主流式	测流式
传感器位置	在气道连接器处	在显示器中
连接器尺寸	小	小
重量	光线 + 传感器重量	光线 + 管材重量
气道连接器的位置	气管内管	气管内管
样品管	没有，有电缆	小口径样品管
持久性	持久	变异
采样	气道适配器和传感器	气道适配器、样品管、过滤器、水阱
气道连接器	传感器可重复使用	气道适配器一次性或可重复使用
用于拔管后的患者	戴上面罩或口器	鼻尖

在一些较旧的设备中，假设吸入气体不含 CO_2，因此基线值显示为零。显示的呼出气体的 CO_2 浓度是相对于基线的，因此并不代表实际的 $ETCO_2$。现代二氧化碳描记仪不使用这种假设，而是测量吸入和呼出气体中的实际 CO_2 浓度。这些设备的基线代表真实的 CO_2 值。

4. 临床应用　$ETCO_2$ 定义为呼气期间的 CO_2 峰值，取决于足够多的肺毛细血管血流量。健康受试者的正常 $ETCO_2$ 通常 < 5mmHg，比 $PaCO_2$ 低，代表呼吸系统的正常总死腔。在第一阶段基线异常升高，提示呼出的二氧化碳被重复吸入（图 5.5A）。在假设吸入气体不含 CO_2 的

二氧化碳测量仪中不会看到这种现象。第二阶段上升缓慢，可能是由于采样速度较慢（如使用侧流式分析仪）或肺部排空不均匀，提示肺泡死腔增加（图 5.5B）。第三阶段持续上升，但无平台期，提示肺泡排空缓慢，通常见于由于下呼吸道阻塞导致的呼气时间延长（图 5.5C）。高 ETCO$_2$ 表示代谢率增加或通气不足（如呼吸抑制或气道阻力增加）（图 5.5D）。平台期异常低平，表示过度通气、肺泡死腔增加（如肺栓塞或低灌注）、有效肺血流减少（如心排血量降低）或新鲜气体混入（图 5.5D）。不规则平台期是肺部排空不均匀（如局部气道阻塞或肺顺应性差异）导致呼出气 CO$_2$ 浓度波动（图 5.5E）。下降支倾斜通常表示呼出的 CO$_2$ 被重复吸入（图 5.5F）。正常情况下，动脉血与呼气末 CO$_2$ 分压的差值 < 5mmHg。当肺泡死腔增加时，动脉血与呼气末 CO$_2$ 分压的差值增加。动脉血与呼气末 CO$_2$ 分压的差值增加也可见于肺灌注异常低的情况。当呼气末 CO$_2$ 高于 PaCO$_2$ 时，通常提示呼出的 CO$_2$ 被重复吸入（如呼吸回路故障或 CO$_2$ 吸收剂失效）或肺部排空不均匀（如局部气道阻塞或通气/血流比例失调）。

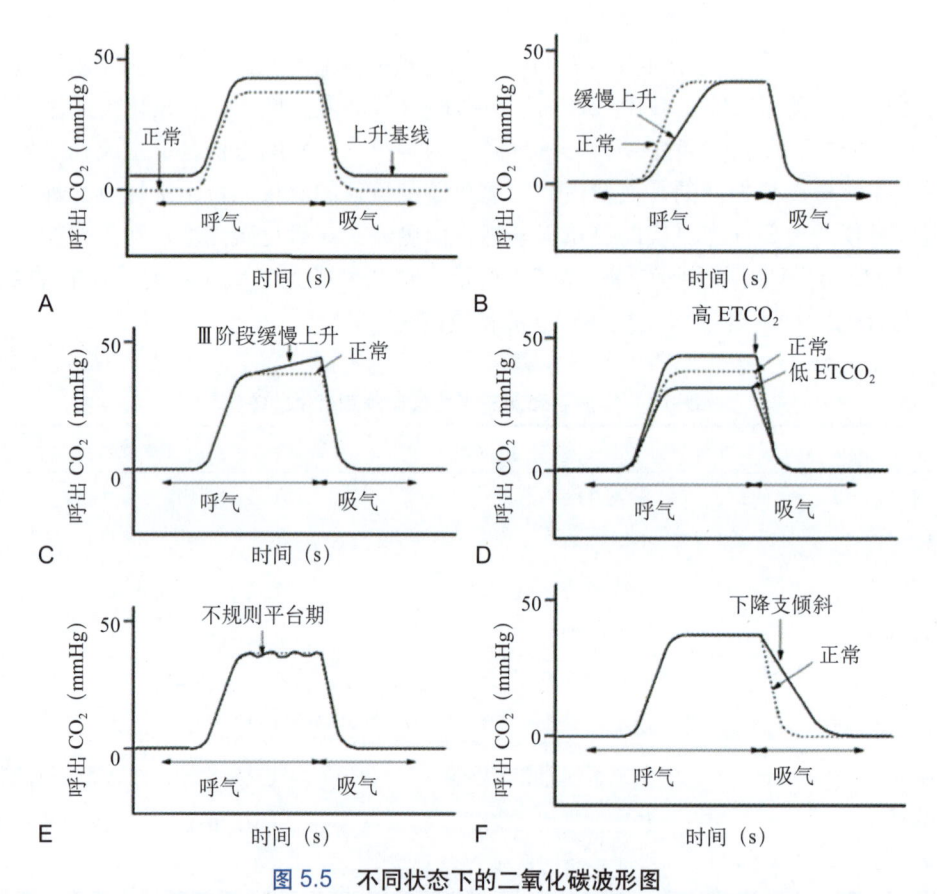

图 5.5 不同状态下的二氧化碳波形图

如文本中所述，二氧化碳波形的每个阶段都受到不同条件的影响

ICU 中 ETCO$_2$ 监测的实际用途包括：①监测呼吸停止；② ETT 的定位；③ ETT 的通畅性；④评估肺泡通气的充分性；⑤诊断和管理可逆性下呼吸道阻塞；⑥检查患者-呼吸机系统的完整性；⑦诊断和管理肺部排空不均的问题。

食管插管是气管插管尝试中的一种严重并发症，使用二氧化碳描记图监测可以早期发现这种误置的气管插管,从而挽救生命。除了作为 $PaCO_2$ 的非侵入性测量手段外,$ETCO_2$ 还可以用于评估心肺复苏的效果。当肺血流量减少时,$ETCO_2$ 较低,而当心排血量改善时,$ETCO_2$ 也会随之增加。由于肺是二氧化碳排出的唯一途径,$ETCO_2$ 还可以用于检测气管插管或食管插管。如果肺血流量合理,二氧化碳测量仪在气管插管时会检测到 CO_2,而在食管插管时则不会检测到 CO_2。

5. 容量二氧化碳描记图　容量二氧化碳描记图提供了 CO_2 生成量(VCO_2)的测量,并能够计算肺泡每分钟通气量及死腔容量(V_d)与潮气量(V_T)的比值(V_d/V_T)。容量二氧化碳描记法基于单次呼出气中 CO_2 的分析,并将呼出气量叠加在二氧化碳描记图(图 5.6)。

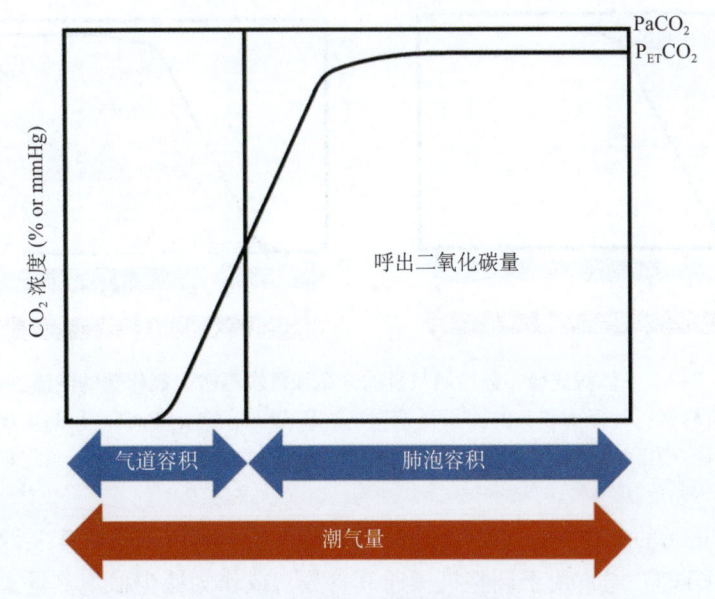

图 5.6　容量二氧化碳测定图

在初始呼气(死腔)容量后,呼出的二氧化碳会稳步上升,直到达到平台期,此时只采样肺泡气体

CO_2 浓度随呼出潮气量的变化绘制成图。二氧化碳描记图的初始部分来自死腔气体,而末端部分来自肺泡气体。$ETCO_2$ 是呼气结束时 CO_2 浓度的点估计值。在容量二氧化碳描记法中,潮气量和 $PaCO_2$ 被叠加在一起,从而可以估计潮气量在气道和肺泡容积中的分布。

图 5.7 显示了容量二氧化碳描记法估算潮气量在其组成部分中的分布。图 5.7A 显示了可以在二氧化碳描记图的上升支(阶段Ⅱ)上绘制一条垂直线,从而创建两个面积相等的三角形 a 和 b。垂直线左侧的区域代表解剖死腔,即在气道中的潮气量部分;垂直线右侧的区域代表填充在肺泡空间的潮气量部分。图 5.7B 显示了垂直线右侧并高于二氧化碳描记图上方的区域,这部分区域没有 CO_2,因此代表了不参与 CO_2 清除的肺泡容积部分,称为肺泡死腔。图 5.7C 显示了位于二氧化碳描记图左侧和上方的阴影区域,是解剖死腔和肺泡死腔的总和,称为总死腔。图 5.7D 显示了二氧化碳描记图下方的阴影区域是每次呼吸呼出的 CO_2 体积。每次呼吸呼出的 CO_2 量乘以呼吸频率,即为每分钟排出的 CO_2 量,在稳定的状态下等于组织每分钟产生的 CO_2 量。

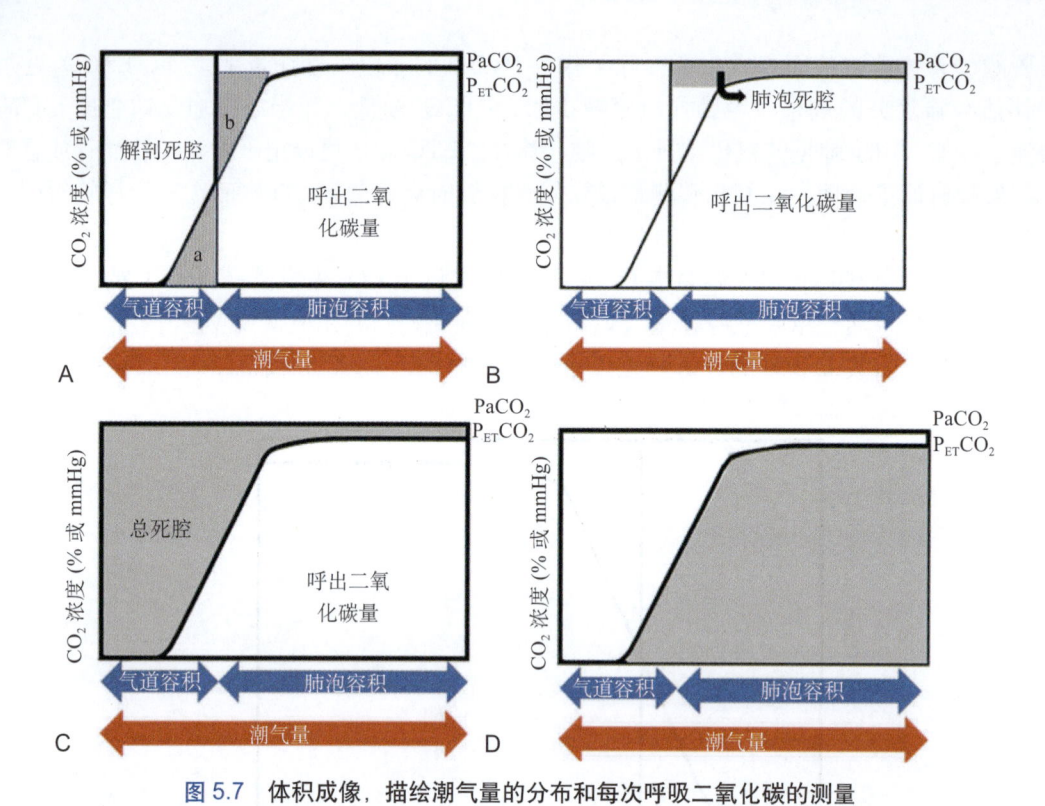

图 5.7 体积成像，描绘潮气量的分布和每次呼吸二氧化碳的测量

A. 显示了解剖死腔的测量；注意 a 和 b 的面积是相同的。B. 显示了考虑 $PaCO_2$ 和 $P_{ET}CO_2$ 之差的肺泡死腔。C. 显示了总死腔，这是 A 和 B 所测量的死腔的总和。D. 显示了每次呼吸所呼出的二氧化碳量

在无肺部疾病正常的个体中，$ETCO_2$ 被认为能够反映 $PaCO_2$。在临床实践中，当无法获取动脉血气分析时，$ETCO_2$ 通常用于调整机械通气参数，或作为减少血气测量次数的方法。通常 $ETCO_2$ 略低于 $PaCO_2$。正常肺和循环条件下，$PaCO_2$ 与 $ETCO_2$ 的差异为 2～5mmHg。这是由于存在少量的肺泡死腔。当肺泡死腔增加时，$PaCO_2$ 与 $ETCO_2$ 的差异也会增加。当通气－血流比率大于 1 时，肺段的肺泡死腔增加，即通气量相对于血流量更大。$PaCO_2$ 与 $ETCO_2$ 差值增加的情况列在表 5.2 中。

表 5.2 与 $PaCO_2$-$P_{ET}CO_2$ 差值增加相关的因素

1. **局限性或完全性肺膨胀**
 a. 下气道阻塞
 b. 高 PEEP
 c. 平均气道压高
2. **V/Q 不匹配增加或肺泡死腔增加**
 a. 急性呼吸窘迫综合征
 b. 肺动脉高压
 c. 肺栓塞
3. **肺血流量减少**
 a. 右心室衰竭
 b. 心搏骤停
 c. 极度血容量不足
 d. 生理性单心室有效肺血流量减少

（四）血气分析

动脉血标本可用于评估肺作为氧合器和通气器的效率。静脉血气分析则有助于判断组织的酸碱状态，而混合静脉血血气分析则有助于确定患者的循环状况。尽管塑料注射器中氧气可能通过扩散损失，但如果样本能立即进行分析，这种损失在临床上并不显著。注射器应使用肝素抗凝，且4ml血液中肝素量不应超过0.1ml。高浓度肝素会降低血样的pH。需要注意的是，样本中不要引入气泡，因为气泡会显著影响PO_2的测量结果：当$PO_2 > 150mmHg$时，气泡会降低样本的PO_2，而在$PO_2 < 100mmHg$时，则会升高样本的PO_2。现代血气分析仪会将结果校正到37℃。温度会影响气体的溶解度、离子解离度和氧解离曲线。无论在采集血气样本时患者的温度如何，分析仪实际上都会在37℃下测量血气。加热样本会增加气体压力，而冷却样本会降低气体压力，这是由于气体的膨胀和收缩所致。这一现象会导致低温患者的PO_2和PCO_2值比实际值增加。例如，在37℃下，如果pH为7.40，PO_2为80mmHg，PCO_2为40mmHg，将温度降至35℃时会使pH升至7.43，而PO_2和PCO_2分别降至70mmHg和37mmHg。PCO_2的降低并不反映肺泡通气增加，而是温度对血液中CO_2溶解度的影响。每升高1℃，PO_2会增加5mmHg，PCO_2增加2mmHg，pH降低0.012。因此，从低温患者处获得的血气样本会显示出偏高的PO_2和PCO_2值及偏低的pH。同样，在高温患者中，血气分析可能会得出偏低的PO_2和PCO_2值及偏高的pH。通常情况下，血气值不会根据患者的温度进行校正，但在某些临床情况下（如在深度低温下的心脏手术、意外低温或高温状态），可能需要进行这种校正。

二、机械通气患者的呼吸力学

在呼吸机依赖的患者中，可以使用在恒流充气过程中快速气道阻断的技术来测量呼吸力学参数。

图5.8显示了一个容量控制-时间切换通气的压力-时间曲线，并进行了吸气末阻断操作。在吸气末阻断操作中，电路中的吸气和呼气阀关闭，近端和远端气道压力达到平衡。近端气道压力从其峰值（P_{max}）下降到一个较低的压力，称为平台压或暂停压（P_{plat}）。

如图5.8所示，肺泡压随着近端气道压力的上升而成比例上升。在吸气末期，肺泡压低于P_{max}。当进行吸气末暂停动作时，近端气道压力与远端肺泡压力达到平衡，结果形成平台压（P_{plat}）。在正常肺，假设所有肺泡具有相同的机械特性，平台压代表全肺的肺泡压。而在存在肺部或气道疾病的情况下，平台压代表的是肺泡压力的加权平均值。这些压力值可用于估算呼吸系统的动态与静态顺应性以及呼吸系统的总阻力。

动态顺应性通过将潮气量除以峰压（PIP或P_{max}）与基线压力（PEEP或包括自动PEEP在内的总PEEP）之差来测量。这包括了呼吸系统的所有弹性和阻力成分，包括呼吸机回路。为了将患者的动态顺应性与回路分开，潮气量和压力需要在气管插管接头处进行测量。

静态顺应性通过将潮气量除以吸气末平压或暂停压与基线压力（包括自动PEEP在内的总PEEP）之间的压力差来测量。平压通过气道闭合后获得，此时在没有气流的情况下，近端压力与肺泡压力达到平衡。因此，从计算中去除了阻力成分，只测定了弹性成分。与动态顺应性相似，为估算患者的总静态呼吸系统顺应性，潮气量和压力需要在气管插管接头处测量。胸壁和肺的顺应性也可以估算，但这需要测量食管压力。

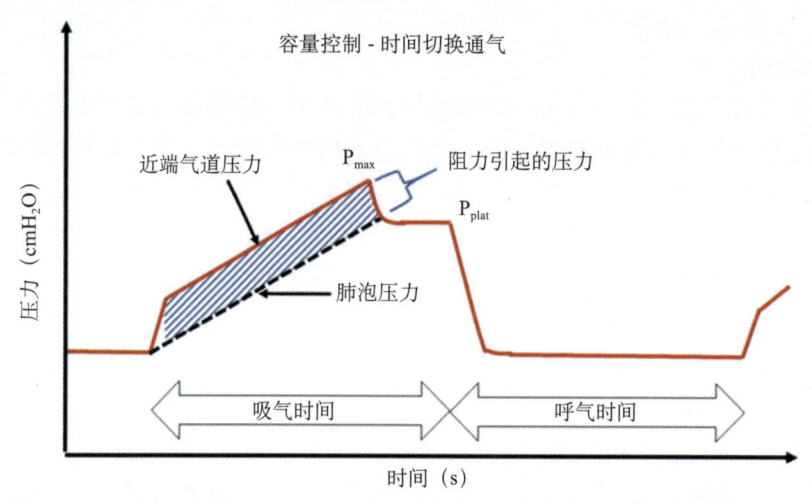

图 5.8 使用呼气末屏气技术计算呼吸力学。该图显示了容量控制-时间切换通气中呼气末屏气操作的压力-时间曲线。P$_{plat}$ 反映与顺应性相关的压力，P$_{max}$-P$_{plat}$ 反映与总阻力相关的压力（阴影区域）

总阻力通过最大压力（P$_{max}$）与暂停压力（P$_{pause}$）之间的压力差除以吸气流速来计算，如图5.8中的阴影区域所示。通过分析吸气道闭合后压力的衰减，可以将总阻力分为气流阻力和黏弹性阻力。

流速-容量环常用于诊断和监测治疗的反应。流速-容量环将气体在吸气和呼气过程中的流速与相应的容量变化进行绘图。关于包括流速-容量环在内的呼吸机图形的分析将在第9章中详细讨论。

三、呼吸神经肌肉功能

（一）呼吸模式

正常呼吸包括 6～8ml/kg 的自发潮气量，并具有与年龄相适应的呼吸频率，同时伴有完全的胸腹同步性。异常的呼吸频率包括呼吸暂停、呼吸过慢（低于年龄标准）和呼吸过快（高于年龄标准）。异常的呼吸深度包括浅呼吸（呼吸浅）和深呼吸（呼吸深）。胸腹不同步有两种形式。一种是吸气时腹部扩张但胸腔体积减少，呼气时则相反。这种模式称为"钟摆呼吸"，通常是由于强烈的膈肌收缩和柔软的胸壁共同作用导致的。另一种不同步形式是吸气时胸腔体积增加而腹部体积减少，呼气时则相反。这种情况最常见于膈肌无力，吸气主要依赖肋间肌的作用。不对称的不同步可能出现在单侧膈肌麻痹或轻瘫的情况下。异常的呼吸模式可能是呼吸频率、潮气量和同步性异常的组合。

浅促呼吸被定义为一种快速呼吸频率与浅呼吸相结合的呼吸模式。它通常见于肺炎、肺水肿和急性呼吸窘迫综合征（ARDS）的患者。快速呼吸也可能与正常或增加的呼吸深度相关。在没有下气道疾病的情况下，正常的 PaCO$_2$ 更能指示浅促呼吸，而低 PaCO$_2$ 则表明过度换气。在成人中，可以使用以下称为浅促呼吸指数（RSBI）的指数来量化浅促呼吸：

$$RSBI = \frac{RR}{V_T}$$

公式 19

其中，RR 是呼吸频率（以每分钟的呼吸次数表示），V$_T$ 是潮气量，通常以升为单位。在成人中，当该值大于约 100 时，通常与撤机失败相关。由于婴幼儿和儿童的正常呼吸频率和潮气量的绝对值随年龄不同，因此在这些年龄组中的应用价值尚存疑问，因为对于婴儿来说正常的数值可能对较年长的儿童并不适用。

（二）最大吸气气道压力

吸气肌力量可以通过测量最大吸气压（MIP）来评估。最大吸气压是有时用于评估患者是否适合脱离机械通气的指标之一。例如，对于因吉兰-巴雷综合征导致肌肉无力而机械通气的患者，可以通过每日测量 MIP 来监测其改善情况。在插管患者中，有几种可用的技术来测量 MIP。首先，患者必须具备自主呼吸能力。第一种方法是进行呼气保持。在呼气保持过程中，吸气阀和呼气阀都关闭，患者的吸气努力不会导致任何气流进入通气回路。位于阀门远端的呼吸机吸气压力传感器测量患者所产生的压力。随后，患者按照之前的设置继续通气。第二种方法是在气管导管和呼吸机回路之间放置一个封堵器，该封堵器有一个侧口用于测量气管导管内的压力。在呼气末端，封堵器关闭，从而封闭吸气和呼气通道。第三种方法是在气管导管的接口和呼吸机回路之间放置一个带有单向阀的封堵器，该阀门允许呼气但不允许吸气。在所有方法中，封堵保持 10 次呼吸或 20s，以先到者为准。这些动作重复 3 次，每次之间间隔一段时间，以使肺容量稳定。3 次试验中最负的压力值即为 MIP。

（三）患者呼吸费力程度的评估

对非插管患者进行依赖努力的测量评估是为了确定：①是否需要机械支持；②对治疗反应的重要部分。这种评估需要患者的配合，因此适用于特定情况。有 3 种简单的技术可以在床旁进行评估；这些方法包括测量负吸气压（NIP）、用力肺活量（FVC）和峰值呼气流速（PEFR）。

通过使用连接到单向呼气阀和面罩或吸嘴的数字真空压力计，测量患者可以产生的最大负吸气压（NIP）。患者可以通过阀门呼气，但吸气时阀门关闭，产生负压。鼓励患者做最大呼吸努力。正常的最大 NIP 为 $-80 \sim -60 cmH_2O$。插管的指征是 NIP 不超过 $-20 cmH_2O$。在测量最大 NIP 时，必须注意使用适当的吸嘴，以消除口腔肌肉动作的影响，从而使膈肌和肋间肌产生的胸膜压力能够传递到压力计上。

用手持式肺活量计测量用力肺活量（FVC），该仪器可以连接到吸嘴或面罩上，避免任何漏气。鼓励患者进行最大吸气后最大呼气。从最大吸气到呼气的呼出量即为 FVC。正常的 FVC 为 $60 \sim 70 ml/kg$。当 FVC $< 15 ml/kg$ 时，是机械通气的指征。

呼气峰流速（PEFR）在评估阻塞性肺疾病患者的严重程度和对支气管扩张剂的反应方面非常有用。该技术类似于 FVC 的测量，但使用手持式流量计代替肺活量计。应将这些值与先前在患者中观察到的值或与年龄相关的正常值进行比较。

（四）食管和胃内压力测定

食管压力测量用于确定胸壁弹性和计算肺弹性及肺横压（参见第 1 章）在机械通气患者中的应用。通常，使用专门的食管气囊导管放置在食管远端 1/3 处，以测量潮气量变化中的食管压力。此外，也可以使用充液导管来测量食管压力。同样，胃内压力测量可以使用气囊导管或充液导管进行。当同时测量食管和胃内压力时，两者之间的差值称为横膈膜压力，用于评估插管患者的横膈膜力量和耐力，特别是在拔管过程中。

食管压力乘以呼吸频率称为压力率乘积（PRP）。PRP 与传统的呼吸工作测量值相关，并已用于评估拔管准备情况的测试，如 T-piece 呼吸、CPAP 和最小压力支持呼吸。压力-时间指数（PTI）或呼吸肌张力-时间指数（TTmus）通过以下公式计算：

$$\text{PTI} = \frac{P_{ao}}{P_{max}} \times \frac{T_i}{T_{tot}}$$

公式 20

其中，PTI 是压力-时间指数，P_{ao} 是自主呼吸的平均压力，P_{max} 是最大吸气压力，T_i 是自主呼吸的吸气时间，T_{tot} 是自主呼吸的总呼吸周期时间。自主呼吸的跨膈膜压力和最大吸气努力都可以在上述等式中替代，以产生膈膜的张力-时间指数（TTId）。PTI 和 TTId 都可用于估计呼吸肌耐力，低值通常与疲劳有关。

（五）膈肌超声监测

床边超声已成为重症监护病房中的标准诊疗工具，适用于多种情况，如血管通路、胸腔和心包积液的诊断、气胸的检测、胸腔引流管的放置、腹部超声诊断及气管和声门下区域的评估。此外，床旁超声还可用于评估自主呼吸下的膈肌功能，具体包括：①横膈膜运动是否正常对称；②一个或两个横膈膜运动是否减少但仍沿正常方向运动（膈肌麻痹或腹内压升高）；③一个或两个横膈膜运动是否反常（膈肌麻痹）；④评估横膈膜厚度。虽然这些并不常规使用，但它们可以评估横膈膜对呼吸功能障碍的影响，对难以通气或脱机的患者非常有用。

（赵　倩　徐豆豆　王　杨　译）

第 6 章 呼吸机和模式

Shekhar T. Venkataraman, Bradley A. Kuch, and Ashok P. Sarnaik

一、基本概念和设计

(一) 自主呼吸

正常的呼吸除了在说话、屏气、主动过度换气和主动咳嗽等活动期间，大部分是自主进行的。自主呼吸具有节律性，并受神经和化学机制的调节。节律性由脑干中的神经元控制，但可以受大脑高级神经中枢、肺和上呼吸道中的机械感受器及脑干和颈动脉体中的化学感受器调节。呼吸的频率和深度受动脉氧分压、二氧化碳分压和血液的酸度影响。

呼吸的定义是气体流入肺（吸气）和气体流出肺（呼气）的一个循环。呼吸有 4 个阶段：①吸气开始；②吸气相，肺部充气；③呼气开始；④呼气相，肺部换气。触发是启动呼吸的变量。切换指从吸气结束到呼气开始的转换。对于自主呼吸，触发和切换都由脑干呼吸中枢的神经输出控制，并受机械感受器和化学感受器的输入调节。神经输出刺激呼吸肌，主要是膈肌，膈肌收缩导致气体进入肺部。呼气通常是被动的，当吸气的神经输出被抑制时启动。每次呼吸量称潮气量。吸气时间定义为从正向气流开始到负向气流开始的时间段。呼气时间定义为从负向气流开始到正向气流开始的时间段。呼吸周期是吸气和呼气时间的总和，等于呼吸频率的倒数。吸/呼比（I：E）定义为吸气时间与呼气时间的比率。

(二) 运动方程

为了使气体进出肺部，必须在近端气道和肺泡之间产生压力梯度，称为跨呼吸压（transrespiratory pressure，P_{tr}）。在自主呼吸过程中，呼吸肌通过在胸腔内产生负压使肺泡压力相对于近端气道压力下降，从而产生 P_{tr}。在自主呼吸期间由呼吸肌产生的压力称为 P_{mus}。P_{mus} 是一种概念性压力，无法直接测量。胸腔结构阻碍肺部膨胀，因此需要一定的力来克服这种阻力。造成这种阻力的因素包括：①肺、胸壁和腹部的弹性；②肺、胸壁和腹部的呼吸系统阻力（气流和组织阻力）；③气体惯性。运动方程提供了呼吸系统力学的简单且有用的模型，其陈述了将肺膨胀到一定体积所需的 P_{tr} 等于克服每个阻力因子所需的压力之和。克服惯性所需的压力通常可以忽略不计。因此，使肺膨胀所需的 P_{tr} 可以表示为简化的线性方程：

$$P_{tr} = P_{弹性阻力} + P_{总阻力} \qquad 公式\ 21$$

$$或\ P_{tr} = (弹性系量 \times 容易) + (阻力系数 \times 流速) \qquad 公式\ 22$$

人工呼吸需要一个装置来将气体送入和排出肺部，通过手动或自动实现。手动呼吸机的一个例子是自膨式复苏器袋。手动压缩袋子会通过在袋子和患者肺部之间产生压力梯度，使气体流入肺部。另一方面，呼吸机是一种自动工作的装置，用于将气体送入和排出肺部。正压呼吸机通过增加近端气道压力相对于肺泡压力来产生 P_{tr}。相反，负压呼吸机通过相对于近端气道压力降低肺泡压力来产生 P_{tr}。有 3 种可能的方式可以生成 P_{tr}：①仅由呼吸机产生；②仅由自主呼吸产生；③两者的组合。因此，运动方程可以重新表示为：

$$P_{tr} = P_{mus} + P_{vent} \qquad 公式 23$$

其中，P_{vent} 是呼吸机在吸气期间产生的压力，P_{mus} 是理论上的胸壁跨壁压，即由吸气呼吸肌产生的、与呼吸机相同运动的压力。当呼吸机执行所有的呼吸工作时，$P_{tr} = P_{vent}$。在完全自主呼吸期间，$P_{tr} = P_{mus}$。当呼吸机增强或支持自主呼吸时，$P_{tr} = P_{mus} + P_{vent}$。从某种意义上说，呼吸机是一种以机械呼吸的形式进行外部工作的机器，可以完全或部分取代患者的呼吸工作，或者增加患者的呼吸努力。

二、呼吸机的基本设计

在儿科重症监护病房中，对患者进行机械通气需要以下组件：①高压气源；②氧气混合器；③呼吸机；④加湿系统。为呼吸机提供动力的高压压缩气源可以来自气罐、压缩机或墙壁插口。重症监护室中使用的呼吸机使用来自墙壁插口或压缩机的压缩气体。使用墙壁插口的呼吸机内部有减压阀，以调节呼吸机的工作压力。当压缩气体是输入源时，呼吸机主要用作控制器。空气和氧气的来源通常是分开的，以便可以使用混合器来控制吸入的氧气浓度。呼吸机的输出是机械呼吸，其大小和时间由压力和流速波形控制和决定。为了实现这一点，所有呼吸机都配备有控制系统（气动、电动或电子）来调节压力、容量或流速波形，一个切换机制，以及一个提供呼气末正压的系统。

三、通气模式

通气模式是患者与呼吸机之间的预定交互模式，包括呼吸顺序、呼吸模式、呼吸过程中和呼吸之间的控制变量，以及用于在机械通气期间提供反馈及影响变量的方案。

（一）呼吸机呼吸

图 6.1 显示了压力控制模式下呼吸的组成部分。PIP 是吸气压力峰值。PEEP 是呼气末正压。

与自主呼吸类似，呼吸机的每一次呼吸都有触发器启动呼吸、吸气阶段提供潮气量、终止吸气的切换机制及启动呼气阶段。吸气时间定义为从触发开始吸气到切换点的时间段。呼气时间定义为从切换点到触发下一次机械呼吸触发的时间段。呼吸周期（T_{tot}）是吸气时间（T_i）和呼气时间（T_e）之和，等于呼吸频率的倒数。吸 - 呼比（I：E）定义为 T_i 与 T_e 的比值。吸气时间百分比（也称工作周期）定义为吸气时间占 T_{tot} 的百分比。潮气量（VT）是流速相对于时间的积分。对于恒定流速吸气，这可以简化为流速和吸气时间的乘积。

（二）控制变量

在机械通气的吸气阶段，压力、容量或流速可能会作为时间的函数进行预设。理解"控制"一词在应用于呼吸机及不同模式时的含义非常重要。在吸气阶段，只能控制一个变量，这个变量成为独立变量，而其他变量则根据呼吸系统的顺应性和阻力而变化。控制也指那种在每次呼

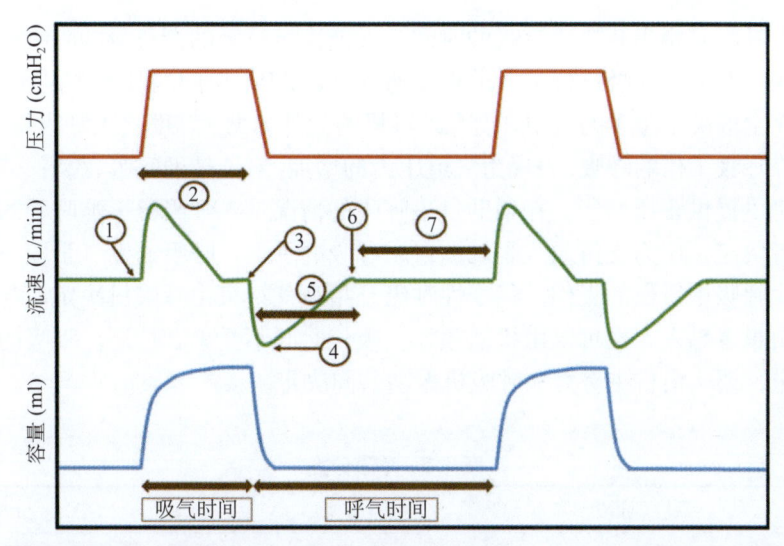

图 6.1 压力、流速和容量随时间变化的波形曲线，显示压力控制 - 时间切换呼吸模式下呼吸的不同组成部分 点 1 是吸气的触发和开始，点 2 是吸气峰流速，点 3 是吸气结束（切换），点 4 是呼气峰流速，点 5 是呼气期间肺完全放气所需的时间，点 6 是呼气结束，点 7 是下一次吸气之前的呼气阶段。吸气时间 = 点 1 和点 3 之间的时间段。呼气时间 = 点 3 和点 7 结束之间的时间段。

吸之间保持固定的变量的波形。例如，压力控制指的是在吸气期间控制压力波形，通常是"方波"或矩形波形，以及预定的压力限值。在容量控制中，控制的是容量波形的形状和预定的容量限值，而流速和压力可变化。在流速控制中，控制的是流速波形，而容量和压力可变化。用于儿科呼吸机的最常见流速波形是方波，称为恒定流速吸气。当恒定流速吸气与时间切换结合时，它与容量控制相同，这些术语可以互换使用。时间控制是一类呼吸机模式，其中设置 Ti 期间的流速、容量和压力取决于呼吸系统的力学。高频振荡通气（HFOV）和高频喷射通气是时间控制通气的示例。

（三）呼吸的阶段

所有呼吸机都配备了提供 4 种基本功能的机制：①启动肺充气；②用潮气量给肺部充气；③终止肺部充气；④允许肺部排空。触发器是启动吸气的信号。时间、压力、流速、最小分钟通气量、呼吸暂停时间间隔或电信号被用作吸气触发器。切换是指吸气的终止和呼气的开始。时间、压力、容量、流速和电信号被用作切换信号。

（四）呼吸的分类

将开始（触发）和停止（切换）吸气的标准用于对呼吸进行分类。触发和切换事件都可以由呼吸机或患者发起。当吸气流速由呼吸机生成的信号启动时，称为呼吸机触发，不同于患者生成的信号。同样，当吸气由患者生成的信号启动时，称为患者触发，不同于呼吸机生成的信号。触发呼吸的变量可以是压力、容量、流速或时间。

呼吸机切换是基于呼吸机信号结束吸气，而不依赖于患者的信号。时间切换是一种常见的标准，是指从吸气开始达到一定时间，这个时间在每次呼吸中是相同的。当基于影响运动方程的患者呼吸力学的信号达到阈值时，发生患者切换。与触发类似，用于将呼吸从吸气切换到呼气的变量可以是压力、容量、流速或时间。

当呼吸的开始和结束由患者决定时，称为自主呼吸（表 6.1）。自主呼吸是由患者触发和切换。无辅助自主呼吸是指患者决定呼吸的时间、又能决定呼吸的潮气量的呼吸。正常呼吸就是无辅助自主呼吸。T 组合呼吸或持续气道正压通气（CPAP）期间的呼吸也是无辅助自主呼吸。呼吸的潮气量完全取决于患者的努力，没有呼吸机的额外辅助。辅助自主呼吸指的是在呼吸时，呼吸机承担部分呼吸工作的呼吸，表现为气道压力的增加。对于辅助呼吸，患者必须先发起呼吸，然后触发呼吸机以提供正压通气。在辅助自主呼吸的情况下，呼吸机影响呼吸的潮气量，但呼吸的时机由患者决定。压力支持通气是辅助自主呼吸的示例。呼吸的潮气量取决于患者的努力及呼吸机在该次呼吸中所做的工作。指令性呼吸是指吸气结束由呼吸机决定，与患者无关。指令性呼吸可以由患者触发，也可以由机器触发。吸气时间不受患者控制。呼吸的潮气量要么完全由呼吸机决定，要么由自主努力和呼吸机做功共同决定。

表 6.1 呼吸分类

触发	吸气阶段	切换	分类
患者	无辅助	患者	无辅助自主呼吸
患者	呼吸机支持	患者	辅助自主呼吸
患者	呼吸机支持	呼吸机	指令性呼吸
呼吸机	呼吸机支持	呼吸机	指令性呼吸

1. 触发

（1）时间触发通气：当呼吸机在从上一次呼气结束经过预设时间后启动一次呼吸时，称为时间触发通气。所有时间触发的通气均为指令性通气。触发时间取决于设定的呼吸机频率。

（2）压力触发通气：当呼吸机检测到压力相对于基线有阈值变化并启动吸气时，称为压力触发。呼吸机通过压力传感器检测到回路中压力下降，并将其解读为患者的自主用力。尽管这种触发形式在现代呼吸机中仍然存在，但已被流量触发所取代。

（3）流量触发通气：提供流量触发的呼吸机在呼气相阶段会在回路中保持恒定的气体偏流。当没有患者自发用力且系统中无漏气时，吸气和呼气流量传感器之间的流量没有差异。由于流量差为零，呼吸机不会触发呼吸。当患者用力吸气或系统中有漏气时，会在吸气和呼气流量传感器之间的流量产生差异。当流量差达到预设阈值时，触发呼吸，称为流量触发。

2. 触发灵敏度 吸气触发灵敏度指为患者发起呼吸而需要设置的阈值，仅适用于压力触发和流量触发，因为时间触发的通气总是由机器触发的指令性通气。任何患者发起的呼吸都可以设置在回路中需要检测的最小压力或流量。触发阈值的实际水平将取决于患者的自主用力情况及避免不同形式非同步的需要。当患者能够做出强有力的吸气时，可以选择更高的阈值，然而，当患者的吸气微弱时，阈值应设置为患者可以触发的最低值。低阈值的缺点是自动触发，即由于阈值的变化（非患者自身引起）而触发一次呼吸，例如系统中的漏气。高阈值会增加触发工作负担，并可能让患者感到不适。理想的阈值是能够触发患者所有吸气而不引起任何不适或患者-呼吸机不同步的阈值。在大多数呼吸机中，阈值是触发器的实际值，例如压力触发（cmH_2O）和流量触发（L/min）。在一些呼吸机中，阈值范围并不代表实际值，仅仅代表变化的程度。

在吸气过程中，基于控制变量，在吸气结束之前达到预设值。吸气是以压力、容量或流速为目标，取决于吸气结束前是否达到压力、容量或流速的预设值。当达到预设压力、容量、流速或时间，可能会发生切换。确定机械呼吸过程中相应变量的标准如图 6.2 所示。上述描述允许人们基于控制变量、触发、吸气期间的目标变量和切换机制来描述呼吸。

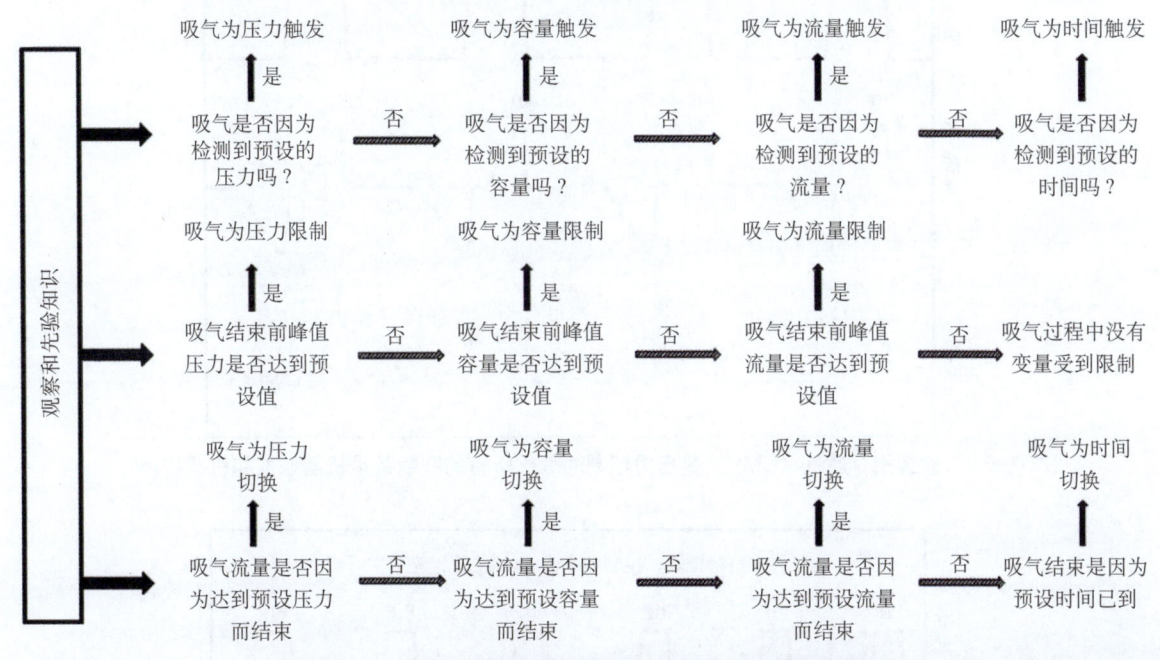

图 6.2　机械通气辅助呼吸过程中确定相位变量的标准

资料来源：Chatburn RL. Classification of mechanical ventilators, respiratory care equipment, Philadelphia, 1995，JB Lippincott.

（五）呼吸顺序

呼吸顺序可以定义为产生分钟通气量的一组呼吸。呼吸机提供的所有呼吸可以是指令性的或自发的，也可以是两者的组合。如前所述，自主呼吸可以有或无辅助。因此，呼吸机提供的 3 种基本呼吸顺序：①连续指令通气（CMV）；②间歇指令通气（IMV）；③连续自主通气（CSV）。CMV 指所有呼吸都是指令性的呼吸顺序（图 6.3）。在 CMV 期间，在指令性呼吸之间不会发生自主呼吸。

辅助 - 控制指患者可以接受呼吸机触发或患者触发指令性呼吸的通气模式（图 6.4）。呼吸机触发呼吸之前没有自主呼吸，患者触发呼吸之前有自主呼吸，自主呼吸在压力 - 时间曲线中产生负向偏移（图 6.4 中箭头所示）。虽然呼吸具有不同的触发方式，但所有显示的呼吸都是机器切换的。这种呼吸顺序也称为辅助 - 控制。在辅助 - 控制（AC）模式下，每次患者呼吸由患者努力吸气产生的压力或流量触发，并由预先设定的吸气压力或容量辅助。当患者没有自主呼吸努力时，例如在使用神经肌肉阻滞剂的情况下，呼吸频率等于设定的频率。

图 6.4 显示了辅助 - 控制模式下呼吸频率的 3 个示例。在该示例中，控制频率（备用频率）被设置为 24 次 / 分。当患者不做任何吸气努力时，呼吸频率为 24 次 / 分。当患者以 16 次 / 分的频率呼吸时，低于设定的备用频率，呼吸机将辅助患者的所有呼吸，且患者每分钟将额外接受 8 次呼吸机触发的呼吸（图 6.4）。当患者呼吸频率为 32 次 / 分时，高于设定的备用频率，所有的呼吸都是患者触发的指令性呼吸。虽然 AC 模式在某些患者中有用，但并不适用于撤机，

因为撤机涉及逐渐减少的呼吸机支持。

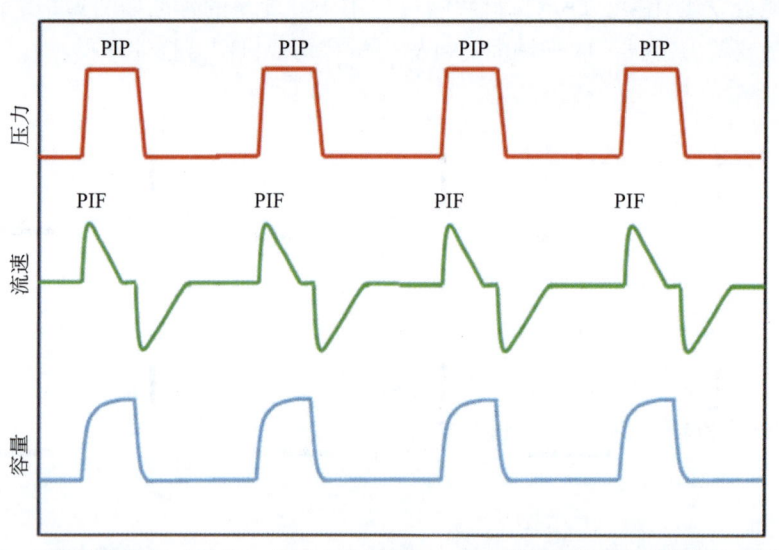

图 6.3 连续指令通气（CMV）是压力控制通气，所有的呼吸都是机器触发和机器切换

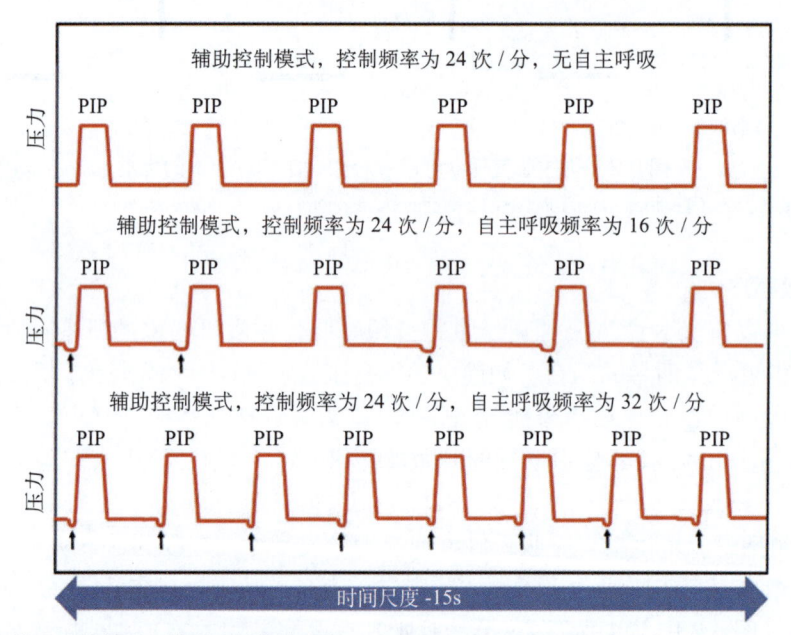

图 6.4 压力控制模式下的辅助 - 控制连续指令通气。自主呼吸在压力 - 时间波形中显示为负向偏转（黑色箭头）

CSV 指所有呼吸都是自主呼吸时的呼吸顺序。在 CSV 期间，自主呼吸可以有或没有压力支持。CSV 的 3 个例子如图 6.5 所示。图 6.5A 显示了没有任何压力支持的正常连续自主呼吸。在吸气和呼气过程中，气道压力约为大气压（0cmH$_2$O）。图 6.5B 显示了伴有 CPAP 的 CSV。在吸气和呼气期间，气道压力在 CPAP 水平附近波动，没有提供任何通气辅助。图 6.5C 显示了压力支持通气，它被定义为每次呼吸超过 PEEP 基线水平时都有正压机械辅助的 CSV。

IMV 指当自主呼吸在指令呼吸之间发生时的呼吸顺序。这些呼吸可以是同步或非同步的。

当 IMV 与患者的吸气努力同步时，称为同步 IMV（SIMV）（图 6.6）。在 SIMV 模式下，在设定的时间间隔内，呼吸机的定时电路在下一次指令通气即将进行之前，时间"窗口"将被激活并出现（阴影区域）。如果患者在定时窗口内启动呼吸，则呼吸机将输送与自主呼吸同步的指令通气。如果没有自主努力吸气，则呼吸机将在定时窗口结束时输送指令通气。

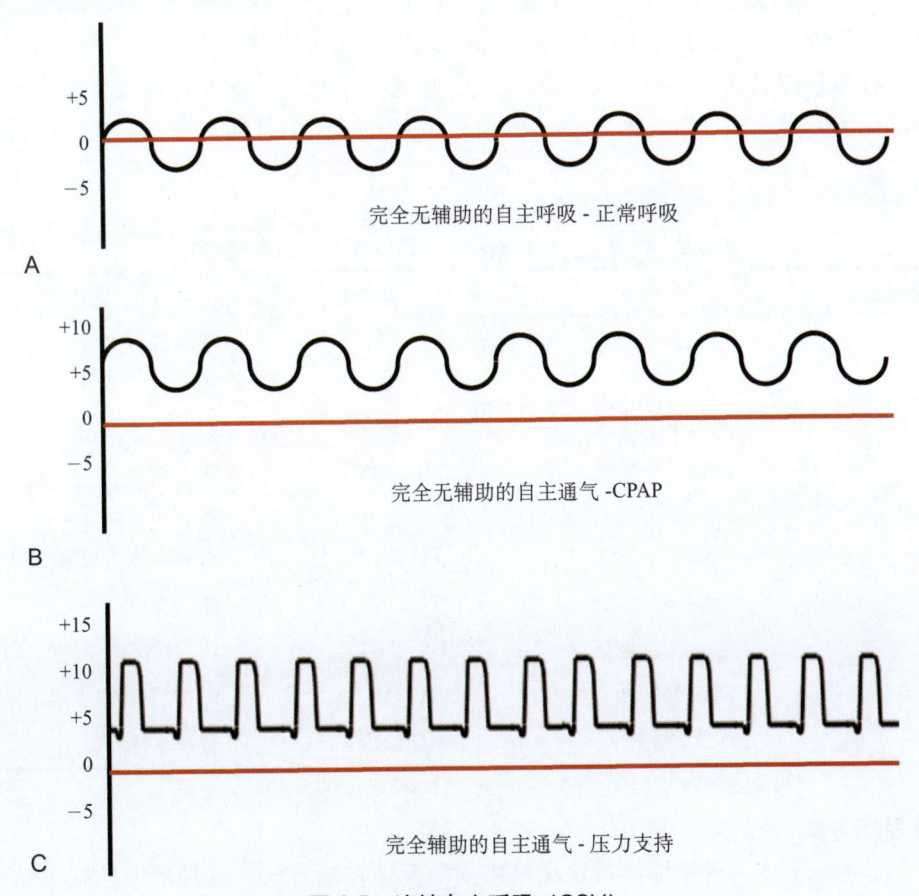

图 6.5 连续自主呼吸（CSV）
A. 正常呼吸；B. 使用 CPAP 的自主呼吸；C. PEEP 压力支持通气

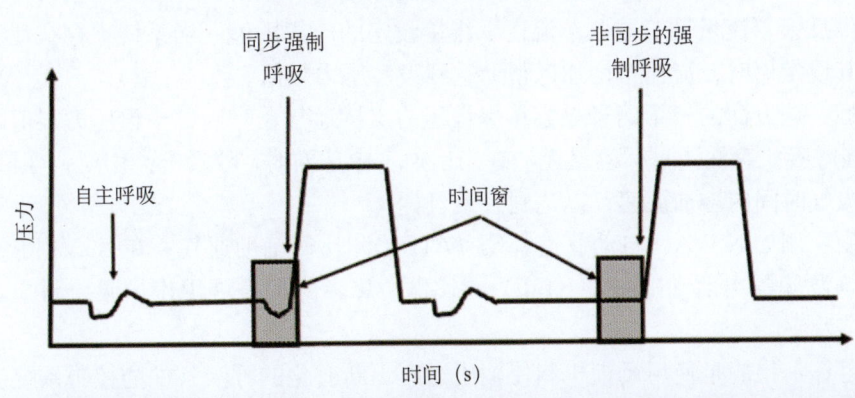

图 6.6 同步间歇指令通气（SIMV）。阴影矩形指示具有同步和非同步指令呼吸的示例的定时窗口

（六）通气模式

通气模式（CMV、IMV 或 CSV）是一系列具有指定的控制变量 [容量控制（VC）、压力控制（PC）或双重控制（DC）] 的呼吸。双重控制模式是一种自动调节的压力控制通气模式，用户可以选择目标潮气量，采用压力和容量信号共同调节呼吸量。在基于 3 个呼吸顺序和 3 个控制变量的 9 个理论组合中，只有 8 个是可操作的。它们是 VC-CMV、PC-CMV、VC-IMV、PC-IMV、PC-CSV、DC-CMV、DC-IMV 和 DC-CSV。VC-CSV 在理论上是不可能的，因为根据定义，所有容量控制通气都是机器切换的，因此是指令通气。这 8 种通气模式在大多数现代呼吸机中都可以使用（表 6.2）。在一种通气模式中只能存在一种通气方式。通气模式可以用作模式分类系统。

表 6.2 按呼吸控制变量和公认缩略语列出的通气模式

呼吸控制变量	呼吸模式	首字母缩写	示例
容量	连续指令通气	VC-CMV	容量控制时间切换通气
	间歇指令通气	VC-IMV	SIMV- 容量控制
压力	连续指令通气	PC-CMV	压力控制时间切换通气
	间歇指令通气	PC-IMV	SIMV- 压力控制
	连续自主呼吸	PC-CSV	压力支持
双重控制	连续指令通气	DC-CMV	压力调节容量控制（PRVC）
	间歇指令通气	DC-IMV	SIMV-PRVC
	连续自主呼吸	DC-CSV	容量支持

（七）目标方案

目标方案最好定义为用于提供特定通气模式的反馈控制方法，这种反馈控制机制有几种类型。目标可以定义为呼吸机输出的预定目标。

设定值：例如压力控制通气，在吸气期间设定预定压力限值。呼吸机的压力传感器将向流量调节器提供反馈，流量调节器调节流速以维持设定的压力限值。当系统中存在泄漏并且压力限制未达到其设定值时，流速将增加以帮助达到设定压力限值。

双重目标：这方面的一个例子是容量保证压力支持通气，呼吸以预设压力限值的压力支持开始，并且当呼吸机感测到目标容量无法在当前通气中达到时，呼吸机会切换到容量控制模式，并在剩余的吸气时间内增加流速，以达到容量目标。

伺服控制：例如 NAVA、自动管道补偿（ATC）和比例辅助通气。在 NAVA 中，呼吸机支持的水平与横膈膜的电活动的幅度（Edi）成比例。患者的信号被用作伺服控制，以确定来自呼吸机的支持水平。

适应性目标：指的是使用反馈机制使输出适应不断变化的呼吸条件的控制系统。一个很好的例子是压力调节容量控制模式（PRVC），通过自动调整吸气压力，以达到平均目标潮气量，吸气压力在每次呼吸之间都有所不同，以适应不断变化的顺应性。

四、常用模式

以下更详细描述婴儿和儿童中使用的一些最常见模式。婴幼儿和儿童中最常见的指令通气模式有两种：容量控制-时间切换和压力控制-时间切换通气模式。根据现代分类法，压力控制-时间切换通气可分为 PC-CMV 或 PC-IMV。类似地，容量控制-时间切换通气将被分类为 VC-CMV 或 VC-IMV。

（一）容量控制指令通气

容量控制通气（VCV）既可以通过在输送预设容量后容量切换终止吸气，也可以通过容量控制-时间切换，其中切换机制是预设时间，并且通过调节吸气流速来调节输送的潮气量，VCV 中的流速波形可以是方波、减速波、加速波和正弦曲线，但潮气量是在整个吸气过程中都能提供。吸气压力峰值（PIP）是可变的，取决于流速、呼吸机回路和患者肺部的总阻力和总顺应性，阻力或顺应性的变化将通过 PIP 的变化来反映，呼吸机可以设置压力报警阈值，通常设置为高于 PIP 5～10cmH$_2$O。

呼吸机输送的潮气量分布在呼吸机回路、气道和患者肺部之间。呼吸机回路、气管内或气管造口导管以及患者的顺应性和阻力会单独或共同影响呼吸机输送潮气量的分布。呼吸机回路顺应性的降低或阻力的增加将影响输送给患者的实际潮气量。虽然大多数现代呼吸机可靠地输送预设潮气量，但每次呼吸送达患者的潮气量可能并不总是恒定的。呼吸机回路包括内部管道和外部管道。输送给患者的实际潮气量或有效潮气量（V$_{Teff}$）可通过以下公式进行估算：

$$V_{Teff} = V_{Tdel} - V_{Tcircuit} \qquad \text{公式 24}$$

其中，V$_{Tdel}$ 是呼吸机输送的潮气量，V$_{Tcircuit}$ 是分配到呼吸机回路的气体体积。当整个呼吸系统中没有泄漏时，V$_{Tdel}$ 等于吸入潮气量。然而，当系统中存在泄漏时，例如使用未切开的气管插管时，V$_{Tdel}$ 小于吸入潮气量。V$_{Tcircuit}$ 可以通过以下公式进行估算：

$$V_{Tcircuit} = C_{vent} \times (PIP - PEEP) \qquad \text{公式 25}$$

其中，C$_{vent}$ 是呼吸机回路的顺应性，PIP 是吸气期间回路中达到的压力峰值，PEEP 是呼气末正压的水平。

在呼气过程中，呼气流速曲线取决于系统中呼气阻力或 PEEP 阀的类型。压力、流速和容量曲线随顺应性和阻力变化的变化将在第 9 章中讨论。

（二）压力控制指令呼吸

压力控制-时间切换通气广泛用于患有肺部疾病的婴儿和儿童。在该模式下，吸气开始时吸气流速较高，吸气压力快速上升（图 6.1）。在旧式呼吸机中，有一个控制吸气流速的装置，通常设置在 4～10L/（kg·min）。在现代呼吸机中，吸气早期阶段的压力上升速率由吸气上升时间控制，可以调节吸气压力快速或缓慢上升。一旦吸气压力达到预设限制，吸气阀关闭。如果压力限值漂移，例如气管插管漏气，呼吸机将打开吸气阀，允许足够的气流进入回路以维持压力限制。在压力控制-时间切换通气的吸气阶段，呼气阀保持关闭，直到吸气时间结束。当吸气时间结束时，呼气阶段开始，压力降低至基线呼气末正压（PEEP）。输送的潮气量取决于呼吸系统的顺应性和阻力以及压力峰值和 PEEP 之间的压力差。进入肺的吸气气流呈递减波形（先高后低）（图 6.1）。当吸气时间设置为呼吸系统时间常数的 5 倍及以上时，充气将完成，吸气流速将在吸气结束前降至 0。如果吸气时间较短，则充气不完全，并且在呼气开始时吸气流速不会降至 0。

（三）压力调节容量控制

根据制造商不同，具有强制性压力控制、时间切换呼吸的双控制吸气到呼气的模式被称为压力调节容量控制（PRVC）（使用 Maquet Servo 系列）、自适应压力通气（APV）（使用 Hamilton Galileo）、自动流量（Evita 4）或可变压力控制（Venturi）。在这种形式的压力调节、时间切换通气中，输送的潮气量作为反馈控制，用于连续调节压力限制。这些模式中的所有呼吸均为时间触发或患者触发、压力控制和时间切换的指令性呼吸。

工作原理

（1）设置 PRVC 的目标潮气量、呼吸机频率、吸气时间、PEEP、FiO_2、触发灵敏度和吸气上升时间。

（2）呼吸机提供容量控制 - 时间切换的呼吸，并有 10% 的吸气暂停，以测量平台压（P_{plat}）。

（3）下一次呼吸是具有等于先前测量的 P_{plat} 的预设吸气压力峰值（PIP）的压力控制呼吸。

（4）测量输送的潮气量。

（5）如果输送潮气量等于设定潮气量，则继续 PRVC、PIP 不变。

（6）如果输送潮气量小于设定潮气量，则增加 PIP。呼吸机将输送的潮气量与设定的潮气量进行比较，并调整 PIP，直到两个潮气量相等。

（7）如果输送潮气量大于设定潮气量，则降低 PIP，直到设定潮气量与输送潮气量相等。

（8）如果肺部力学发生影响输送潮气量的变化，则自动继续进行上述调整，以确保始终输送设定的潮气量。

（9）PIP 只能增加到低于压力警报限值 $5cmH_2O$，由于输送的潮气量小于设定的潮气量，机器会发出警报。

（10）压力限制水平的降低没有下限。当肺顺应性发生快速变化时，例如表面活性剂给药后，这种通气模式似乎最有益。

（四）指令性通气参数的选择

以下是通常设置和调整的指令性通气的参数：①潮气量或吸气压力限值；②呼吸机频率；③吸入氧浓度（FiO_2）；④ PEEP；⑤吸气时间；⑥吸气上升时间。大多数患者的理想 V_{Teff} 为 6～8ml/kg。阻塞性肺疾病可能需要更高的 VT，较慢的呼吸频率通常更有利。通过吸气暂停操作测量的吸气末肺泡压（P_{plat}）最好低于 $30cmH_2O$。

吸气上升时间指呼吸机提高吸气压力（在压力目标模式下）和流速（在容量目标模式下）的速率，吸气上升时间设置为呼吸周期时间的百分比（通常为 0～20%）或者 0～0.4s 的绝对时间，默认设置为 5% 或 0.15s。快速上升时间将几乎瞬间达到设定的目标（压力或流速），而较慢的上升时间将逐渐达到设定的目标。过快的上升时间可能会让自主呼吸的患者感到不适，并导致气流紊乱，而过慢的上升时间可能导致"流量不定"和增加呼吸功。

初始呼吸机频率的选择取决于患者的年龄和通气需求。选择吸气时间在大多数患者中提供至少 1：2 的吸呼比（I：E）。吸气时间必须确保所有肺段有足够的时间充气。在某些疾病情况下，可能需要对吸气时间进行调整。同样，需要提供足够的呼气时间，以确保所有肺完全排空。如果在肺部尚未完全排空前就开始吸气，这将导致气体滞留和无意的呼气末正压（自动 PEEP）。

FiO_2 和 PEEP 的调整旨在维持足够的 PaO_2，应避免高浓度的氧气造成的肺损伤。FiO_2 低于 0.5 通常被认为是安全的，在具有明显肺内分流的实质性肺疾病患者中，氧合的主要决定因素是肺容量，而肺容量通过 PEEP 得以改善。

最佳 PEEP 水平是在肺顺应性最好、氧合和通气改善，且无显著血流动力学不良反应的情况下达到的水平。

（五）压力支持通气

压力支持通气是由患者触发、压力控制和流速切换的通气方式（图 6.7）。它是一种辅助性自主呼吸，其中呼吸机通过预设压力限制的机械呼吸辅助患者自己的自主呼吸。压力支持通气可以通过低于 PEEP 的负压（压力触发）或通过回路中的流量变化（流量触发）来触发。机器通过短暂的吸气上升时间提供高吸气流速，以达到操作者选择的气道压力峰值水平（压力支持限制），并维持该压力限制，直到吸气流速下降到一个阈值（通常为吸气流速峰值的 25% 或 30%），这个阈值在许多呼吸机中可以设置。总之，PSV 由患者触发、压力控制和流速切换。PSV 完全依赖于患者的努力；如果患者出现呼吸暂停，呼吸机将不会提供任何机械通气。因此，PSV 通常在 IMV 期间，与 VC 或 PC 相结合应用。

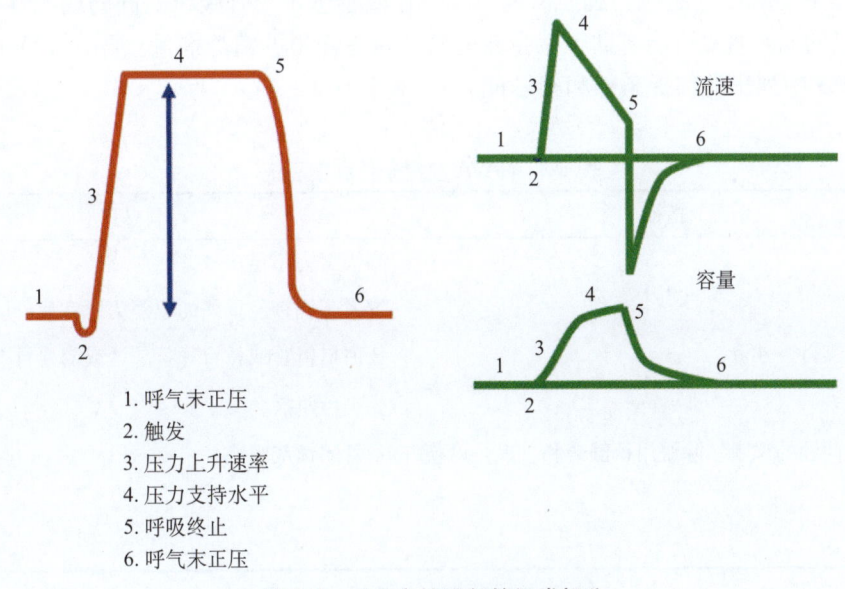

1. 呼气末正压
2. 触发
3. 压力上升速率
4. 压力支持水平
5. 呼吸终止
6. 呼气末正压

图 6.7　压力支持通气的组成部分

患者用力吸气程度，表示为负向波。当检测到这种触发信号（压力或流量的变化）时，呼吸机迅速提供气流以达到预定的压力支持水平（第 4 点）。压力的上升速率可以通过调节上升时间（第 3 点）来控制。呼吸机输送的流速根据患者需求进行调整，以维持这个平台压。在吸气时，吸气流速在呼吸开始时最大，随着肺部充气和远端压力的增加而下降。当吸气流速下降到吸气流速峰值的预设百分比时（通常为 25%～30%），吸气终止（第 5 点）。呼气是被动的，压力回到基线 PEEP（第 6 点）。

（六）容量支持通气

容量支持通气是一种双重控制的连续自主通气模式（DC-CSV）。在这种模式下，自发呼吸通过压力支持来维持，目标潮气量由呼吸机设定。当实际潮气量与设定潮气量不一致时，压力支持水平会进行调整，以维持设定的潮气量，这是一种闭环控制形式，使用潮气量作为反馈变量，持续调整压力支持水平，这种压力支持水平的调整类似于 PRVC 模式下的 PIP 调整，后者是一种指令性通气模式。使用容量支持时，设置患者应接受的最低分钟通气量也很重要。呼吸机上设定的最低通气量将作为 PRVC 强制通气模式的备用，设定潮气量和呼吸机频率以及相应的吸气和呼气时间。只要根据预设目标潮气量和患者呼吸频率计算出的分钟通气量高于预设的分钟通气量，患者就会接受容量支持通气。如果分钟通气量低于预设值，初始情况下目标潮气量将会被增加到超出预设限度的上限，一旦达到该上限，呼吸机将切换到 PRVC 模式，并按照预设的频率和潮气量进行指令性通气。

五、其他模式

（一）神经调节辅助通气

神经调节辅助通气（NAVA）是一种压力支持通气，其中吸气的触发是由专门设计的导管监测膈肌的肌电图活动（Edi），Edi 信号用于触发呼吸、确定压力支持水平，并从吸气切换到呼气，所提供的压力支持水平与 Edi 的积分成正比，为了使 NAVA 发挥作用，膈神经需要完整且功能正常，且主要的吸气肌应为膈肌。NAVA 旨在改善患者与呼吸机之间的同步性，通过改善患者与呼吸机的同步性，可能有助于减少在这些儿童中使用的镇静剂量。启动 NAVA 支持之前，必须考虑表 6.3 中列出的前提条件和禁忌证。

表 6.3　NAVA 前提条件和禁忌证

前提/指征	禁忌证
自主呼吸	呼吸努力不足或缺乏
完整膈神经	继发于膈神经损伤的双侧膈肌麻痹
预期需要呼吸支持 > 48h	任何口胃管或鼻胃管禁忌证或需要行 MRI
难以断奶的患者	先天性肌病
有呼吸机异步问题的患者，除服用镇静药和（或）瘫痪	食管闭锁或膈疝
既往拔管失败	
需要 BiPAP 支持	

Edi 导管由电连接器、带有排气孔的胃吸引端口和一组 10 个电极组成，这些电极捕捉膈肌信号（图 6.8）。电极以成对的方式排列，以便捕捉双侧膈肌的电信号。测量的 Edi 信号不仅提供对呼吸驱动力的连续监测，还确定膈肌的兴奋强度，从而指示所需的支持水平。

Edi 导管可以通过鼻腔或口腔轻松放置，合适的尺寸根据患者的体型确定。呼吸机配有 Edi 导管位置屏幕，利用 QRS 波形协助正确放置导管。正确的导管放置通过以下方式进行评估和确认：①当导管从膈肌上方移动到下方时，QRS 波形会变得平缓；②随着导管推进，QRS 将变为"蓝色或紫色"，表明电传感器靠近膈肌；③最佳位置显示为中间两个波形为"蓝色/紫色"（图 6.9C）；④ QRS 波群的幅度在顶部（近端）波形最大（图 6.9A），因为该电极最靠近心脏。随着从顶部波形向下移动，QRS 波群的幅度会逐渐减小（图 6.9B）；⑤使用 X 线片进一步确认 Edi 导管的正确放置（图 6.10）。

第 6 章 呼吸机和模式 065

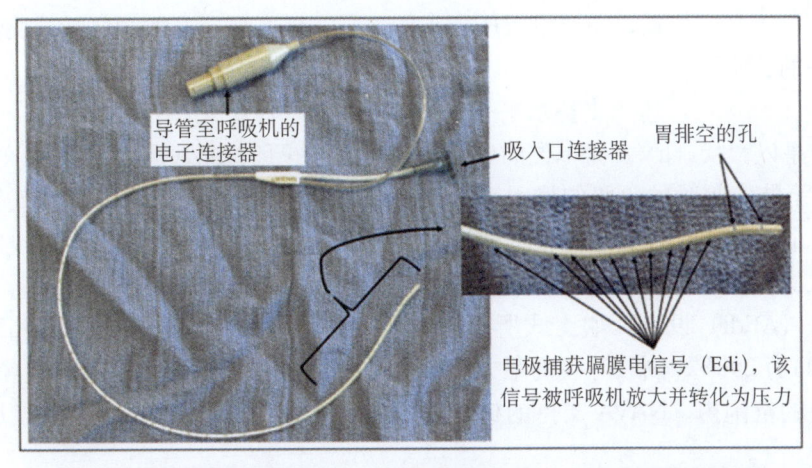

图 6.8 Edi 导管的解剖结构，包括导管连接器、抽吸端口和电极阵列

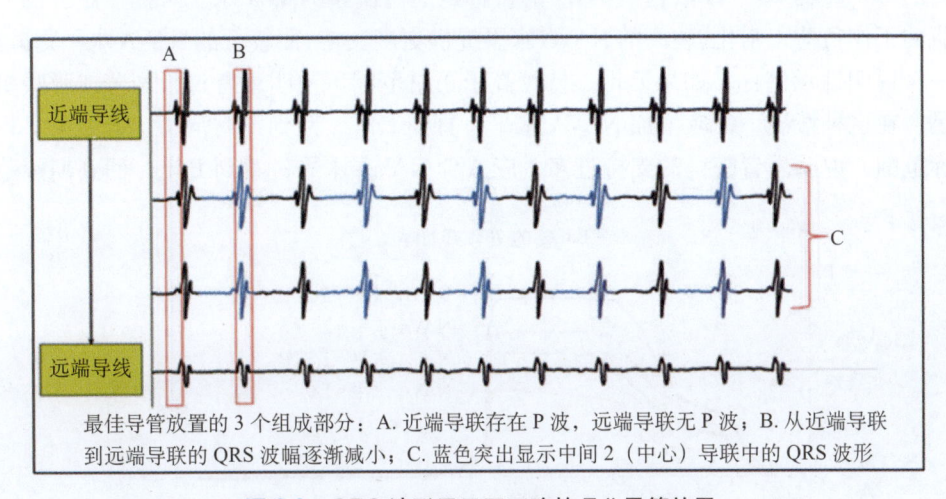

图 6.9 QRS 波形显示了正确的 Edi 导管放置

从近端电极导线到远端电极导线的 QRS 波幅逐渐减小，最后一根电极导线中的 QRS 最小。大多数远端电极导线没有 P 波。中间 2 根电极导线有蓝色或紫色波，表明导管放置理想

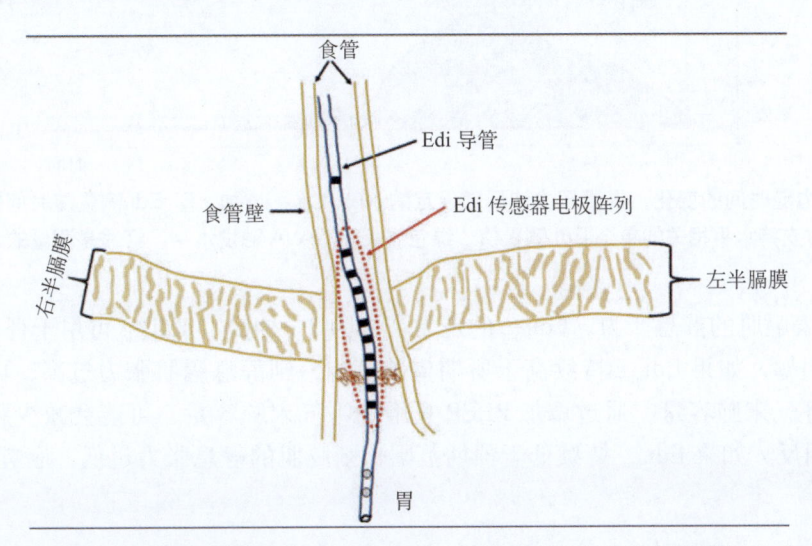

图 6.10 图示说明了通过远端食管正确放置 Edi 导管。电极阵列位于左右半膈膜之间，远端位于胃内

一旦导管处于良好位置，需要设置压力支持水平，以实现所需的潮气量或胸部扩张。设置压力支持水平的公式是：

$$\text{压力支持水平} = \text{NAVA 水平} \times \text{Edi}_{(Peak-Min)} \qquad \text{公式 26}$$

其中 Edi 是以微伏（μV）为单位的电信号的强度，并且 NAVA 是每 μV Edi 的压力支持。

Edi_{peak} 表示特定呼吸的膈肌的最大电活动（以 μV 为单位）。Edi_{min} 表示吸气努力之间的膈肌电活动（以 μV 为单位）。Edi 信号每秒被监测超过 60 次，Edi_{peak} 和 Edi_{min} 以设定的时间间隔测量。呼吸机提供的压力支持水平由 NAVA 水平（在呼吸机上设置）乘以 Edi_{peak} 和 Edi_{min} 之间的 Edi 信号差（ΔEdi）设置，如上式所示。例如，如果 NAVA 水平设置为 $0.5 \mu V/cmH_2O$，特定呼吸的 ΔEdi 为 20μV，则该呼吸的最大支持水平为 $10 cmH_2O$。NAVA 水平通常设定在 $0.5 \sim 4.0 \mu V/cmH_2O$ 的范围内。NAVA 支持的标量表示如图 6.11 所示。随着 ΔEdi 的增加，提供了额外的压力支持。

正常的 Edi_{peak} 为 $10 \sim 15\mu V$。NAVA 的目标是通过调整 NAVA 水平来提供足够的支持，从而使膈肌的工作负荷正常化。较高的 NAVA 水平提供更多支持，而较低的 NAVA 水平则减少支持。以下是一个说明性示例：①如果 Edi_{peak} 持续高于正常范围，说明患者过于辛苦或呼吸机提供的支持不足。在这种情况下，应增加 NAVA 水平，直到 Edi_{peak} 回到正常范围。②如果 Edi_{peak} 持续低于目标范围，说明患者获得的支持过多，应减少 NAVA 水平，直到 Edi_{peak} 回到期望范围。

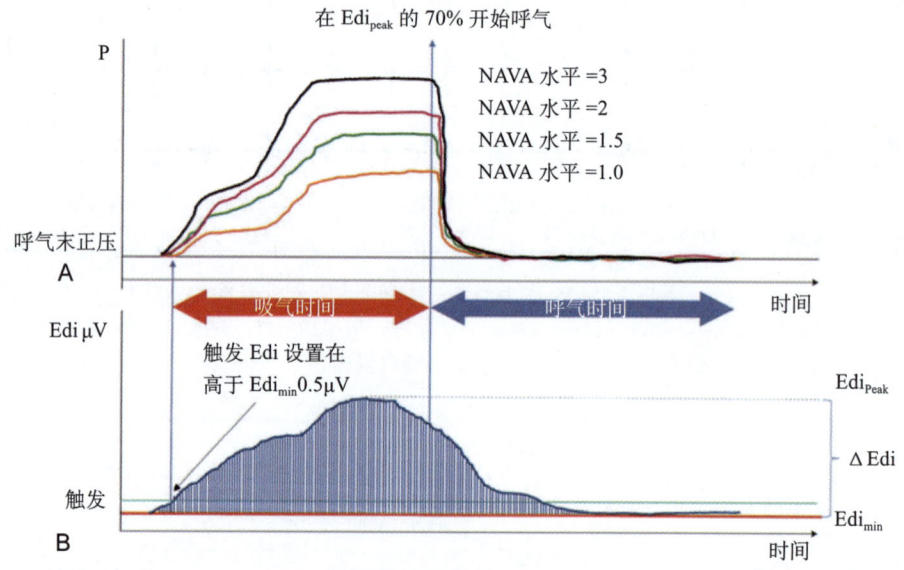

图 6.11 A. 压力随时间的变化，说明压力波形随设定的 NAVA 水平增加。B. Edi 测量随时间的变化 - 蓝线表示与提供的压力支持水平相关的单个 Edi 测量值。绿色线表示 NAVA 触发水平。红线是测量的 Edi_{min}

Edi_{imin} 代表膈肌的静息张力。Edi_{imin} 的正常范围为 $2 \sim 4\mu V$。Edi_{imin} 可用于评估 PEEP 水平是否足够。例如，如果 Edi_{imin} 持续高于所期望的范围，则静息膈肌张力过高，可能意味着患者试图维持呼气末肺容量。通过增加 PEEP 来增加呼气末肺容量，可能会减少膈肌维持高张力的需要。相反，如果 Edi_{imin} 持续低于预期范围，则膈肌的静息张力过低，应考虑停用 PEEP（表 6.4）。

表 6.4　PEEP 的影响

有益影响

1. 募集塌陷的肺泡
a. 提高肺顺应性
b. 减少总死腔
c. 减少静脉混合
d. 降低肺血管阻力（通过改善功能残气量）
2. 通过降低闭合能力预防气道塌陷
3. 保持肺泡段的稳定性
a. 肺泡液转移到间质（肺水肿）
b. 防止肺泡壁皱缩
4. 减少呼吸功
5. 关闭气道（支气管哮喘）
6. 减轻左心室后负荷（心力衰竭）

不利影响

1. 肺泡过度狭窄
a. 增加总死腔
b. 降低肺顺应性
c. 增加肺血管阻力
d. 增加静脉混合（合并异质性肺部疾病）
2. 气漏
a. 肺泡破裂
b. 肺泡破裂
3. 减少静脉回流

Edi_{peak} 和 Edi_{imin} 会随着患者活动的不同而变化。任何导致呼吸功增加的临床情况都会增加 Edi_{peak}。临床医师应评估该发作是由不适（短期）还是临床失代偿（长期，伴随着生命体征持续变化）引起的。如果 Edi_{peak} 持续增加，则应提高 NAVA 水平以获得额外支持。最后，应每天对患者进行测试，以便于脱离呼吸机。对患者进行测试将有助于确定撤机的时机。一旦患者稳定在 NAVA 水平 1，可以考虑拔管。无创 NAVA（NIV-NAVA）是一种可用于拔管后的支持模式。然而，NIV-NAVA 的最大障碍是找到耐受性良好的接口设备，NIV-NAVA 由于触发机制是膈肌肌电图，因此在漏气率高的情况下工作良好。

（二）气道压力释放通气

气道压力释放通气（APRV）是 Stock 和 Downs 引入的一种机械通气方法。最初的装置包括一个带有不受限气流的 CPAP 设备，允许患者进行自主呼吸，并具有定期将气道压力释放到某个期望低压的机制。APRV 通过提供一定水平的 CPAP 来保持肺膨胀，而自主呼吸则负责维持足够的通气（图 6.12）。

气道压力释放通气

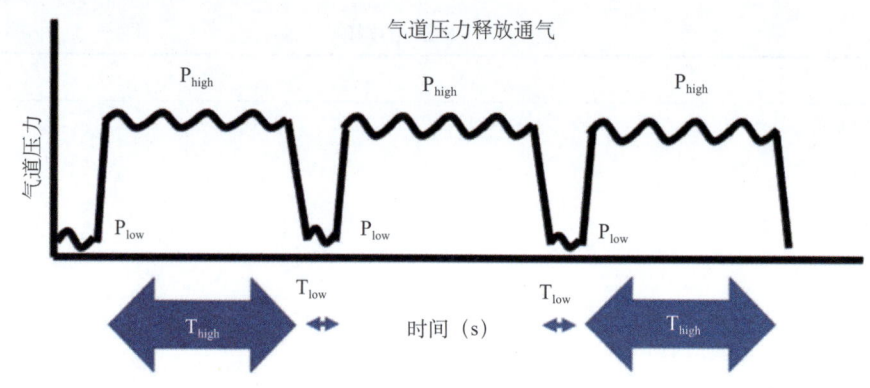

图 6.12　气道压力释放通气

P_{high} 是呼吸机吸气的峰压，P_{low} 是释放压力，T_{high} 是 P_{high} 的持续时间，T_{low} 是 P_{low} 的持续时间。P_{high} 和 P_{low} 期间均发生自主呼吸（波形）

在提供 APRV 的现代呼吸机中，有 4 个主要变量决定 APRV 呼吸的特性：P_{high}、P_{low}、T_{high} 和 T_{low}。P_{high} 被定义为触发指令呼吸的峰压，T_{high} 是 P_{high} 的持续时间。P_{low} 是释放压力，T_{low} 是 P_{low} 的持续时间（图 6.8）。图 6.8 的上图显示了没有自主呼吸时的呼吸机设置。在没有自主呼吸的情况下，该通气模式为 I：E 比值倒置的压力控制 CMV。图 6.8 的下图显示了相同的呼吸机设置，但在 P_{high} 和 P_{low} 期间均发生自主呼吸。APRV 应用的指令性呼吸是时间触发、压力控制、时间切换的呼吸。APRV 治疗实质性肺疾病的优势在于肺泡压力峰值较低，有利于肺复张和气体交换。

目前，当患者插管并开始进行机械通气时，气道压力释放通气很少被用作主用的通气模式。通常是在经过一段时间的常规机械通气后才使用 APRV。初始设定的 P_{high} 水平可以比常规通气的平均气道压高出 3～6cmH$_2$O。之后可以根据胸廓扩张的程度（通过目视检查或胸部 X 线片观察）和气体交换参数进行相应调整。设置 P_{low} 值有两种方法：一种方法是将其设定为一个类似于 PEEP 的固定值；另一种方法是将 P_{low} 设定为零，并通常结合设置 T_{low}，以在呼气流速下降至峰值呼气流速的某一预定百分比（通常为 30%）时终止。当 T_{low} 在呼气流速达到零流速之前终止时，肺泡内的压力为正值，从而防止肺泡萎陷。这与下气道梗阻时的自发 PEEP 概念类似。APRV 提供的通气辅助程度取决于 P_{high} 与 T_{low} 结束时肺内压力之间的差异、压力释放频率、压力释放持续时间、患者肺 - 胸廓顺应性及患者气道中的主流阻力。在 APRV 模式下，每分钟通气量发生在自主呼吸和两个气道压力水平下发生的周期性充气和放气。气体交换可以在整个呼吸周期中发生。自主呼吸时会出现吸气需求流速。

通常只有两个参数来使患者撤离 APRV。一个是 P_{high}，另一个是 T_{high} 和 T_{low} 之间的比值。降低 P_{high} 将降低潮气量和平均气道压力，类似于停用 CPAP。增加 T_{high} 和 T_{low} 之间的比值会降低压力释放的频率和呼吸机提供的每分钟通气量，患者可以转换为常频通气或简单地将 P_{high} 降低至 CPAP 进行自主呼吸。

六、高频通气

（一）定义和描述

高频通气（HFV）指以超生理通气频率（＞ 60 次 / 分）和低潮气量为特征的多种通气模式。常用的高频模式包括高频振荡通气（HFOV）和高频喷射通气（HFJV）（表 6.5）。

HFV 中气体传输的确切机制尚未完全阐明。每种通气模式可能具有从近端气道到肺泡的不同气流机制。其机制包括气道气体搅动增加气体混合、加速轴向扩散、Kohn 孔侧支流动增加、节段间气体混合或 Pendelluft 现象、Taylor 扩散、不对称的气流分布及气道内由于支气管非线性压力-直径关系而产生的气体混合。

表 6.5 高频通气常用类型

	HFJV	HFO
通常频率（次/分）	240～260	300～900
Vt/kg	2～4	1～3
呼气	消极的	积极的
诱导	是	是

（二）高频振荡通气

HFOV 指以每分钟 170～900 次（2.8～15Hz）的频率进行通气，气道中的正压和负压交替。这种振荡压力可以通过活塞泵或隔膜产生，潮气量通常为 1～3ml/kg。广泛使用 HFOV 系统的是 Viasys Critical Care 3100A 和 3100B 呼吸机，这两种呼吸机之间的主要区别是它们各自适用的年龄范围。3100A 设计适用于新生儿和幼儿的 HFOV。3100B 呼吸机旨在支持体重超过 35kg 的较大儿童和成人。两种呼吸机的输入电源都需要两个气动气源和一个电源。第一个气动连接通过混合器来确定提供给患者的吸入氧浓度（FiO_2），第二个气动连接用于冷却振荡器。驱动机制是一个方波驱动器，具有电动线性马达和活塞。活塞的冲程（正负方向）决定振幅，活塞的位置决定回路的平均气道压力。

HFOV 的主要控制参数包括：平均气道压、振荡压力幅度/功率、偏流、频率和吸气时间。对于活塞驱动振荡器，活塞位置应居中，可以通过旋钮控制。平均气道压力决定了肺的平均容量。振荡幅度指活塞前后位移时围绕平均气道压产生的总压力变化。由于气管插管的阻抗，患者气道内产生的压力会显著衰减。由于近端气道的阻抗，远端气道中的压力分布进一步逐渐减弱。如果振荡频率接近肺和气道的固有共振频率，则气道中产生的压力波可能会放大。振荡幅度决定了每次活塞运动所产生的容量位移。在特定振幅下，较低的频率将减少气道压力的衰减，并改善气体交换。吸气时间通常控制在整个循环时间的 33%。因此，绝对吸气时间与频率成反比。偏流是指连续流动的新鲜加湿气体，有助于补充氧气和去除回路中的二氧化碳。HFOV 中氧合的决定因素是平均气道压和 FiO_2。HFOV 期间的分钟通气量与频率和潮气量的平方成正比。潮气量由振幅和每次活塞运动的持续时间决定。随着频率的增加，每次活塞运动的时间减少，潮气量随之减少。降低通气频率时，每次活塞运动的时间增加，从而增加每次呼吸的潮气量。通气的主要决定因素是振荡幅度，其通过功率设置进行调节。降低频率以减少压力衰减将增加每次呼吸的潮气量并改善通气，但此操作可能会增加肺泡内的压力变化，这可能是不理想的。

1. HFOV 优化　HFOV 可在常规机械通气期间的平均气道压约为 $20cmH_2O$ 时考虑使用。启动 HFOV 时，最常见的策略是将平均气道压设置为比常频通气高为 2～$5cmH_2O$。通过调整功率控制设置振幅，同时观察胸壁振动的充分性。有许多方法可以使肺复张并优化 HFOV 设置。最常见的肺复张方法是逐渐增加平均气道压，然后通过动脉血气分析来确定是否需要进一步增加平均气道压。最佳肺复张表现为胸部 X 线片上肺容量的增加以及氧合和通气的改善。通常通过确保在胸部 X 线片上两侧膈肌均移位至第 9 肋骨水平来验证肺复张是否充分。一旦实现了充分的复张，应降低 FiO_2。氧合的目标是使用一个能使 FiO_2 降低到至少 0.6 的平均气道压，同时维持动脉血氧饱和度至少为 90%。这可能需要从初始设置开始调整平均气道压。一旦确认了适当的肺膨胀程度和气管导管的通畅，接下来需要处理通气问题。通过改变振幅或频率可以

维持动脉 $PaCO_2$ 在所需水平。增加振幅和减少频率可以提高通气量。如果使用的是有气囊的气管导管，给囊放气也很重要。增加吸气时间对于改善二氧化碳排出效果较差。

2. HFOV 撤离至常频通气　一旦平均气道压低于 $20cmH_2O$，患者可转为常频机械通气。经验法则是采用与 HFOV 相同的平均气道压（MAP），并根据气体交换进行调整。大多数现代呼吸机设定相似的 MAP 值。FiO_2 应与 HFOV 相同，呼吸机频率应适合年龄，并根据气体交换进行调整。当患者从 HFOV 转换为常频通气时，$ETCO_2$ 监测仪有助于调整通气频率。

（三）高频喷射通气

高频喷射通气（HFJV）指的是通过喷射器以 240～660/分的频率将吸入气体高速输送至气管。除了这些高速喷射气流外，额外的气流通过偏流被引入，以生成 2～4ml/kg 的潮气量。HFJV 的主要适应证包括：①作为支持严重肺实质疾病患者气体交换的一种手段；②支气管胸膜瘘的管理。

高频喷射通气需要特殊的气管导管，这在严重呼吸衰竭情况下可能需要再插管，这可能是存在危险。现在已有带侧孔的适配器可以安装在现有的气管插管上，以进行喷射通气，无须重新插管。这些适配器还提供了一个端口，用于监测 HFJV 提供的近端压力。与 HFOV 一样，这些压力在气道和肺泡的较低部位会减弱。HFJV 过程中气体传输的机制复杂，包括 Taylor 弥散、加速轴向弥散、通过 Kohn 孔隙的侧流增加、节段间气体混合或 Pendelluft 现象、非对称气流分布及由于支气管压力-直径非线性关系导致的气道内气体混合。常频呼吸机与 HFJV 联用，以提供 PEEP 和叹息呼吸。叹息呼吸对于肺复张和维持肺容量非常重要。叹息呼吸的充气压力应低于 HFJV 的 PIP，以免干扰喷射脉冲的输送。HFJV 中的呼气是通过弹性回缩被动进行的。

可设置 3 个参数：PIP、喷射阀时间和频率。PIP 的设定通过自动调整机器内部的伺服压力来实现。如果 PIP 低于设定水平（如顺应性/阻力改善），机器会提高伺服压力以提高 PIP。相反，如果 PIP 升高（顺应性/阻力恶化），则降低伺服压力以将 PIP 降到设定水平。因此，伺服压力水平的变化对于所需的 PIP 是呼吸顺应性/阻力的重要指标。喷射阀时间是指喷射阀打开以产生输送给患者的喷射脉冲的时间，设定为 0.02s，这几乎等同于 T_i。增加喷射阀时间可改善潮气量，但存在减少呼气时间的风险，从而导致空气滞留。频率通常设置为 420 次/分。减少频率会增加呼气时间，使肺泡排空更充分，但会降低分钟通气量。增加频率会减少呼气时间，可能导致气体潴留。

HFJV 期间监测的参数包括 PIP、ΔP、PEEP、MAP 和伺服压力。PEEP 通过常频呼吸机调节。ΔP 指 PIP 和 PEEP 之间的差值，它负责产生 Vt。可以通过调整 PEEP 来调整 MAP。以 PSI 为单位测量的伺服压力是产生所需 PIP 的内部系统压力的指示器。较大的患者和顺应性较高（阻力较低）的肺需要较高的伺服压力。

（四）临床应用

这两种高频通气模式已用于治疗由实质性肺疾病引起的严重呼吸衰竭，其中主要的病理生理包括肺不张、肺内分流、通气-血流失调和顺应性下降。

所有 3 种高频通气模式均被报道能够通过充分的肺复张来改善氧合。HFJV 在处理气漏时特别有用，尤其是当存在阻止使用高气道压力的支气管胸膜瘘时，HFJV 已成功支持患有支气管胸膜瘘患者的气体交换，同时保持瘘管流量较低。

HFJV 特别适用于除肺泡间质病变外，还存在显著胸腔内气道阻塞的患者。图 6.13 显示了气道阻塞患者的 HFOV 和 HFJV 的比较。上图显示了 HFOV 期间的肺和气道压力。主动呼气过程中产生的大部分负压传递到阻塞部位,而胸膜和肺泡压力仍然为正。这会产生过高的跨壁压,促进动态气道塌陷,进一步加剧已有的过度充气和气体滞留。下图显示了同一患者在 HFJV 时的情况。由于呼气是被动的,腔内压力不会低于 PEEP。跨壁压在 HFJV 中不会像在 HFOV 中那样显著升高,从而促进气道塌陷。因此,在处理如毛细支气管炎等阻塞性气道疾病患者时,HFJV 可能是比 HFOV 更优的选择。

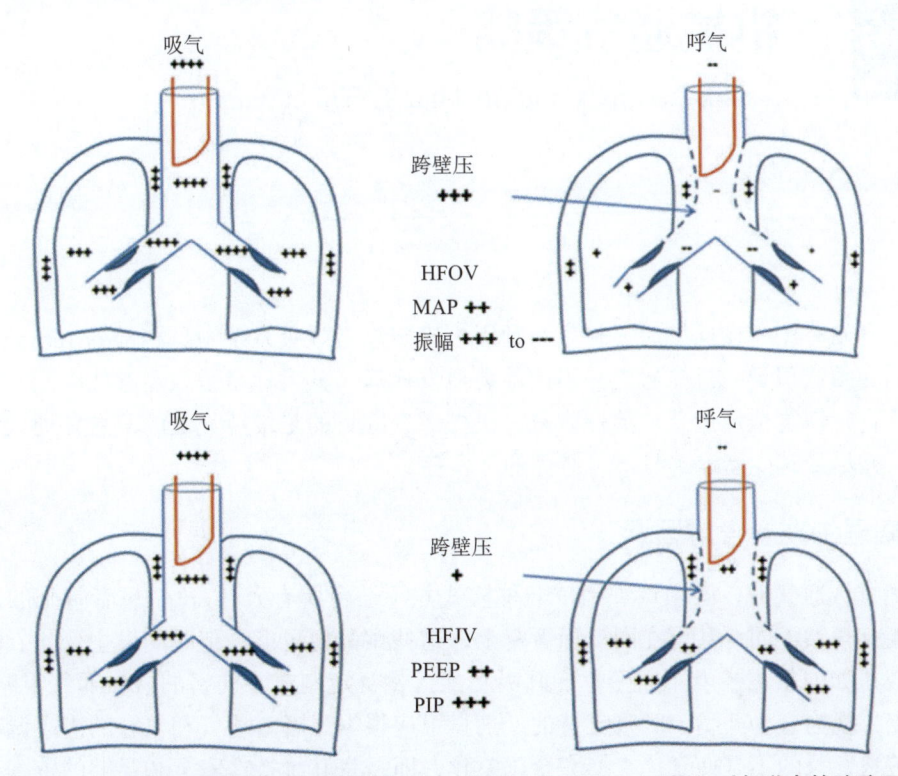

图 6.13 下呼吸道阻塞患者在使用 HFOV(上图)和 HFJV(下图)时气道内的跨壁压
呼气过程中,HFOV 的近端气道压力相对于阻塞处的胸腔内压力呈负值,导致动态气道塌陷。在 HFJV 中,管腔内压力不低于 PEEP,因此呼气期间导致气道塌陷的跨壁压在 HFJV 中低于 HFOV

(徐豆豆 王 杨 译)

第 7 章 机械通气策略

Ashok P. Sarnaik and Shekhar T. Venkataraman

在决定开始有创机械通气时,临床医师需要确定患者呼吸系统中哪些部分出现衰竭并需要支持。我们必须认识到,机械通气并不能治愈原发疾病,其目标是争取足够的时间,直到功能障碍的组织自行恢复或通过药物治疗恢复。机械通气的目的是维持充足的氧合和通气,以确保组织活性,并尽量减少治疗本身不可避免的并发症。

一、病理生理学考虑因素

在实施机械通气时,必须认识到"一种模式并不适合所有人"。每位患者基础的病理生理紊乱都可能有很大不同,甚至在同一患者身上,这些紊乱也可能会随时间发生变化。临床医师面临的挑战是如何根据患者不断变化的呼吸功能,量身定制最小伤害的机械通气策略。为此,应将呼吸支持视为一种药物。呼吸支持的"剂量"应根据患者对通气和氧合的需求调整,并采用适当的策略,目的不是使气体交换完全正常化,而是将其维持在安全和足够的范围内,以利于恢复。两个主要的目标组成部分是:①肺泡通气,以排除二氧化碳;②动脉氧合,以维持向组织输送充足的氧气。

(一)肺泡通气量(V_A)

分钟通气量是潮气量与呼吸频率的乘积(V_T×呼吸频率)。由不参与气体交换的传导气道构成的死腔也算作是潮气量的一部分。参与气体交换的空气量为肺泡通气量,计算公式为 V_A=(V_T−V_D)×呼吸频率。为方便起见,该等式假定气体流动是以大量流动的形式进行的,这表明潮气量的第一部分由先前呼出的气体组成,它占据了传导气道(V_D),因此在将新鲜空气带入肺泡方面毫无用处(图 3.2)。所以,V_A 的决定因素是潮气量(V_T)、死腔(V_D)和呼吸频率。

肺泡通气量方程可改写为 V_A=(V_T×呼吸频率)−(V_D×呼吸频率)。可以推测,增加 V_A 的最有效方法是增加 V_T,而不是增加呼吸频率。表 7.1 说明了 V_T 和呼吸频率的不同组合对分钟通气量和 V_A 的影响。在解剖死腔不变的情况下,在提供相同分钟总通气量的多种 V_D 和 V_T 组合中,V_T 越高、呼吸频率越低,V_A 越大。V_T 和呼吸频率都有重要的局限性。在较高的 V_T 下,可能会出现容量创伤的风险,而在较高的呼吸频率下,可能会影响吸气和呼气时间是否足以向肺泡提供预设的 V_T。根据病理生理学的改变,临床医师必须决定哪种组合损伤、最小、最有效地提供 V_A 剂量以达到理想的 $PaCO_2$。

针对 V_A 的流体模型概念并不完全准确。这是因为存在摩擦阻力和不对称速度，尤其是在呼吸频率较高和潮气量较低的情况下，如高频通气（图3.2）。由于摩擦阻力，气体分子的运动速度不对称，而不是整体运动。中心的分子运动速度快于外围的分子。因此，进出肺泡的气体体积实际上高于纯粹的散流运动。

表 7.1 V_T、V_D 和呼吸频率与 V_A 的关系

V_T (ml)	V_D (ml)	V_T-V_D (ml)	呼吸频率（次/分）	每分通气量（L/min）	V_A (L/min)
200	100	100	30	6	3.0
250	100	150	24	6	3.6
300	100	200	20	6	4.0
350	100	250	17	≈6	4.25
400	100	300	15	6	4.5

（二）时间常数

气体从高压向低压输送。只要压力梯度存在，气体流动就会持续，当近端压力与远端压力达到平衡后，气体流动就会停止，不会再输送额外的气体。压力平衡不会立即发生，这需要时间。压力从近端传递到远端所需的时间与顺应性（与弹性阻力相反）和阻力（与传导性相反）成正比。当顺应性降低时，压力平衡速度更快，因为肺泡会在更大程度上抵制膨胀，并迅速充盈。另一方面，当阻力增加时，压力平衡时间则较长。顺应性与阻力的乘积（C×R）为时间常数（TC），是容量变化达到一定百分比所需的时间。在恒定的吸气压力下，最大潮气量的63%、95%和99%将分别在1、3和5个时间常数内完成。同样，呼气时，在1、3和5个时间常数内，将分别呼出初始容量的63%、95%和99%（图2.2）。正常情况下，呼气时间常数（TC_E）大于吸气时间常数（TC_I），因为呼气时气道变窄，导致气道阻力增加。顺应性降低时，TC下降，TC_E更接近TC_I。随着阻力的增加，TC_I和TC_E都会延长，但TC_E的延长时间要比TC_I长得多（图2.3）。

大多数需要机械通气支持的肺部疾病有两种情况：①肺顺应性降低（时间常数降低）；②阻力增加（时间常数增加）。肺顺应性降低的疾病状态（急性呼吸窘迫综合征、肺炎、肺水肿等）能更快地平衡肺泡充盈和排空的压力。然而，肺部疾病很少是单一的。虽然总的时间常数可能会降低或升高，但TC升高和降低的区域可能同时存在于同一患者体内，而且在不同时期其各自的作用可能会发生变化。临床医师必须确定哪个部分占主导地位。时间对输送或（排空）具有不同时间常数的肺单元容量的影响见图2.4。增加吸气或呼气时间会导致TC增加（阻力增加）区域的肺容量变化更大，但在时间常数较短（顺应性降低）的区域，对肺容量的变化几乎没有影响。

（三）功能残气量

虽然大气只在吸气时进入肺泡，但肺泡气体和肺毛细血管血液之间的气体交换是持续进行的。在吸气过程中，当具有较高PO_2的新鲜气体进入肺泡时，肺泡氧分压（PAO_2）会升高。呼气时，脱氧的肺动脉血液继续排出O_2。因此PAO_2在吸气时上升，呼气时下降。另一方面，肺泡PCO_2（$PACO_2$）在吸气时会下降，因为它被含有微量CO_2的气体稀释，而在呼气时会上升，因为CO_2正从肺循环中补充进来。肺泡气体成分在吸气和呼气过程中的波动会受到功能残

气量（FRC）的缓冲，功能残气量指呼气末留在肺内的气体。呼吸周期中 PAO$_2$ 和 PACO$_2$ 的变化仅为几拖（图 7.1）。

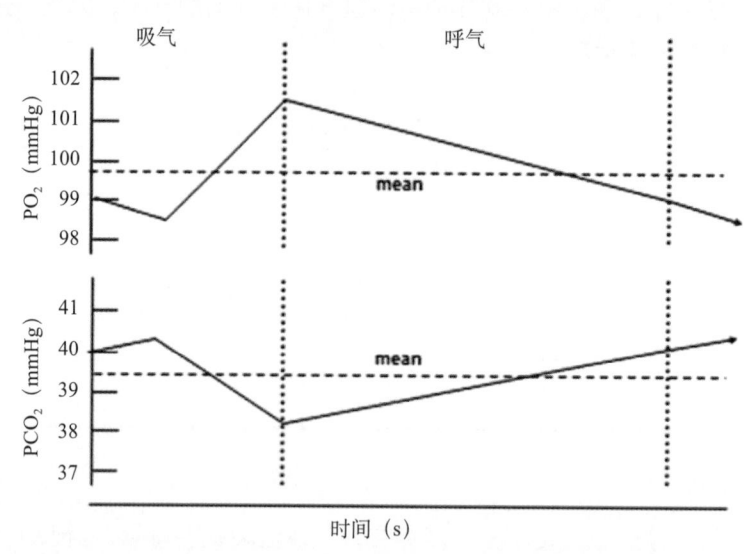

图 7.1 肺泡 PO$_2$ 和 PCO$_2$ 在整个呼吸周期中波动。吸气时，随着新鲜气体进入肺泡，PAO$_2$ 上升，PACO$_2$ 下降。呼气时，随着肺动脉循环不断排出 O$_2$ 和补充 CO$_2$，PAO$_2$ 下降，PACO$_2$ 上升。请注意，在吸气早期，由于死腔（之前呼出的气体）的占据，PAO$_2$ 继续下降，PACO$_2$ 上升。肺泡气体张力的波动程度由 FRC 缓冲（引自 Comroe JH: Physiology of respiration, ed 2, Chicago, 1974, Year Book Medical Publishers, p 12）

通过扩散过程，肺毛细血管循环与 FRC 处于平衡状态。平均 PAO$_2$ 和 PACO$_2$ 分别约为 100mmHg 和 40mmHg。吸气时 PAO$_2$ 升至 102mmHg，呼气时降至 98mmHg。同样，呼气时 PACO$_2$ 升至 41mmHg，吸气时降至 38mmHg。在正常情况下，由肺毛细血管带入肺泡的全身静脉血的 PO$_2$ 和 PCO$_2$ 分别为 40mmHg 和 46mmHg。FRC 代表肺毛细血管血液始终可用于气体交换的环境。当肺毛细血管血液流经肺泡时，会被"动脉化"为 PO$_2$ 100mmHg 和 PCO$_2$ 40mmHg。FRC 降低的主要病理生理效应是低氧血症。由于可用于气体交换的容积有限，FRC 的降低导致呼气时 PAO$_2$ 急剧下降。肺毛细血管血液的 PO$_2$ 因此过度下降，在呼气时接近静脉 PO$_2$，导致动脉 PO$_2$ 下降。当 FRC 降低且患者呼吸室内空气时，由于 O$_2$ 解离曲线呈 S 形，吸气时 PAO$_2$ 的增加无法弥补呼气时 PAO$_2$ 的降低。由于血液中的大部分 O$_2$ 与 Hb 结合，因此获得平均值的是氧合血红蛋白的百分比（SaO$_2$），而不是 PaO$_2$。呼气时 Hb 的氧气急剧解离会导致动脉氧饱和度下降和低氧血症。在 FRC 严重耗竭的情况下，低氧血症会对补充氧气产生抵抗。由于二氧化碳解离曲线相对呈线性，因此只要维持 V$_A$，FRC 的降低不会对 PaCO$_2$ 产生显著影响。在机械通气过程中，可采用两种策略来改善因 FRC 下降而导致的低氧血症。第一种是"开肺"策略，试图通过呼气末正压（PEEP）来增加 FRC。第二种策略是增加呼吸周期中的吸气时间（T$_I$）部分，使肺毛细血管血液接触高浓度氧气的时间更长，而在呼气时间（T$_E$）中接触低浓度氧气的时间更短。为了使增加的 T$_I$ 产生良好的效果，必须确保减少的 T$_E$ 仍足以使肺泡充分排空。这种策略需要降低呼气时间常数，例如在顺应性降低的疾病状态下。反比通气（IRV）和气道压力释放通气（APRV）就是这种策略的极端例子。

(四) 压力-容量（P-V）关系

在机械通气支持过程中，一个重要的考虑因素是通气压力变化而导致的容量实时变化（图 7.2）。塌陷或不张的肺泡需要相当大的压力才能打开。一旦打开，肺泡继续扩张所需的压力相对较小。打开塌陷肺泡的过程称为肺泡募集，其目的是增加肺活量。在潮式呼吸过程中，打开不张肺泡并使其保持扩张状态被称为"开肺"策略。在潮式呼吸过程中重复打开和关闭肺泡(称为"潮式复张")会对肺造成伤害，是呼吸机诱发肺损伤的重要组成部分。对不张肺泡施加的压力首当其冲地作用于脆弱的末端气道-肺泡连接处，造成不张肺泡损伤。此外，最大限度开放的肺泡所承受的压力会导致肺泡过度扩张，从而造成肺容量创伤。大多数肺不张肺病（如 ARDS）都具有异质性。数百万个肺泡中的每一个都有自己的力学特性；然而，整个肺的压力-容量复合关系对概念化非常有用。

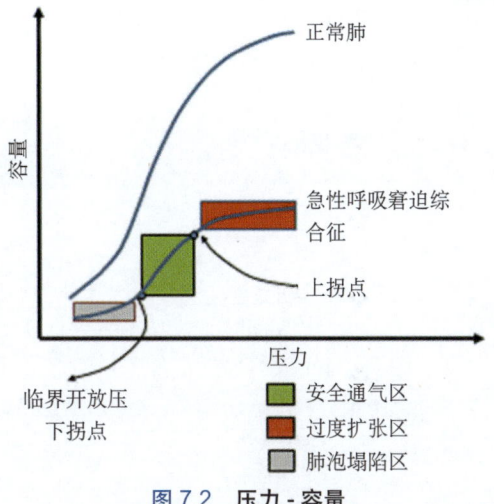

图 7.2 压力-容量

ARDS 患者的肺顺应性降低，且"安全"通气区域狭窄（绿色矩形），动态顺应性达到最大值。肺容量低于 P_{Flex} 下限（临界开放压）时的通气量导致肺泡塌陷和肺不张。肺容量超过上限时的通气 P_{Flex} 可导致容量创伤

(五) ARDS 与正常肺的关系

与正常肺相比，ARDS 肺的顺应性较差，导致 PV 曲线的斜率降低（图 7.2）。吸气开始时，不张肺泡被打开，容量相对较小的变化却需要较大的压力变化（PV 曲线的水平下部）。这些肺泡打开后，进一步增加容量所需的压力变化相对较小（PV 曲线的中间垂直部分）。肺泡膨胀到最大程度后，其 PV 曲线再次恢复水平状态，表明压力增加时容量不会进一步变化。当压力增加时，肺泡张开以接受更大的容量变化的点被称为下拐点（lower P_{Flex}），而当压力增加时，肺泡张开以接受较小的容量变化的点被称为上拐点（upper P_{Flex}）。机械通气支持的目标应是将 PEEP 保持在下拐点以上，并将肺泡峰压（PCV 时为 PIP，VCV 时为平台压）保持在上拐点以下，即所谓的通气"安全区"。如果 PEEP 低于下拐点，则临界关闭压高于 PEEP 水平的肺泡很可能会塌陷，并在随后的吸气过程中复张，这一过程被称为"潮气复张"，末端气道-肺泡连接处所承受的压力会对肺造成伤害。如果肺泡压力峰值高于上拐点，则很可能出现肺泡过度扩张，导致肺容量创伤和气压损伤。避免包括较低 P_{Flex} 在内的通气压力的策略是通过适量的 PEEP 使肺处于持续的复张。通过提供相对较少的 V_T 的 P_{Flex}，可避免在吸气过程中压力处于上部 P_{Flex}。

二、个体化机械通气策略

呼吸机功能的技术细节已在第 6 章中介绍。以下是建议临床医师在床边使用的方法。

在为患者制订机械通气策略时，需要评估某些生理参数（图 7.3）。这些参数包括 FRC、时间常数和临界开放压。由于无法随时获得这些变量的可靠测量值，临床医师必须根据疾病类型、临床发现、血气分析和影像学研究做出合理的假设。

(一) 呼吸周期的各个阶段

在为特定情况制订策略时，应考虑呼吸周期的 4 个阶段（图 7.4）：①开始吸气和一个受控变量，通常称为模式；②吸气阶段特征，决定吸气持续时间和如何提供压力或容量；③吸气终

止，通常称为周期；④呼气阶段特征，主要包括应用 PEEP。此外，还应决定在个别情况下允许患者与机器互动的程度和性质。

- ❖ 功能残气量
- ❖ 时间常数
- ❖ 临界开放压
- ❖ 评估
  - 疾病类型
  - 临床检查
  - 动脉血气
  - X 线胸片

图 7.3 根据病理生理学制订的机械通气的注意事项

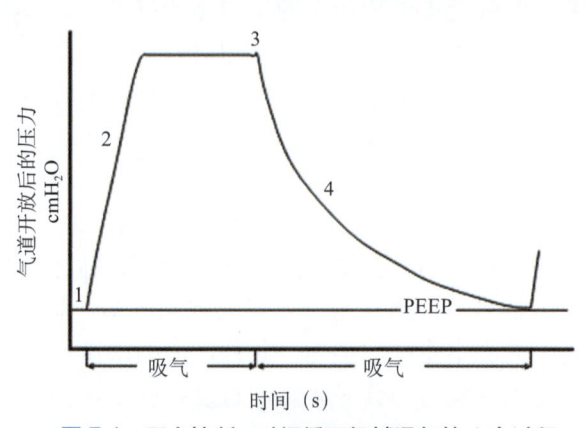

图 7.4 压力控制 - 时间循环机械通气的 4 个过程
①开始吸气；②吸气阶段特征；③结束吸气；④呼气阶段特征

（二）吸气触发和控制变量（模式）

吸气的启动可以设置为以预定的频率和时间间隔进行，与患者的努力无关，也可以根据患者的努力进行计时。一旦开始吸气，呼吸机就会通过精确设置的容量或压力参数（容量控制或压力控制模式）提供呼吸，或者支持患者努力达到预定的吸气容量或压力目标（容量支持或压力支持模式）。技术的进步使患者与呼吸机之间的同步性得以提高。可将呼吸机设置为由患者努力时接收到的信号"触发"。该信号可能由患者吸气力产生的呼吸机回路中的压力降低（压力触发）或基础流量（流量触发）降低产生。如果没有接收到这样的信号，呼吸机将按操作员选择的时间间隔进行呼吸。

1. 控制模式

（1）间歇指令通气（IMV）模式：在 IMV 模式中吸气以设定频率启动。在机器提供的呼吸之间，会为患者的自主呼吸提供新鲜气源。一旦启动，吸入的气体将以预先设定的压力（压力控制）或容量（容量控制）输送。患者呼吸系统的顺应性和阻力决定了在压力控制模式下输送的潮气量，或在容量控制模式下产生的吸气压力。IMV 模式的呼吸可与患者的吸气努力同步（SIMV）。

（2）辅助控制（AC）模式：在 AC 模式下，患者的每次自主呼吸都会触发由机器提供的压力或容量控制呼吸。一旦启动，吸气特性将根据预先设定的参数进行。如果患者触发的次数不足，则会设置一个备用控制频率，以确保最小的呼吸次数。由于每次自主呼吸都会触发一次机器送气，因此该模式不适合患者作为撤机策略。

控制变量一旦启动，即可控制潮气量或吸气压力。机械通气被描述为：当机器输出预定潮气量时，进行容量控制；当气道开口处产生预定吸入压力时，进行压力控制。在容量控制通气（VCV）中调整流速可确定吸气时间（T_I），潮气量将在此时间内输出；而在压力控制通气（PCV）中，T_I 将直接预设为施加吸气压力的时间。VCV 时产生的通气压力和 PCV 时提供的 V_T 是由呼吸系统的顺应性和阻力决定的次要变量。

VCV 和 PCV 有各自的优缺点（表 7.2）。在时间常数不均匀的患者中，一些肺单位很快充盈(顺应性降低的疾病)，而一些肺单位则需要更长的时间才能实现压力平衡(阻力增加的疾病)，PCV 的优势在于快速提高吸气压力，让时间常数短的区域在吸气早期充盈，让时间常数长的区域在吸气后期充盈（图 7.5）。

表 7.2　PCV 和 VCV 的特征

	压力控制通气	容量控制通气
模式	- 吸气压力 - 吸气时间 - 上升时间	- 潮气量 - 流速 - 吸气流速模式（恒定与减速）
机器给予容量	取决于呼吸系统的顺应性和阻力	恒定
通气压力	恒定	取决于呼吸系统的顺应性和阻力
吸气时间	精确设置	取决于流速调整
气管导管泄漏	略有补偿	部分输送量在送气过程中泄漏
通气分布	不同时间常数单位的肺更均匀	不同时间常数单位的肺部不太均匀
撤机过程	进气压力调节 所需的潮气量	潮气量保持不变，吸入压力自动减弱
患者舒适度	可能降低	可能增强

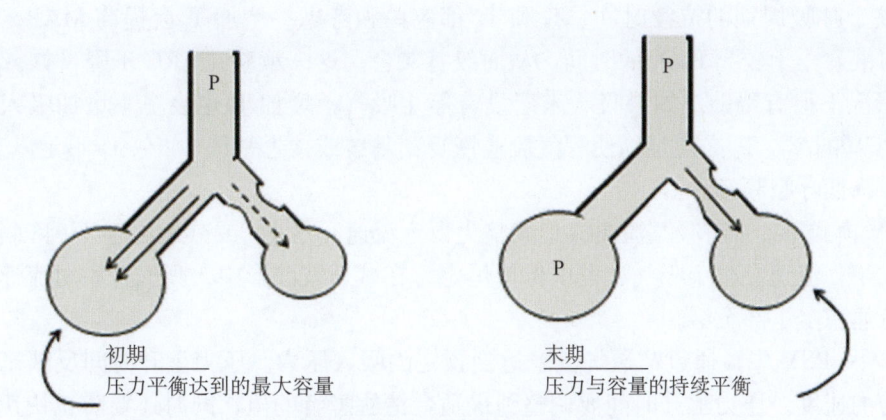

初期
压力平衡达到的最大容量

末期
压力与容量的持续平衡

吸气初期 - 具有短时间常数的区域迅速填充并与近端气道压力平衡
吸气末期 - 时间常数延长的区域接受更多的体积与较慢的压力平衡
结果：在阻塞性病变中，压力控制与容量控制通气相比，气体分布更均匀

图 7.5　压力控制通气装置

这限制了吸气压力的过度升高，并使潮气量的分布更加均匀。在 VCV 中，时间常数较短的区域将在整个吸气过程中优先被输送的潮气量填满，从而导致通气分布不均、吸气压力升高和 C_{dyn} 下降（图 7.6）。VCV 对于肺部相对正常或正在恢复的患者更有优势，因为可以提供可靠的 V_T。在这种情况下，随着顺应性和阻力的改善，吸气压力会自动下降。而使用 PCV 时，随着顺应性和阻力的快速变化，输送的 V_T 可能会发生显著变化，这就需要频繁地操作充气压力。

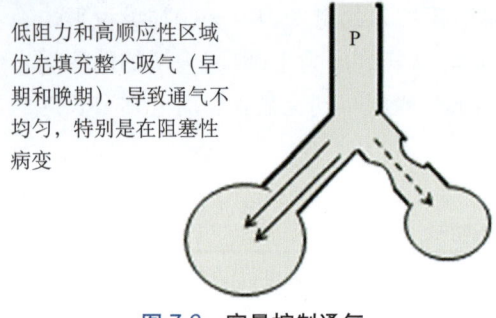

低阻力和高顺应性区域优先填充整个吸气（早期和晚期），导致通气不均匀，特别是在阻塞性病变

图 7.6　容量控制通气

2. **压力调节容量控制模式（PRVC）**　与 PCV 相比，PRVC 的优势在于每次呼吸的潮气量都是设定的，因此在一段时间内潮气量的输送更加稳定。当输送的潮气量低于设定的潮气量时，呼吸机会自动增加所需的吸气峰值压力，以达到目标潮气量，直至达到一定限度。当输出潮气量大于设定潮气量时，当顺应性改善时，吸气峰值压力会自动降低，以维持设定潮气量。其缺点是，在 PRVC 中，如果肺部疾病严重，为了维持潮气量，吸气峰值压力可能会升高到超过上拐点。因此，在 PRVC 中，需要更密切地监测吸气峰压的变化。

3. **支持模式**　压力支持通气（PSV）和容量支持通气呼吸（VSV）支持模式旨在支持患者的自主呼吸。使用 PSV 时，患者的自发呼吸努力可通过压力快速升高至预先选择的水平来支持。吸气一直持续到吸气流速下降到预先设定的水平（一般为肺充盈时达峰值流速的 25%）为止。因此，T_I 是由患者自身的努力和肺部力学控制的。使用 VSV 时，所有自主呼吸都通过产生吸入压力来支持，以提供预先设定的潮气量。它们经常结合，这样，任何高于 SIMV 频率的呼吸都可由 PSV 或 VSV 支持。

吸气阶段一旦启动，T_I、吸气流速波形和压力上升时间均可根据呼吸力学进行调整。在 PCV 中，T_I 直接以秒为单位进行设置。在 VCV 中，T_I 可通过调节吸气流速（随时间变化的容量）来调整。提高流速会降低 T_I，降低流速会提高 T_I。I∶E 比率取决于呼吸频率，而呼吸频率决定了整个呼吸周期的持续时间。T_I 和 T_E 都应单独考虑。增加 T_I 会提高 MAP，并延长肺毛细血管血液暴露于较高 PaO_2 的时间，从而改善氧合。这一策略在 FRC 下降（如 ARDS 或肺水肿）的情况下很有帮助。如果吸气末期没有停止吸气，增加 T_I 也会在不增加吸入压力的情况下增加 PCV 的 V_T。T_E 必须足以使呼气流速恢复到基线或接近基线。如果 T_E 不足以充分呼气，则可能需要降低呼吸频率。

在 VCV 模式下，可将吸气流速波形调整为恒定流速（方波）或减速流速（下降斜坡波形）。在方波模式下，流速在整个吸气过程中保持恒定。在减速波波形中，吸气开始时流速最大，吸气结束时流速稳步下降至零。

在 PCV 和 PSV 中，通过输送气流来达到预定的吸入压力。压力上升时间反映了呼吸机达到目标压力的速度。压力上升时间要调整到最适合清醒患者的值，同时还要防止快速上升和压力过冲对肺部造成伤害。

吸气终止（循环）根据所使用的模式，吸气终止由 3 种机制实现：时间切换、容量切换或流速切换。PCV 在预定的 T_I 结束后"循环关闭"（时间切换），VCV 在提供设定的容量后终止吸气，PSV 在吸气流速下降到预先选择的峰值流速百分比后循环关闭。循环呼吸量可以受压力限制，以防止压力上升超过一定限度。在这种情况下，当多余的容量在呼气回路中被排出时，就会产生吸气保持。虽然这种策略可以防止不必要的吸气压力升高，但输送给患者的容量却小于预定量。

4. **呼气期操作**　最有用的呼气期操作是使用 PEEP。PEEP 最重要的临床功效是募集不张肺泡和增加肺泡间质肺疾病患者的 FRC，从而改善氧合。即使短暂断开呼吸机并让肺泡压力达到零，也会导致大量肺泡塌陷和 FRC 损失，这需要一段时间才能在重新使用 PEEP 后恢复。在患有阻塞性疾病的患者中，呼气时间不足会导致自动肺通气不足，此时使用外源性 PEEP 可延缓气道关闭并改善通气状况。PEEP 的其他有益作用还包括将肺泡液移至肺泡外间隙，减少左向右分流和稳定胸壁。PEEP 对肺顺应性的影响是多变的，取决于患者的呼吸力学。通过将通气转移到压力 - 容量曲线中更有利的部分，PEEP 可吸入更多肺泡并改善肺顺应性。另一方面，过大的 PEEP 会导致肺泡过度扩张并降低顺应性（图 7.2）。FRC 对肺血管阻力（PVR）的影响呈抛物线状。正常肺容量时，肺血管阻力最低。当 FRC 过低（肺不张）和过高（气体扩展）时，PVR 会增加（图 7.7）。PVR 升高会增加右心室后负荷并损害心排血量。在低肺容量时，通气不足和无肺泡的肺内右向左分流增加，而在高肺容量时，由于肺灌注减少，死腔通气增加。机械通气策略的目标就是努力达到正常的肺容量。

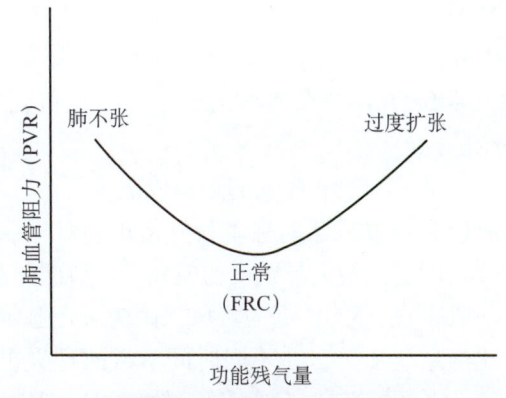

图 7.7 FRC 对 PVR 的影响。肺血管阻力（PVR）在正常 FRC 时最低。当 FRC 过低（肺不张）和过高（过度扩张）时，PVR 按比例升高

5. 气道压力释放通气（APRV） APRV 用于改善弥漫性肺不张（如急性呼吸窘迫综合征）患者的氧合情况。这种模式在呼吸周期的大部分时间（3～5s）内为呼吸系统提供高水平的持续正压（P_{high}），并在短暂的时间（0.3～0.5s）内间歇性释放压力而不使其归零（P_{low}）。P_{high} 的目的是募集肺泡并维持满意的肺容量，而 P_{low} 则是让肺泡气体逸出以排出二氧化碳，同时在呼气末仍维持肺泡正压以维持满意的 FRC。P_{high} 类似于 PIP，而 P_{low} 类似于设置 PEEP。患者在 P_{high} 和 P_{low} 阶段都可以呼吸。由于呼吸回路中的主动呼气瓣存在，患者可以进行自主呼吸，因此可以忍受较长的 P_{high} 阶段。

6. 高频通气（HFV） 高频通气是另一种治疗 I 型呼吸衰竭的方法，尤其适用于儿童。其策略是在高平均气道压（MAP）和高频率呼吸（HFV）的条件下，使用超生理呼吸频率来增加肺容量。在其周围产生相对较小的压力波动，以提供较小的 V_T。其目的是保护肺部免受过度潮气牵拉的影响，潮气牵拉是呼吸机诱发肺损伤的罪魁祸首。目前最流行的高频通气有两种形式：高频震荡通气（HFO）和高频喷射通气（HFJV）。当常频通气可能无效或造成损伤时，这两种方式通常被用作抢救治疗手段。HFO 采用平行偏压气流来回振荡，从中吸入空气。吸气时将空气推入，呼气时将空气吸出。氧合的主要决定因素是 MAP 和 FiO_2，而压力（振幅）的变化则决定通气量。HFJV 是将微量气体（喷射气流）以高速引入偏气流，从而携带更多气体。与 HFO 不同的是，由于肺和胸壁的弹性回缩，HFJV 的呼气是被动的。氧合的主要决定因素是 FiO_2 和 PEEP，而 PIP 则决定通气量。根据我们的经验，HFOV 是治疗以肺间质为主的疾病（如急性呼吸窘迫综合征和气胸）的有效方法。但是，对于气道明显阻塞的患者（如支气管炎、百日咳），由于气道内产生负压，使用 HFOV 可能会加剧呼气时的气道塌陷（图 6.13）。在这种情况下，HFJV 可能是首选。

7. 常规呼吸机设置

（1）吸入氧浓度（FiO_2）：血红蛋白-O_2 解离曲线的形状决定了在 PaO_2 约为 70mmHg 时，大部分氧气附着在血红蛋白上，在正常情况下，血红蛋白-O_2 饱和度（SO_2）为 94%。更高的 PaO_2 水平对增加氧气含量几乎没有帮助，同时还会使患者面临氧气中毒的风险。除非在特定

情况下（如一氧化碳中毒、肺动脉高压危象和严重贫血）临时需要更高的 PaO_2，否则能产生 90% 左右 SaO_2 的 PaO_2 就足够了。在大多数情况下，PaO_2 值在 70mmHg 左右是一个合理的目标。只要 SaO_2 保持在 90% 左右，就应尽可能将 FiO_2 降低到 < 0.50。一般认为 FiO_2 低于 0.50 是安全的。

模式：通气模式的选择取决于所治疗的疾病实体及呼吸机与患者互动的程度。肺部正常且有能力触发机器的患者最好使用容量控制模式下 SIMV、PSV 或 VSV 作为支持模式。重点应放在能提供最大舒适度的模式上。肺部异常（阻塞性或限制性）的患者需要更精确的通气策略。一般来说，VCV 更为可取，因为决定肺泡通气量的是 V_T，而不是作为次要变量影响通气量变化的通气压力。在不同时间常数的呼吸单位发生更严重的变化时，PCV 是首选，因为它能使 V_T 分布更均匀。无论选择哪种模式，都应持续监测呼气 V_T（VT_E）和 PIP。

潮气量、呼吸频率：肺泡通气量（V_A）的计算公式为（$V_T - V_D$）× 呼吸频率。解剖死腔潮气量一般估计为 2.2ml/kg。实施 V_A 的方式应根据患者的病理生理变化而定。最重要的考虑因素是时间常数，它是顺应性和阻力的乘积。

对于肺部正常的患者，可以假设时间常数为正常值。V_T 可选为 8～10ml/kg，呼吸频率与年龄相符。对于此类患者（如癫痫状态、外伤/代谢性疾病、神经肌肉功能障碍等），应调整肺泡通气量，以通过 $ETCO_2$ 或血气分析监测维持理想的 $PaCO_2$。

在肺顺应性降低的患者中（如急性呼吸系统综合征、肺水肿、间质性肺炎），时间常数比正常人短，压力平衡发生得更快。此外，较大的潮气量和较高的通气压力也会对肺部造成伤害。此类患者最好使用相对较低的潮气量（6～7ml/kg）和较高的呼吸频率进行通气，以维持足够的 V_T。使用 PCV 时，应选择适当的通气压力（PIP-PEEP）以提供所需的容量。如果使用 VCV 或 PRVC，吸气末压力应尽可能保持在 $30cmH_2O$ 以下。

对于气道阻力增加的患者（如哮喘），时间常数会延长，因此需要更长的时间来平衡压力并向远端输送容量。此类患者的通气速度应慢一些，以便为吸气和呼气提供足够的时间。为了补偿较慢的通气频率，V_T 需要根据需要增加到 12ml/kg（表 7.3 和表 7.4）。

表 7.3　对呼吸系统顺应性严重下降（如急性呼吸窘迫综合征、肺炎）患者进行机械通气的一般建议

年龄（岁）	频率（"快"）	潮气量（"浅"）	I：E
0.1～2.0	30～40 次 / 分	6ml/kg	（1.0～1.5）：2
2～4	25～30 次 / 分	6ml/kg	（1.0～1.5）：2
5～12	20～25 次 / 分	6～7ml/kg	（1.0～1.5）：2
13～18	20 次 / 分	6～7ml/kg	（1.0～1.5）：2

注：调节 PEEP（≥ $6cmH_2O$），以提高 P_aO_2/FiO_2，监控 C_{dyn}

表 7.4　对严重阻塞性肺疾病（如哮喘状态）患者进行机械通气的一般建议

年龄（岁）	频率（"慢"）	潮气量（"深"）	I：E
1～4	18～20 次 / 分	10ml/kg	1：3
5～8	14～18 次 / 分	10～12ml/kg	1：3
9～12	12～14 次 / 分	12ml/kg	1：3.5
13～18	8～12 次 / 分	12ml/kg	1：4

注：增加足够的 PEEP，以抵消内源性 PEEP，监控 C_{dyn}

(2) 吸气时间（T_I）和呼气时间（T_E）：T_E 和 T_I 都需要设置为能够实现令人满意的吸气时间和呼气时间。除了考虑 I：E 比值外，T_I 和 T_E 还应相互独立地考虑是否足以实现压力平衡。这当然取决于时间常数。每个呼吸周期的总时间由呼吸频率（RR）决定。因此，当 RR 为 12 次/分时，T_I+T_E 为 5s；当 RR 为 20 次/分时，T_E+T_I 为 3s。在正常呼吸模式中，呼气时间是吸气时间的 2 倍，压力平衡发生在这两个阶段的任何一个末尾。在肺顺应性下降的疾病情况下，由于时间常数较短，压力平衡很少会出现问题，因此呼吸频率较快，V_T 较小。T_I 的延长通常是通过提高 MAP，使肺毛细血管血液暴露于较高 PAO_2 的时间更长来改善氧合。在气道阻力增加的疾病中，时间常数会延长。但是，TC_E 的延长时间远远超过 TC_I，因此不仅需要减慢呼吸频率，还需要延长呼气时间，I：E 比为 1：3 或更高。确定有效 T_I、T_E 和 I：E 比的最佳方法是观察呼吸机波形和 VT_E 的流速时间关系。气流应完全接近，尤其是在呼气末，而 VT_E 应足以获得足够的 V_A。在 PCV 和 PRVC 中，T_I 直接由呼吸机设置设定，而在 VCV 中，它是吸气流速的函数，吸气流速的设定是为了在 T_I 持续时间内分配 V_T。

(3) 呼气末正压（PEEP）：PEEP 最重要的应用是在肺泡间质疾病中，将 FRC 提高到临界开放压以上或降低 P_{Flex}，使通气在相对安全的区域内进行、改善 C_{dyn}，避免肺泡塌陷（图 7.2）。增加 FRC 可改善氧合和减少氧气需求。通常根据 PaO_2/FiO_2 值来选择理想的 PEEP。还应考虑到 PEEP 对静脉回流的不利影响会损害心排血量。在阻力增加的疾病中，使用 PEEP 可延迟气道关闭并减少气体潴留。可通过测量使用 PEEP 前后的自动 PEEP 来监测这种效果。通过呼吸机施加 PEEP 后，希望内源性 PEEP 有所下降。气管导管的存在可防止患者在声门部分关闭的情况下呼气而发出呻吟声。呻吟有助于呼气末维持正压以保持肺泡容量。因此，所有插管的患者，即使是肺部正常的患者，至少也应该有少量的 PEEP（2～4cmH$_2$O）以维持 FRC。

最佳 PEEP 是在预期目标和不希望出现的不利影响之间达到可接受平衡的水平。预期目标是：①将吸入氧浓度降至"无毒"水平（通常小于 50%）；②将 PaO_2 或 SaO_2（动脉血氧饱和度）分别维持在 60mmHg 以上或 90% 以上；③改善肺顺应性；④最大限度地输送氧气。

三、撤机和拔管

机械通气虽然能挽救生命，但也会带来不良反应和并发症。因此，一旦患者能够舒适地通过自主呼吸维持充分的气体交换，就必须停止机械通气。在为患者断开机械通气时，必须考虑减少对患者伤害最大的支持部分。通常依次为 FiO_2、吸气压力（或 V_T）和呼吸频率。此外，为了患者的舒适和安全，应更多地依赖支持模式而非强制模式。

（一）撤机过程

机械通气的撤机是从通气支持向完全自主呼吸的过渡。在这一转变过程中，患者要承担越来越多的有效气体交换的责任，同时减少正压支持。当患者通过完全自主呼吸维持充分的气体交换，同时在没有任何机械辅助的情况下仍能保持舒适时，撤机即告完成并宣告成功。如果没有机械支持，患者的自主呼吸无法维持有效的气体交换，则撤机失败。拔管时间通常与患者能够维持可接受的气体交换在没有呼吸机支持的情况下的相一致。拔管失败是指拔管后 48h 内需要再插管。

（二）开始撤机

应在以下情况下开始撤机：①基础疾病进程正在改善；②气体交换充分；③不存在对呼吸肌造成过重负担的情况，如心功能不全、严重营养不良和肌无力；④随着呼吸机支持的减少，患者能够维持自主呼吸，而不会消耗过多能量。通过测量气体交换、呼吸系统力学和 X 线检查结果，可以评估基础疾病过程的改善情况。不能武断地强迫患者撤机，因为撤机过程的快慢由患者自己决定。患者有效呼吸的能力取决于几个因素：①呼吸肌的力量；②心血管系统的稳定性；③呼吸功能；④患者的总体营养状况；⑤是否存在基础高分解代谢状态（如败血症）。

（三）撤机技术

撤机的方法有突然停止通气支持和逐渐停止通气支持两种。最常见的做法是逐步减少呼吸机设置，包括逐步减少机械通气分钟量、FiO_2 和 PEEP，同时评估患者对这种变化的耐受能力。目前，大多数患儿在使用 SIMV 撤机时都会添加或不添加压力支持，或仅使用压力支持。在撤机结束时，患者有可能在脱离机械通气之前接受拔管准备试验（ERT）。ERT 被定义为一种测试完全自主呼吸能力的试验，它可以在有或没有最低限度辅助的情况下维持气体交换。启动 ERT 的标准如表 7.5 所示。

研究表明，在儿童患者中，如果符合开始撤机的标准，50%～75% 的患者在通过 ERT 后即可脱离机械通气，而无须逐步减少呼吸机设置。更快速撤机的前提是，许多患者一旦达到开始断机的标准，就可以立即撤机，因此不需要长时间的断机过程。如果患者符合表 7.6 中列出的标准，就可以对他们进行 ERT。如果 ERT 成功，患者即可脱离机械通气。如果 ERT 失败，则可继续进行机械通气，但通气量应保持在患者舒适且不增加呼吸工作量的水平。如果继续进行有创机械通气，可在 24h 后重复 ERT。在适当和符合条件的情况下，转为无创机械通气。如果决定采用拔管无创正压通气支持，则应根据维持气体交换和减少呼吸功所需的压力支持水平对患者进行测试（表 7.6）。

表 7.5　启动拔管准备试验（ERT）的标准

ERT 的资格
1. 急性呼吸衰竭的病因得到改善或缓解
2. 充足的氧合
$PaO_2 > 65mmHg$
●$SpO_2 > 95$
●$FiO_2 < 0.4$
●$PEEP < 7cmH_2O$
3. 充分通气
●$PaCO_2 < 45mmHg$，无慢性呼吸衰竭
●$PaCO_2 > 45mmHg$，动脉 pH 可接受，伴有慢性呼吸衰竭
4. 核心温度低于 38.5℃
5. 去除镇静药后的精神状态
6. 只需极少或无须血管活性剂
●在接下来的几小时内，不应计划任何程序
●ERT 前应停止肠内喂养 4h
●为婴幼儿静脉注射维持液

表 7.6　通过拔管准备试验的标准

测试期间能保持 $SpO_2 > 95\%$
●呼吸舒适，没有明显的回缩或矛盾呼吸

续表

- 呼吸频率在以下范围内：(a) 年龄＜6个月：20～60次/分
  (b) 6个月至2岁：15～45次/分
  (c) 2～5岁：15～40次/分
  (d) ＞5岁：10～35次/分
- 自发潮气量＞5ml/kg
- 试验期间无血流动力学不稳定

（四）ERT 试验

常用的 ERT 方法有 3 种：通过呼吸机提供的 CPAP、T 组合呼吸器支持，以及有 PEEP 存在下的压力支持。在 CPAP 试验过程中，患者被置于低水平的 CPAP（通常为 5cmH₂O），可使用或不使用补充氧气，也不需要任何压力支持。T 组合呼吸，患者脱离呼吸机，并向气道提供加湿补充氧气。在该系统中，来自雾化器/加湿器的波纹管连接到 T 组合的一端，波纹管的延伸部分连接到 T 组合的另一端。调节流速是为了在吸气和呼气时从 T 组合上的延伸片产生恒定的气流，以便设备能与患者的分钟通气量相匹配。这相当于患者每分钟通气量的至少 3 倍。有人担心气管插管会增加呼吸功。因此，有人主张使用低水平 PSV（5～10cmH₂O）作为 ERT，认为这样可以克服通过人工气道呼吸的阻力。多项研究表明，大小合适的气管导管通过 T 组合回路提供充足的吸气流速不会增加吸气功。ERT 的持续时间从 30min 至 2h。如果不符合表 7.6 中列出的任何标准，则终止 ERT。一些呼吸机（如 Servo-I）不提供特定水平的压力支持，而是提供一种称为"容量支持"的容量目标压力支持模式，可确保最低潮气量和分钟通气量。当压力支持水平降低到预定的低水平（通常小于 8cmH₂O），同时保持潮气量至少为 5ml/kg，患者就可以脱离机械通气。大多数临床医师倾向于使用 CPAP 或带 PEEP 的压力支持试验。

（五）拔管

患者必须清醒、有意识，并有气道保护措施。呼吸必须有效，没有费力。必须在相对较低的 FiO_2 下建立充分的气体交换。心血管功能良好是先决条件。ERT 成功后，患者可以拔管，脱离机械通气，完全自主呼吸，无须任何正压支持。当 ERT 失败时，如果患者是合适的人选，仍可拔管进行无创通气。要成为无创机械通气的候选者，患者必须具备足够的气道保护功能，并能耐受必要的鼻罩或面罩。对于婴儿，可以选择拔管使用鼻腔 CPAP。重要的是要记住，虽然他们已经摆脱了气管插管，但还没有摆脱正压支持。因此，可以将无创通气视为完全摆脱正压支持的过渡步骤。

拔管失败是指在拔管后 48h 内需要重新插管。

延长撤机过程的因素包括：①病情缓解缓慢；②呼吸泵衰竭；③心理因素。呼吸泵衰竭可能是由于呼吸工作负荷增加、呼吸肌能力下降或两者共同作用造成的。镇静药引起的呼吸中枢功能障碍、神经逻辑功能障碍和代谢性碱中毒都可能导致通气驱动力下降。膈神经损伤、胸壁夹板和不稳定是心血管手术后的诱因。它们会增加呼吸的工作量。

四、呼吸机引起的肺损伤

呼吸机诱发的肺损伤（VILI）是一个术语，包括机械通气造成的多方面损伤。肺泡过度膨胀可导致肺泡破裂。气胸、纵隔气肿、气腹、心包气肿、间质性肺气肿和皮下肺气肿都是明显的呼吸机诱导的肺损伤的例子。这些肺泡外积气的例子可能会因心血管受损而危及生命。支气管胸膜瘘是支气管和胸膜间隙之间形成的一条通道，导致气道中的空气几乎持续不断地流入胸膜间隙。保护性肺通气可将呼吸机诱发的肺损伤发生率降至最低。

（一）气道损伤

穿越上气道的气管导管可能会造成严重的气道损伤。过紧的绑带会造成压力损伤，导致口角（经口气管导管）或鼻翼（经鼻气管插管）溃疡。腭部损伤的范围从简单的溃疡到深沟，包括严重情况下的外伤性腭裂。由于新生儿和幼儿的组织较软，因此特别容易受到伤害。喉部损伤可从轻微肿胀扩展到涉及声门上结构和声带的黏膜溃疡。婴幼儿和儿童常见的损伤位于声门下区，可能从轻微肿胀到严重溃疡不等。瘢痕和肉芽肿的形成可导致严重的气道阻塞。增加气管损伤风险的因素包括气管导管的尺寸、高充气罩囊压力、组织灌注减少、上呼吸道感染、插管持续时间及头颈部运动。为了保持呼吸道通畅并清除分泌物，如果操作粗暴，也会造成损伤。气管损伤可导致气管狭窄和（或）气管软化。

（二）生物损伤、剪切力损伤、氧创伤

在压力增加和频率增加的情况下，大的 V_T 会导致循环应变，这可能导致肺泡上皮细胞和毛细血管内皮细胞及毛细血管内泡之间的紧密连接破裂。由此产生的生物创伤可能导致促炎细胞因子的释放，进一步损伤肺并进入体循环，导致多器官功能衰竭。有证据显示，对于 ARDS 患者，避免 $V_T \geq 10ml/kg$ 和 $P_{plat} \geq 30cmH_2O$ 可限制弥漫性肺泡损伤。肺泡外损伤是肺泡周期性开放和关闭对肺泡壁造成的剪切应力。将 PEEP 保持在 P_{Flex} 下限以上可防止肺泡反复塌陷。重要的是，肺泡单元既不能过度扩张，也不能塌陷。谨慎调整 PEEP 还有助于降低 FiO_2，这也是肺损伤（高氧肺损害）的另一个来源。虽然不知道低于哪个 FiO_2 值就不会有氧气中毒的风险，但谨慎的做法是将该值设定为小于 0.6。

（三）呼吸机相关肺炎

呼吸机相关肺炎（VAP）的病理生理学是多因素的。口腔和（或）胃分泌物的吸入、ET 管的定植、咳嗽的抑制和黏膜清除的障碍共同起作用。新出现的发热和白细胞增多，以及 X 线胸片上新观察到的浸润，都与 VAP 诊断一致。发生 VAP 会导致气体交换恶化、通气时间延长甚至死亡。在开始机械通气后将床头抬高至 30°，并在机械通气期间采取口腔护理措施，是降低 VAP 风险的有效方法。减少上述并发症的最有效策略是定期评估拔管准备情况，并在临床可能的情况下尽快脱离机械通气。

五、心肺相互作用

从解剖学上讲，心脏位于两个肺之间，从功能上讲，肺位于两种心脏循环之间：体循环和肺循环。一个器官的改变会影响另一个器官的功能，这一点不足为奇。心肺之间的相互作用可分为神经、体液、功能和机械作用。神经交互作用是指当呼吸系统或心血管系统受到干扰时，由于两个系统之间的神经联系而产生的变化。例如，低氧血症会刺激外周化学感受器，导致呼吸亢进和换气过度。肺膨胀可引起心率的反射性变化。体液相互作用是通过肺膨胀时肺部释放的物质介导的，这些物质会影响心血管系统。功能性相互作用指一个系统的功能障碍对另一个系统的影响。心力衰竭会影响气体交换和呼吸功能。慢性肺部疾病可导致肺动脉高压，从而影响右心室功能，这些被称为功能性心肺相互作用。机械相互作用是由于肺容量和胸膜腔内压力

的变化影响心血管功能。

(一)机械心肺相互作用

在吸气时，有肺容量的变化以及胸腔内压力的变化。在自主呼吸和负压通气时胸膜腔内压力为负，而正压通气在吸气时胸膜腔内压力升高。心肺相互作用涉及肺容量或胸膜腔内压力的变化，影响一个或两个心室的心率、前负荷、收缩力和后负荷。正常潮气量下的肺膨胀通过抑制迷走神经来增加心率。

自主呼吸可通过增加静脉回流压力梯度来提升右心室前负荷。另一方面，正压通气可通过降低静脉回流压力梯度来降低右心室前负荷。正压通气对静脉回流的影响在休克时会加剧，尤其是由于血容量不足。这种影响大量输液可以减轻。肺血管阻力(PVR)在功能残气量正常时最低。当肺容量低于或高于功能残气量时，肺血管阻力会增加（图7.7）。肺不张时，会出现局部缺氧性肺血管阻力和血管扭结，从而导致PVR增加。肺过度膨胀导致肺泡血管受压和PVR上升。自发吸气时，右心室前负荷增加。右心室舒张末期容积的增加导致左心室舒张末期容积和顺应性下降，左心室充盈度降低。右心室和左心室对后负荷的影响不同。胸膜腔内压力的变化由右心室和肺循环平均分担，但左心室虽然经历了这些变化，但体循环的大部分都在胸腔外，不受这些变化的影响。因此，在吸气时，左心室的后负荷会增加，因为它必须产生更大的腔张力来克服全身血管阻力。吸气时前负荷减少、后负荷增加被认为是呼吸受阻（如咳嗽和哮喘）时出现脉压变化的机制。

(二)心肺交互作用的实际应用

在管理机械通气患者时，临床医师必须考虑心肺相互作用的几个实际应用。许多因素可能会影响有创通气、撤机过程和之后的决策。

1. **呼吸的氧耗**　在静息状态下，呼吸的耗氧量很小，约为总耗氧量的5%或更少。心血管功能正常的患者有很大的储备能力来增加呼吸功，如运动时。但心力衰竭时，呼吸的耗氧量会增加，约为15%或更高，患者会出现呼吸困难。当呼吸肌的需求超过心血管系统供氧能力情况下，呼吸肌容易疲劳，导致呼吸泵衰竭。机械通气可降低呼吸功和呼吸氧耗量，从而减少呼吸肌所需的血液流量。在撤机期间，自主呼吸会增加，并可能通过降低中心/混合静脉血氧饱和度和增加乳酸生成来揭示心脏功能障碍。

2. **心脏的前负荷反应**　正常心脏的收缩压取决于前负荷，在机械通气过程中收缩压会出现周期性变化。正常情况下，上升峰值和下降峰值之间的差值为5～10mmHg。血容量不足或静脉回流受阻（如使用PEEP）时，这一差值会增大。差值越大，大剂量液体的反应就越大。因此，在循环休克患者中，机械通气过程中的收缩压变化可用于判断患者是否会对大剂量液体产生反应。另一方面，心力衰竭患者的心脏不依赖前负荷，收缩压变化可能很小或没有。

3. **改善心力衰竭患者的心血管表现**　对于心力衰竭患者，机械通气可通过以下几种机制改善心血管功能：①通过降低左心室后负荷增加每搏量；②通过使FRC恢复正常降低PVR；③通过降低呼吸功减少对心脏的需求；④减少呼吸肌产生的乳酸；⑤通过减少肺泡水肿和肺泡募集改善气体交换。

4. **功能性单心室病变的血流动力学稳定性**　在三尖瓣闭锁的Fontan手术后，肺血流是被动的，胸膜腔内压力的增加不仅会减少静脉回流，还会增加PVR。最终结果是肺血流的驱动压力降低，心排血量减少。应鼓励尽早拔管和自主呼吸。有些患者可能会出现肺不张，需要进行肺膨胀或扩张压力以维持足够的肺容量。负压通气为这些患者提供了一种有吸引力的选择，它可以产生膜腔内负压,从而刺激肺部并增加肺血流梯度。

对于单心室生理结构的患者,肺循环和全身血流都依赖于一个泵室,例如诺伍德手术后的患者,在手术修复后从正压通气过渡到自主呼吸可能会带来巨大的挑战。与肺循环相比,体循环的后负荷增加,可能会将单泵腔的心排血量优先导向肺循环,从而导致可能危及生命的全身灌注不足综合征和乳酸酸中毒。恢复有创或无创正压通气对这类患者都有好处。

(刚翠萍　张　靖　译)

第 8 章 新生儿机械通气

Nithi Fernandes and Sanjay Chawla

新生儿需要呼吸支持的常见指征包括：表面活性物质缺乏导致的呼吸窘迫综合征（RDS）、早产儿呼吸暂停、支气管肺发育不良（BPD）、胎粪吸入综合征、新生儿短暂性呼吸困难（新生儿湿肺）、先天性膈疝、先天性心脏病导致的肺发育不良及影响呼吸驱动和气道控制的脑病。

新生儿重症监护室（NICU）收治的患儿在入院体重（350g 至 10kg）、孕周（22～42 周）和年龄（0～1 岁）方面都存在显著差异。肺泡和肺血管的发育在出生后会持续多年。无论是健康婴儿还是有潜在疾病的婴儿，呼吸力学都会随着年龄的增长而不断变化。在为新生儿重症监护室的患儿决定适当的呼吸支持时，必须考虑不断变化的呼吸力学，并了解最佳氧合和通气的目标。与年龄较大的儿童相比，新生儿呼吸系统在解剖学和生理学方面存在根本性差异，因此在提供呼吸支持时需要加以考虑：①较小的口腔、相对较大的舌和较高的喉部位置使喉镜检查和气管插管更具挑战性；②气管较短增加了意外拔管和右主支气管插管的风险；③较高的胸腔顺应性降低了患有肺实质疾病的新生儿的功能残余容量（FRC）和通气效率；④膈肌以更水平的位置在胸腔内会降低其工作效率；⑤较小的气道会增加气流阻力；⑥较小的气管导管会增加导管阻塞的风险，气管导管的任何微小弯曲都会增加压力减弱的风险；⑦在回路中添加气流传感器在临床上会增加气流阻力；⑧高呼吸频率由于平衡时间不足会导致呼气末 CO_2（$ETCO_2$）读数不准确。

一、呼吸窘迫综合征

呼吸窘迫综合征（RDS）是早产儿的常见病。RDS 的诊断基于临床特征（呼吸急促、鼻翼扇动、三凹征、点头呼吸、呻吟和呼吸暂停）。典型的影像学表现包括肺容量低、肺部透亮度减低、弥漫性网状颗粒样改变和磨玻璃样外观，以及支气管充气征（图 8.1）。

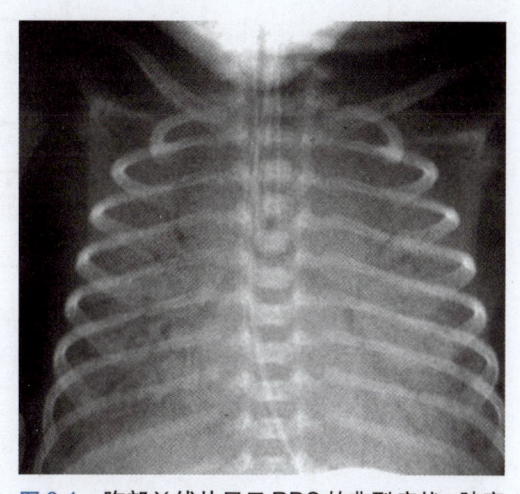

图 8.1 胸部 X 线片显示 RDS 的典型症状：肺容量低、弥漫性网状颗粒样改变和磨玻璃样外观，伴有气管充气征（图片由底特律密歇根儿童医院放射科医师 Sheena Saleem 博士提供）

(一) 病理生理学因素

RDS 的发生是由于表面活性物质的减少，而表面活性物质的减少会导致气液界面的表面张力增加，增加不对称肺扩张的风险伴有多个肺不张区域和一些过度扩张的肺泡。主要的病理生理学变化包括 FRC 下降、顺应性下降、时间常数缩短和临界开放压升高。通气/血流不匹配及与肺不张相关的肺顺应性差会导致低氧血症和高碳酸血症。机械通气、氧中毒、动脉导管未闭（PDA）和感染会加重肺部和气道的损伤。

(二) RDS 的预防

对有自然早产风险的孕妇来说，使用孕酮可降低早产率。产前使用糖皮质激素可降低早产儿 RDS 发生率、死亡率和颅内出血的风险。所有有可能在 1 周内分娩且胎龄在 23～34 周的孕妇都应接受产前糖皮质激素治疗。产前糖皮质激素可增加表面活性物质的合成和释放，改善肺部积液的清除，促进胎儿肺部结构的成熟，从而有助于降低 RDS 的严重程度和发病率（图 8.2）。

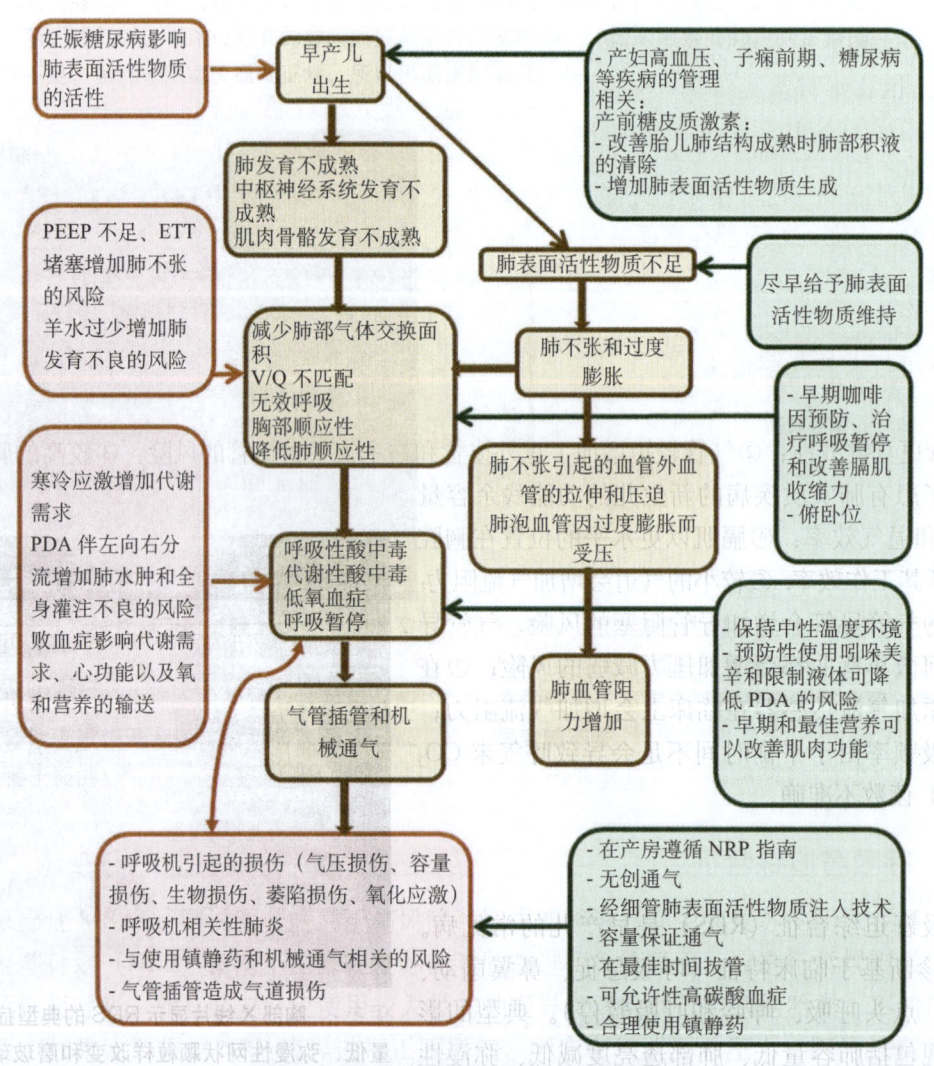

图 8.2 RDS 的病理生理学、预防和管理

(三）产房稳定

新生儿复苏计划（NRP）的指导方针包括：从产房开始实现正常体温、将环境温度保持在25℃、使用塑料袋覆盖新生儿及使用化学加温床垫。早产儿进入新生儿重症监护室后，应在相对湿度较高的保温箱中进行管理，以减少不显性失水。应尽力提供中性环境温度（NTE），即以最少的氧气消耗和能量消耗维持体温的环境条件。

（四）产房内的呼吸支持

目前还没有足够的数据来指导早产新生儿根据胎龄选择最佳初始FiO_2。2019年发布的《欧洲呼吸窘迫综合征管理共识指南》建议，胎龄小于28周的新生儿初始FiO_2为30%，胎龄在28～31周的新生儿初始FiO_2为21%～30%，胎龄大于31周的新生儿初始FiO_2为21%。对于有自主呼吸的早产儿，可通过鼻塞或面罩提供持续气道正压（CPAP）作为初始呼吸支持。

在一项大型随机对照试验（RCT）（GA 24～27 6/7周，n=1316）中，预防性使用CPAP与插管和早期使用表面活性物质相比，在极早产儿死亡或BPD的主要结果上没有显著差异。次要分析指出，与插管和使用表面活性物质相比，使用CPAP可降低插管率、减少产后糖皮质激素的使用，并缩短机械通气（MV）的持续时间。

（五）住院期间的呼吸支持

对患有RDS的早产儿进行机械通气（MV）的目的包括提供稳定的气道、充分的肺复张、避免低氧血症和高碳酸血症，并使用必要的最低潮气量和吸气峰压。80%～90%的极早产儿（胎龄小于28周）接受MV以维持氧合和通气。早产儿气管插管和MV的适应证包括：①肺发育不全；②表面活性物质缺乏；③呼吸肌无法承受较大的弹性工作负荷。持续时间较长的MV与BPD风险呈正相关。容量目标模式对RDS患儿有益，因为随着疾病的发展和使用表面活性物质后，随着时间的推移，呼吸顺应性会发生变化，从而自动减小吸气峰压。对于患有RDS的早产儿，与压力控制通气相比，容量目标通气可降低BPD发生率或死亡率和颅内出血率，并缩短机械通气的持续时间。应避免出现明显的低碳酸血症、高碳酸血症以及$PaCO_2$快速下降，以降低脑室内出血的风险。出生后最初几天，持续监测$PaCO_2$可能会有所帮助。早产儿选择高频通气是因为传统呼吸机有增加肺气漏（严重气漏或肺间质气肿）的风险，但BPD发生的风险降低幅度较小，但并不一致，死亡率也没有差异。高频通气可能更适合需要高吸气峰压来维持最佳通气和氧合以降低漏气风险的严重RDS患儿。

1. 早产儿拔管后的无创呼吸支持 早产儿MV持续时间与较高的死亡率和各种新生儿疾病发病率有关，包括上气道损伤、气道水肿、声门下狭窄、肉芽组织、神经发育障碍和院内感染。适时拔管可降低其中一些并发症的风险。然而，早产儿中有25%～35%的选择性拔管是不成功的。早产新生儿拔管失败的原因有很多，如呼吸功增加、呼吸暂停和心动过缓、SpO_2低、呼吸性酸中毒和上气道狭窄。很大一部分（15%～20%）极低出生体重儿在出院前可能要接受多个疗程的MV治疗。拔管失败与死亡风险增加、BPD发生率、严重颅内出血、住院时间延长及吸氧和呼吸机支持时间延长有独立相关。

2. 与拔管失败有关的因素 专家注意到小胎龄、低体重、男性、通气时间过长（>2周）、拔管前血液pH较低及在较高通气设置下拔管这些因素都与拔管失败有关。此外，如果存在其他疾病，如血流动力学意义上的动脉导管未闭（PDA）和肺出血，也会降低成功拔管的可能性。由于缺乏良好的拔管成功率预测工具，临床医师采用不同的拔管标准，拔管时机也往往取决于临床医师的偏好。最近，Gupta等根据本院的一项研究开发了一种拔管准备度估算器，该研究包括出生体重小于 1250g 的婴儿。在 621 名婴儿中，有 312 名在出生后 60d 内接受了选择性拔管。73% 的婴儿成功拔管。与成功拔管相关的调整因素包括较大的胎龄和实际年龄、较高的拔管前 pH 和较低的拔管前 FiO_2 值，以及出生后 6h 内较低的呼吸严重程度评分（RSS）。这些数据被用于开发拔管准备估计器，该估计器可提供每个早产儿拔管成功的概率。

3. 无创呼吸支持　无创呼吸支持包括 CPAP、经鼻加温加湿高流量通气（HFNC）和无创/鼻腔间歇正压通气（NIPPV）。如果可行，无创呼吸支持被认为是治疗早产新生儿 RDS 的首选方法。

4. 持续气道正压（CPAP）　CPAP 包括在整个呼吸周期中以恒定、可控的压力输送加温、加湿的气体。CPAP 对患有 RDS 的早产新生儿的潜在益处包括通过防止肺不张维持肺容量。FRC 的增加有助于改善氧合作用。所有有 RDS 风险的早产新生儿（体重小于 30 周）如未插管，均应在产后开始使用 CPAP。

5. 无创正压通气（NIPPV）　NIPPV 经常用于治疗患有 RDS 的早产儿。最近的一项荟萃分析（10 项试验，n=1061 例）显示，早期 NIPPV 与早期 CPAP 相比，呼吸衰竭和气管插管的发生率较低，而 BPD 和死亡率则无差异。与 CPAP 相比，早产儿使用 NIPPV 还能降低拔管失败的风险。

6. 经鼻加温加湿高流量通气（HHFNC）　使用 HHFNC 时，通过鼻导管以至少 0.5L/(kg·min) 的流速输送加温的加湿气体。鼻导管足够小，不会堵塞鼻孔，因此产生的压力和 CPAP 水平不一致，根据流速、插管大小和周围泄漏情况而变化。高频气流导管的一个潜在益处是从鼻咽腔冲出二氧化碳。在一项大型多中心试验中，使用 HHFNC 作为 RDS 的主要支持，治疗失败率明显高于 CPAP（25.5% vs 13.3%）。HHFNC 作为极早产儿的初始支持可能不如 CPAP 有效。但对某些婴儿来说，在撤机阶段，可替代 CPAP，其优点是鼻腔创伤较小。与鼻部 CPAP 相比，HFNC 与拔管后的呼吸支持在预防治疗失败和再插管方面的疗效相似。然而，大多数研究排除了胎龄不足 28 周的超早产儿。没有足够的证据支持将 HHFNC 作为极早产儿拔管后的主要呼吸支持方式。

7. 神经调节通气辅助系统（NAVA）　在 NAVA 中，使用带有传感器的特殊经口-胃管来检测膈肌的电活动（Edi 或膈肌电活动）。呼吸辅助器根据 NAVA 水平按比例提供压力，从而为自主呼吸提供辅助。输出的 PIP 与膈电活动量成正比。在插管的早产儿中，使用 NAVA 可减少患儿与呼吸机的不同步，降低 PIP 和 FiO_2 需求，并减少镇静需求。与传统通气相比，使用 NAVA 在 MV 总持续时间、BPD 发生率、气胸或脑室内出血方面没有明显差异。表 8.1 列出了 RDS 新生儿的建议呼吸设置。

表 8.1　RDS 新生儿的建议呼吸设置

呼吸支持类型	呼吸支持范围 *
非侵入式支持	
HHFNC	2～4L/min
CPAP	4～8cmH$_2$O

续表

呼吸支持类型	呼吸支持范围 *
NIPPV	PEEP：4～6cmH$_2$O PIP：15～30cmH$_2$O 速度：20～40次/分 时间：0.4～0.5s
通过ETT进行常规通气	
压力控制	PEEP：4～6cmH$_2$O PIP：14～25cmH$_2$O 速度：30～60次/分 时间：0.30～0.40s
容量控制	PEEP：4～6cmH$_2$O 潮气量：4～6ml/kg 速度：14～60次/分 时间：0.3～0.40s
通过ETT进行高频通气	
HFOV	MAP：9～15cmH$_2$O 振幅：18～40cmH$_2$O 频率：12～15Hz
HFJV	PEEP：7～12cmH$_2$O HFJVPIP：15～45cmH$_2$O HFJV速率：420次/分 HFJVI时间：0.02s IMV速率：0～2次/分 IMVPIP：16～35cmH$_2$O

注：HHFNC. 经鼻加温加湿高流量通气；CPAP. 持续气道正压通气；NIPPV. 经鼻间歇性正压通气；HFOV. 高频振荡呼吸机；PEEP. 呼气末正压；MAP. 平均气道压力；HFJV. 高频喷射呼吸机；IMV. 间歇性强制通气；PIP. 峰值吸气式压力。

* 某些患儿可能需要更强的呼吸支持。如果未达到氧合和通气目标，可考虑换用其他通气模式

（六）表面活性物质在 RDS 患儿中的作用

RDS 患儿可从外源性表面活性物质中获益。合成和动物来源的表面活性物质种类繁多。图 8.3 显示了两个不同大小的相邻肺泡单位。随着表面活性物质的减少，两个肺泡单元的表面张力会升高到相同的程度。根据拉普拉斯定律（P=2T/r；其中 P 是压力，T 是表面张力，r 是半径），较小肺泡中的压力将大于较大肺泡中的压力（图 8.3A）。小肺泡会向大肺泡排空，导致肺不张和通气不均。使用表面活性物质后（图 8.3B），由于表面活性物质的浓度（单位表面积的表面活性物质）较高，小肺泡的表面张力将低于大肺泡。较低的表面张力将抵消较小半径的影响，从而导致压力（1 和 2）的降低和平衡及肺泡的稳定。

1. 表面活性物质的使用时机　因 RDS 而插管的新生儿应尽快使用表面活性物质。当 CPAP 压力至少为 6cmH$_2$O、FiO$_2$ 超过 30% 时，RDS 早产新生儿的临床病程恶化，应尽早考虑使用表面活性物质。随着早产儿在产房开始使用无创通气的经验和可用性的增加，以及产前糖皮质激素的更广泛使用，气管插管以预防表面活性物质的需求已经减少。

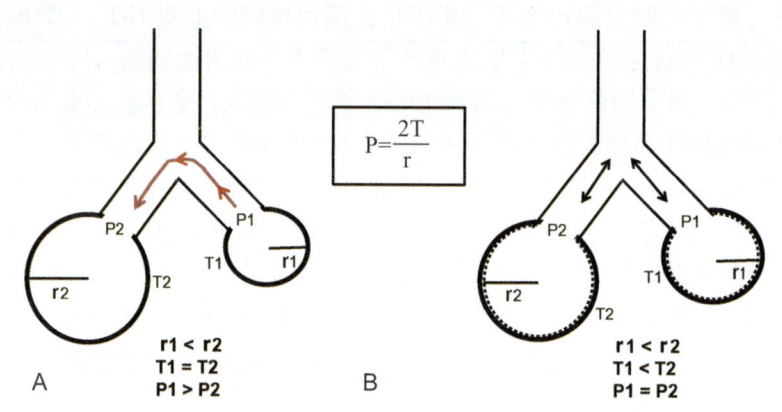

图 8.3　随着表面活性物质的减少，根据拉普拉斯定律，在表面张力相似的情况下，较小的肺泡单元将产生较高的压力（P1＞P2），并倾向于向较大的肺泡单元排空（A）。最终的结果就是肺泡气体的不均匀分布和无肺活量。使用表面活性物质后（B），表面张力不仅会降低，而且由于表面活性物质更集中于较小的表面积，因此较小肺泡的表面张力会更大程度地降低。最终结果是，较小肺泡（T1）的表面张力比较大肺泡（T2）的表面张力降低得更多，从而导致压力均衡（P1=P2）和肺泡稳定

2. 表面活性物质给药技术　目前有两种施用表面活性物质的方法，即插管 - 施用表面活性物质 - 拔管（IN-SUR-E）和微创表面活性物质施用（LISA）技术。IN-SUR-E 程序包括插管、给予表面活性物质和拔管。早期的研究指出，INSURE 与抢救性表面活性物质给药相比，在缩短机械通气时间方面有一定的优势。然而，患儿通常会预先服用影响呼吸动力的阿片类药物。气管内插管可能会导致患儿不适、气道创伤、肺不张、感染、血流动力学不稳定及脑电图监测到的脑功能改变。气管内插管在技术上可能具有挑战性，学员的首次插管尝试只有一半成功率，从而导致包括严重氧饱和度降低在内的不良事件。最近的一项荟萃分析（9 项临床试验，n=1551 名新生儿）比较了使用 IN-SUR-E 或仅使用 CPAP 治疗婴儿的结果。在所有新生儿疾病（包括 BPD、死亡、漏气、严重颅内出血和神经发育延迟）方面，早期 IN-SUR-E 和 CPAP 组之间没有差异。目前的证据并不支持早期 IN-SUR-E 优于单独使用 CPAP。令人担忧的是，即使是短暂的侵入性机械通气也可能与肺损伤有关。

改良的 IN-SUR-E 技术也称为 LISA（微创表面活性物质给药），是指在新生儿自主呼吸时，使用一根小胃管（3.5～5.0F），将其置于声门下方 1cm 处，在不预先用药的情况下给新生儿注射表面活性物质。

最近的一项系统回顾和荟萃分析（6 项 RCT，n=895）指出，与随机采用通过气管插管输送表面活性物质标准方法的早产新生儿相比，随机采用微创表面活性物质给药（LISA）的早产新生儿的死亡率或 BPD 发生率、出生 72h 内的微创机械通气率及在新生儿重症监护室住院期间任何时候的机械通气需求均较低。

3. 咖啡因的作用　咖啡因治疗早产儿呼吸暂停（CAP）试验表明，咖啡因与提前拔管、减少 BPD 发生率和减少 18 个月大时的神经功能损伤有关。一些观察性研究指出，早期使用咖啡因可减少早产儿呼吸暂停的发生。咖啡因可减少 BPD 发生率。枸橼酸咖啡因的标准剂量为 20mg/kg 的负荷剂量，然后是每天 5～10mg/kg 的维持剂量。

4. 液体管理和营养　由于极早产儿可能会出现明显的失水，因此经常评估体液平衡非常重

要。早产儿在出生后最初几天内限制液体摄入可降低发生 PDA 和 NEC 的风险，并有减少 BPD 发生的趋势。出生后应尽快开始肠外营养。还应尽快开始使用母乳进行最低限度的肠内营养。

二、支气管肺发育不良

支气管肺发育不良（BPD）是一种因早产而导致的后天性慢性肺部疾病。近 50% 的 28 周前出生的婴儿和近 90% 的 24 周前出生的婴儿被诊断为支气管肺发育不良。

关于 BPD 的诊断和严重程度分类，有多种已公布的标准。使用最广泛的定义是由美国国立卫生研究院于 2000 年提出的。Jensen 等（2019 年）提出的最新定义将 BPD 划分为 3 个等级，其依据是矫正胎龄 36 周时的呼吸支持水平，而不考虑吸入氧浓度。根据矫正胎龄 36 周时接受呼吸支持的情况，婴儿被分为：① 无 BPD- 无呼吸支持；② 1 级（流量 ≤ 2L/min）；③ 2 级（流量 > 2L/min 或使用 CPAP 或 NIV）；④ 3 级或严重 BPD（侵入性机械通气）。

（一）BPD 的病理生理学和呼吸支持方法

BPD 是一种随时间演变的慢性疾病，持续肺损伤、机体对损伤的反应、修复机制、出生后数月至数年内持续的肺成熟和生长的相互作用的影响。与 RDS 中涉及肺泡的相对单一的肺部病变相比，BPD 患儿的肺部病变更具异质性，此外还涉及大、小气道。BPD 患儿的胸部 X 线片可能会显示因肺泡坏死或肺不张而导致的粗线状密度、透明囊性病灶或因气体潴留而导致的肺部整体过度膨胀（图 8.4）。

患儿可能存在不同程度的声门下狭窄和（或）气管支气管软化，这在 3 级 BPD 患儿中尤为明显。同一肺部的两个肺段在气道阻力和肺顺应性方面可能存在显著差异。此外，大多数婴儿的肺动脉高压各不相同。治疗必须考虑病理生理学的差异，如 FRC 的变化和每个患儿特有的时间常数。病理生理学的个体差异很大，这意味着需要根据每个患儿的需要进行个体化治疗。

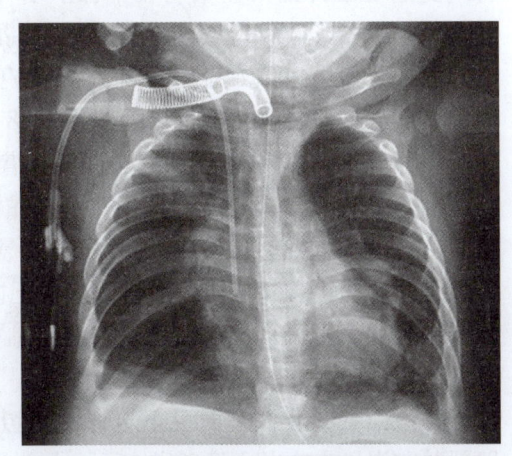

图 8.4 胸部 X 线片显示 BPD 的典型症状：粗线状密度、透明囊性病灶和肺部整体过度扩张（图片由密歇根州底特律市密歇根儿童医院放射科医师 Sheena Saleem 博士提供）

虽然由于基础病理生理学原因，对每位患儿的管理可能有所不同，但呼吸管理的一般原则是优化气体交换、最大限度地减少死腔、避免间歇性低氧血症、减少氧化应激反应和呼吸机诱发的损伤以及最大限度地减少患儿的不适。如果 BPD 患儿伴有明显的气管支气管畸形，可采用较高的呼气末正压（PEEP），使其与气道塌陷压力相匹配，以降低过度吸入和内源性 PEEP 的风险。以肺实质性病变为主的 BPD 患儿可能只需要足够的 PEEP 以防止出现肺不张。

有关已确诊 BPD 患儿目标血氧饱和度的建议数据有限。BPD 协作小组建议将血氧饱和度目标值设定在 92%～95%。肺动脉高压患儿的血氧饱和度目标值越高越好，这样可以防止肺血管阻力增加。多达 25% 的 BPD 患儿患有肺动脉高压。患有 BPD 的患儿有时会突然出现血饱和度下降，这被称为 BPD 缺氧发作。这些发作可能继发于气道塌陷、支气管痉挛、肺动脉高压或三者的结合。了解每位患儿 BPD 症状的病理生理学对优化治疗非常重要（图 8.5）。

图 8.5 流程图内容

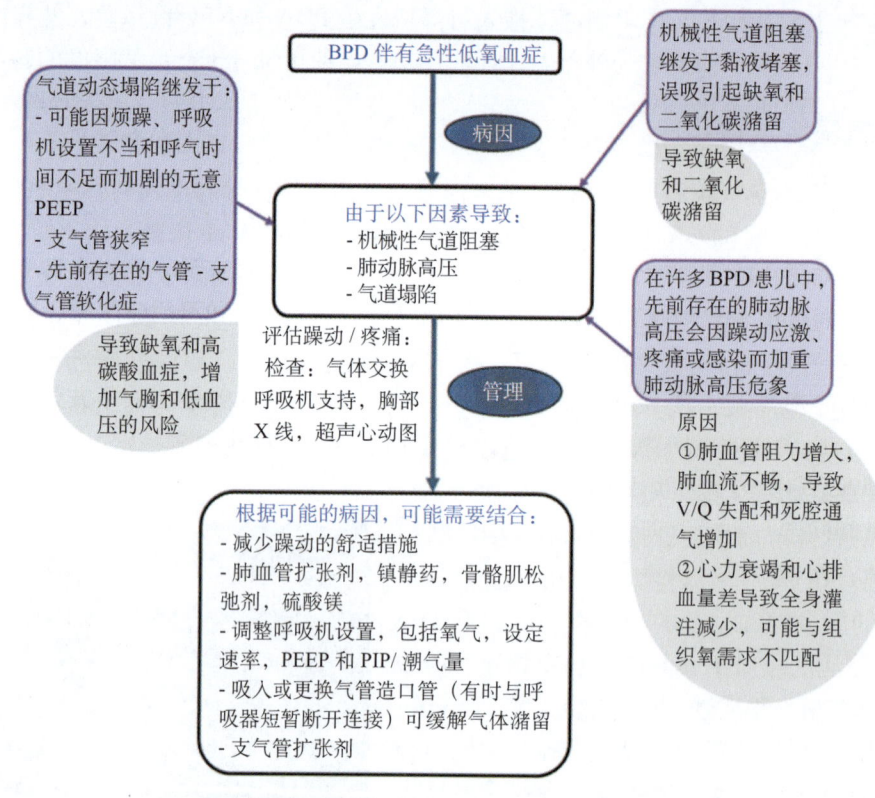

BPD 伴有急性低氧血症

病因

由于以下因素导致：
- 机械性气道阻塞
- 肺动脉高压
- 气道塌陷

气道动态塌陷继发于：
- 可能因烦躁、呼吸机设置不当和呼气时间不足而加剧的无意 PEEP
- 支气管狭窄
- 先前存在的气管 - 支气管软化症

导致缺氧和高碳酸血症，增加气胸和低血压的风险

机械性气道阻塞继发于黏液堵塞，误吸引起缺氧和二氧化碳潴留

导致缺氧和二氧化碳潴留

在许多 BPD 患儿中，先前存在的肺动脉高压会因躁动应激、疼痛或感染而加重肺动脉高压危象

原因
①肺血管阻力增大，肺血流不畅，导致 V/Q 失配和死腔通气增加
②心力衰竭和心排血量差导致全身灌注减少，可能与组织氧需求不匹配

管理

评估躁动/疼痛：
检查：气体交换呼吸机支持，胸部 X 线，超声心动图

根据可能的病因，可能需要结合：
- 减少躁动的舒适措施
- 肺血管扩张剂，镇静药，骨骼肌松弛剂，硫酸镁
- 调整呼吸机设置，包括氧气，设定速率，PEEP 和 PIP/潮气量
- 吸入或更换气管造口管（有时与呼吸器短暂断开连接）可缓解气体潴留
- 支气管扩张剂

图 8.5 BPD 缺氧发作的病理生理学和处理方法

（二）为 BPD 患儿提供呼吸支持

根据肺部、气道和血管疾病的严重程度，患儿可能需要长时间的氧气和呼吸支持。如果患儿能够有足够的生长发育，且呼吸功没有或只有极少增加，则许多患儿可以通过 CPAP、HFNC 或低流量鼻插管成功获得支持。如果无创通气支持不足，可能需要进行有创机械通气。对于所有确诊的 BPD 患儿，呼吸支持的普遍原则包括：①氧饱和度目标值为 92%～95%；②使用大潮气量，以填充死腔；③足够的 PEEP 以避免出现肺不张并防止气道塌陷；④由于时间常数较长，设定速率较低而吸气时间较长；⑤耐受较高的 $PaCO_2$（图 8.6）。

由于疾病的异质性和 BPD 患儿的死腔增加，可能需要更大的潮气量（8～12ml/kg），而 RDS 婴儿的潮气量为 4～6ml/kg。在某些患儿中，达到此潮气量所需的 PIP 可能达到 30～45cmH₂O。一般情况下，BPD 患儿的时间常数较长，因此可以使用较低的设定速率（＜20 次/分）和较长的吸气时间（0.6～0.8s），并为自主呼吸提供足够的压力支持。RDS 患儿一般需要 4～6cmH₂O 的 PEEP，而 BPD 患儿由于气管支气管畸形导致呼气时大小气道容易塌陷，因此通常需要更高水平的 PEEP。由于肺泡排空不完全，较高的通气速率可能会导致内源性 PEEP 和过度吸气。由于气管支气管畸形，BPD 患儿在呼气时往往会因支气管痉挛和大小气道塌陷而导致气道阻力增大。由于时间常数延长，因此需要更长的呼气时间才能充分排空肺泡。较高的通气速率可能导致气体潴留，在 X 线胸片上表现为肺过度膨胀（图 8.4）。最佳 PEEP 的选择基于临床检查以了解气体交换情况、胸片以评估肺膨胀程度、监测不同 PEEP 设置下顺应性和阻力的变化、使用呼吸机上的呼气暂停动作（以评估内源性 PEEP 水平），有时还需要借助支气管镜检查，以评估避免气道大面积塌陷所需的膨胀压力。

```
                        支气管肺发育不良
```

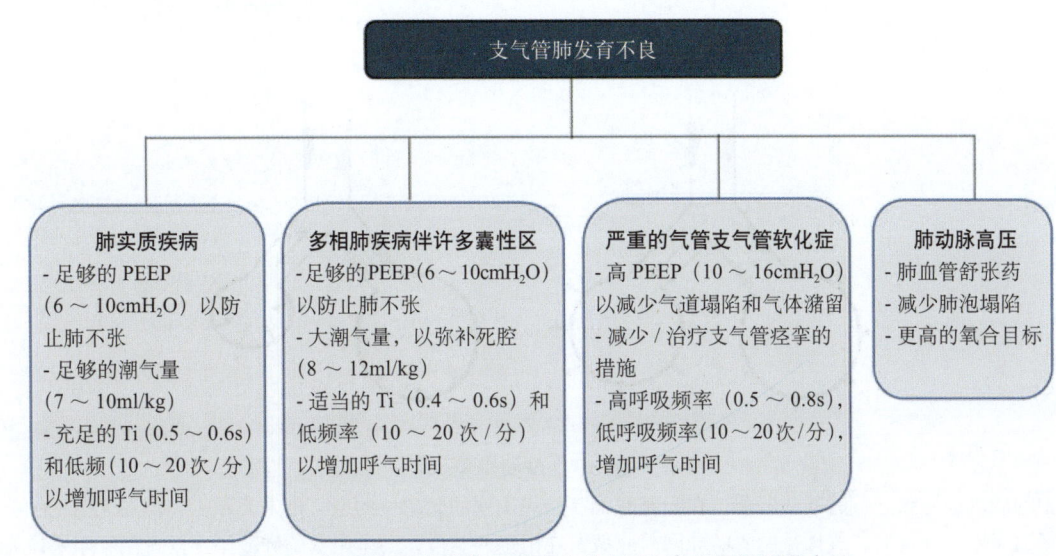

肺实质疾病	多相肺疾病伴许多囊性区	严重的气管支气管软化症	肺动脉高压
- 足够的PEEP（6～10cmH₂O）以防止肺不张 - 足够的潮气量（7～10ml/kg） - 充足的Ti（0.5～0.6s）和低频（10～20次/分）以增加呼气时间	- 足够的PEEP（6～10cmH₂O）以防止肺不张 - 大潮气量，以弥补死腔（8～12ml/kg） - 适当的Ti（0.4～0.6s）和低频率（10～20次/分）以增加呼气时间	- 高PEEP（10～16cmH₂O）以减少气道塌陷和气体潴留 - 减少/治疗支气管痉挛的措施 - 高呼吸频率（0.5～0.8s），低呼吸频率（10～20次/分），增加呼气时间	- 肺血管舒张药 - 减少肺泡塌陷 - 更高的氧合目标

图 8.6　根据主要病理生理学变化为 BPD 患儿提供呼吸支持

（三）家庭呼吸支持

我们的目标是让患儿在出院前脱离呼吸支持，转而呼吸室内空气。但是，有些患儿在家中仍然需要呼吸支持，包括通过低流量鼻导管吸氧，以及通过气管切开进行机械通气。为了在家中安全地护理患儿，需要对护理人员进行适当的指导，以达到能够护理婴儿的用药、喂养、心肺复苏、家庭呼吸机和其他监测设备的使用。由于肺部发育一直持续到儿童期，许多患儿在出生后的几年内就可以脱离呼吸机，不再使用监护仪（详见第 12 章长期通气）。

三、胎粪吸入综合征

（一）病理生理学

胎粪是婴儿第一次排出的粪便，含有胆汁酸、胆汁色素、黏多糖、脂肪酸、胰酶、胎脂、羊水和胎儿细胞。胎粪染色羊水（MSAF）的发生率随着胎龄的增长而增加，导致一部分婴儿呼吸困难，被称为胎粪吸入综合征（MAS）。在胎粪吸入综合征中存活下来的儿童，日后可能会有更高的运动诱发气道高反应性的发病率。

分娩前或分娩过程中吸入胎粪可导致多种物理、化学和生物效应。这些影响包括表面活性物质失活、炎症和可变的阻塞成分，通常被称为气体潴留的球阀效应（图 8.7）。这导致某些区域过度吸气，而另一些区域则出现肺不张，并在 MAS 病例的斑片状胸部 X 线造影中得到反映（图 8.8）。在 MAS 中，呼气末肺容量因某些区域的肺不张而减少，因其他区域的肺过度膨胀而增加。在 FRC 的极值处，顺应性降低（图 8.9）。不同区域的时间常数不同，肺不张导致时间常数减少，阻力增加导致时间常数延长。

胎儿循环中的肺血管阻力（PVR）较高，并在出生后的最初几天内下降。在 MAS 中，PVR 通常会持续升高，原因有：①较小的肺泡周围小动脉平滑肌肥厚；②缺氧和酸中毒导致的肺血管收缩。此外，PVR 会随着肺不张和肺过度膨胀而增加。为了控制这两种极端情况，通气目标包括足够的 PEEP 和 PIP。胎粪阻塞远端气道导致通气-血流（V/Q）不匹配，影响气体交换，进一步导致肺动脉高压持续存在。肺血管反应性的改变会加重病情，导致严重的低氧血症。

MAS 通气策略需要优化氧合，同时避免过度膨胀恶化。

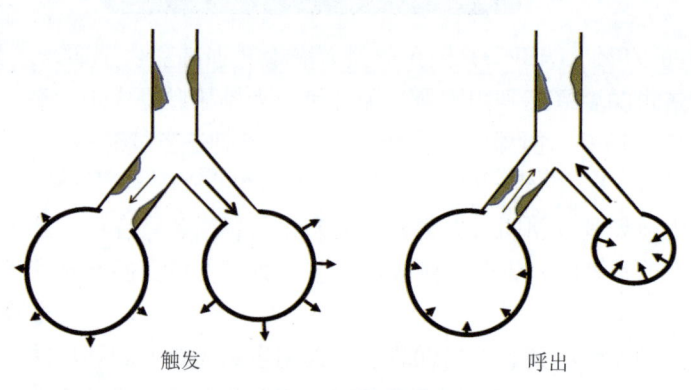

图 8.7 球阀现象

气道中的胎粪会导致呼气时气体滞留。在吸气时，有胎粪阻塞的肺单位的空气进入会减少，但在无阻塞的肺单位则畅通无阻。呼气时，气体被胎粪的球阀效应截留在阻塞的肺段，而未阻塞的肺段则正常排空。阻塞段充气过度但通气不足，虽然未阻塞段通气正常，所以仍需正压通气

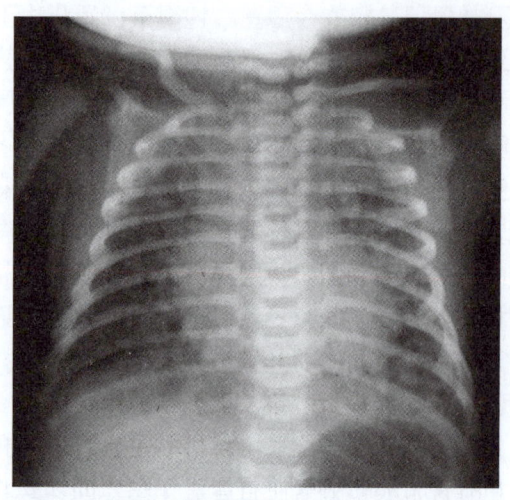

图 8.8 胸部 X 线片显示胎粪吸入综合征的典型症状

肺部过度膨胀，肺实质上出现斑片状缺损（图片由底特律密歇根儿童医院放射科医师 Sheena Saleem 博士提供）

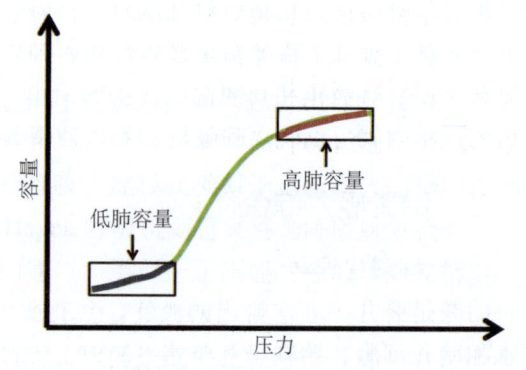

图 8.9 在肺容量达到极值时，肺顺应性会降低。MAS 会导致不同的肺容量变化，这取决于气道阻塞的程度。不完全阻塞导致空气潴留，完全阻塞导致肺不张

（二）产时管理

如果出现 MSAF，则说明分娩属于高风险，应由能够进行新生儿复苏的团队在场。最新的新生儿复苏计划（NRP）指南不主张在复苏前对胎粪进行气管吸引，应进行常规刺激、球囊吸引并注意恢复呼吸。如有必要，应使用较大径的抽吸导管清除咽部阻塞的胎粪，不建议进行深部胃抽吸。如果需要根据 NRP 流程进行正压通气，则应密切监测总压力，因为过高的压力会增加肺气漏综合征的风险，尤其是气胸。

表面活性物质疗法 MAS 中胎粪的存在会使内源性表面活性物质失活。在 MAS 病例

中使用表面活性物质可减轻呼吸困难的严重程度，并被广泛用于改善氧合。一项荟萃分析表明，体外膜肺氧合（ECMO）可减少病情发展，但对漏气并发症或死亡率没有显著的统计学差异。

（三）通气方式

对这些婴儿进行持续呼吸支持的目的是通过优化肺泡募集，同时尽量减少过度吸入，从而增加氧合和减少 V/Q 失调。

氧气是一种强效的肺血管扩张药，应谨慎使用，以保持导管前 PaO_2 为 50～70mmHg。不建议使用氧气面罩或氧气头罩，因为缺乏 PEEP 有可能导致肺泡塌陷，从而加重肺内分流或 V/Q 失调。过量的氧气也会导致中毒，可能会加重肺血管阻力和氧化应激。表 8.2 总结了监测 MAS 患儿时的目标呼吸参数。

表 8.2 监测 MAS 婴儿时的目标呼吸参数

呼吸参数	目标
PaO_2（导管前）	50～70mmHg
氧饱和度（导管前）	90%～95%
$PaCO_2$	45～55mmHg

1. 无创呼吸支持　无创呼吸支持（包括 NIPPV）是 MAS 婴儿出现呼吸窘迫时的首选初始方式。值得注意的是，MAS 情况下的 NIPPV 并不能消除气漏综合征的风险，尤其是气胸的风险。必须密切监测吸气峰压、胸部 X 线片和婴儿的临床状况。

2. 高流量鼻导管　评估这种疗法在 MAS 情况下的作用的结果数据有限。与其他有轻微窘迫的婴儿相比，为了达到足够的氧合，初始流量可能会更高（4～6L/min）。当 FiO_2 超过 30% 且流量需求超过 6L/min 时，应考虑使用 CPAP/NIV。

CPAP 可降低上气道阻力、增强自主呼吸、增加跨肺压并维持 FRC，从而改善肺顺应性并减少插管需求。在扩张大气道的同时，通过避免气体潴留或球阀现象来支持呼吸的呼气阶段。气道阻塞时，存在"内源性"PEEP 的风险。适当水平的外源性 PEEP 将有助于稳定气道，同时不会阻碍呼气流量和加重肺泡过度扩张。外源性 PEEP 可克服呼气时气体潴留的内源性 PEEP，改善气道阻塞，同时提高呼吸功。有些婴儿对 CPAP 有反应，如果在早期使用，可减少对机械通气的需求。这些婴儿可能需要使用 CPAP 1 周或更长时间。

NIPPV 通过产生膨胀气道压力、冲刷鼻咽死腔和招募塌陷的肺泡来建立 FRC，从而减少呼吸功。通过增加呼吸频率和吸气压力，NIPPV 在避免早产儿和足月儿插管方面优于 CPAP。它通过提供正压呼吸来增强自发性呼吸。同步 NIPPV（与婴儿的吸气努力同步）可更有效地避免意外的 PEEP 或过度膨胀。可以使用气流传感器检测自发吸气气流或膈肌的 NAVA 电活动来实现同步。非同步 NIPPV 也可以实现有效的潮气量以进行气体交换，但需更密切地监测肺泡膨胀过度或膨胀不足。使用 NIPPV 时，监测婴儿氧合和血气的改善情况即可，不常规进行胸部 X 线片监测。建议使用 30～40 次/分的初始呼吸频率，因为较高的呼吸频率可以更好地减轻呼吸肌的负荷。PEEP 应从 $5cmH_2O$ 开始，PIP 目标值为 20～$25cmH_2O$。持续呼吸性酸中毒（$PaCO_2 > 60mmHg$）和（或）FiO_2 要求值 > 40% 提示需要插管和有创 MV。

机械通气插管的原因包括临床症状的恶化，具体表现为：①临床症状恶化；②氧需求增加；③低氧血症/酸中毒恶化；④临床状态不稳定；⑤不能耐受 CPAP。可以使用压力或容量目标通气。如果胸腔内积气过多，正压通气可能会影响血流动力学，因此在增加压力以实现目标通气和吸氧时应注意这一点。

SIMV CMV 可以通过压力控制或容量目标通气来启动。针对 MAS 导致阻塞性气道疾病的病理生理学，通气目标包括较低的通气速率（30 次/分）、充足的呼气时间以最大限度地减少气体潴留，并根据需要尽量减少 PEEP 以实现充足的氧合。采用"温和通气"策略的前提是通过避免高压（气压创伤）最大限度地减少肺损伤，让肺部从胎粪的炎症影响中愈合，同时提供充足的氧气。由于死腔增加，MAS 需要更高的潮气量和每分钟通气量。容量目标通气量为 4～6ml/kg，目标初始 PIP 限制在 25cmH$_2$O，PEEP 为 5cmH$_2$O。为避免气体潴留，应有足够的呼气时间，将吸气时间（T$_i$）设定为 0.3～0.4s。降低呼吸频率可获得更多的呼气时间来解决气道潴留问题。应观察常规呼吸机的平均气道压力，以推断患儿是否符合要求。如果将 PEEP 增加到 7cmH$_2$O 和（或）PIP 增加到 25cmH$_2$O 以上以达到更高的 MAP，但氧合仍然受限，则婴儿可能需要更多的呼吸支持，应考虑进行高频通气。选择 HFOV 还是 HFJV 取决于临床医师的专业知识和舒适度，因为对于 MAS 中哪种通气方式更好，目前还没有明确的共识。

HFOV 高频振荡通气使用设定的 MAP 来控制氧合，一般选择比之前 CMV 设置所产生的 MAP 高 2～3cmH$_2$O。切换呼吸机时应进行胸部 X 线检查。在第 8～9 肋骨扩张目标值的情况下，采用其他方式帮助避免过度扩张。频率通常随婴儿的大小而变化，较大的婴儿通常会设定较低的频率。频率越低，呼气时间越长，这对 MAS 有帮助。振幅根据胸部运动和 PaCO$_2$ 调整。

HFJV 由于 MAP 和最终氧合是控制 MAS 的目标，因此 PEEP 是喷射通气的基本变量。开始时的 PEEP 通常高于 CMV，为 8～12cmH$_2$O。备用呼吸频率或"叹息呼吸"应保持在 0～2 之间。HFJV 频率设定为 420 次/分。适当的 PIP 根据 PaCO$_2$ 而异。可以从 20cmH$_2$O、Ti 0.02s 开始，根据 PCO$_2$ 45～55mmHg 和充分的胸部运动进行调整。如果需要 PIP 超过 45mmHg，则应增加吸气时间。

表 8.3 概述了胎粪吸入综合征（MAS）婴儿的初始通气策略。氧合指数（OI）通常用于衡量婴儿低氧血症的程度。

表 8.3 MAS 婴儿初始通气策略

通风	CPAP	NIPPV	PC	VT	HFOV	HFJV
PIP（cmH$_2$O）		20	25	26（上限）		20
Ti（s）		0.5	0.3	0.3	1：2	0.02
速率（呼吸次数/分钟）		40	30	30		420
呼出的 V$_T$（ml/kg）				4～5		
PEEP（cmH$_2$O）	5～6	5～6		5～6		
平均 P$_{AW+}$（cmH$_2$O）					10～12*	8～10
振幅					25	
频率（Hz）					10～12	

注：* 平均 P$_{AW}$ 一般比 CMV 的 MAP 高 2cmH$_2$O

使用动脉血气（最好是导管前血气）可进行以下计算，其中 FiO$_2$ 用分数或小数表示（如果使用分数，则必须乘以 100，否则使用 FiO$_2$ 的百分比），MAP 是 CMV、HFOV 或 HFJV 的平均气道压：

$$氧合指数 = \frac{FiO_2 \times MAP}{PaO_2}$$

公式 27

例如，如果患儿接受 0.8FiO$_2$，MAP 为 20cmH$_2$O，PaO$_2$ 为 64mmHg，则 OI 为（0.8×20÷64）× 100=25。OI > 15～20 表示需要吸入一氧化氮，> 40 则应考虑使用 ECMO。

（四）MAS 的呼吸机撤机策略

可能需要数天，有时甚至数周，PVR 才会逐渐下降到满足撤机参数的程度。撤机应循序渐进，以便不影响肺扩张。如果使用高频通气，在可以耐受的情况下，每 6 小时将 MAP 降低 1cmH$_2$O 或振幅降低 2cmH$_2$O。没有绝对要求拔管前需要从振荡通气过度到常频通气。可以将振荡通气支持降至很低的设置（MAP 8cmH$_2$O，15Hz，振幅 < 25cmH$_2$O），然后直接从高频振荡呼吸机上拔管。同步 NIPPV 或 CPAP 可以在拔管后提供序贯支持。FiO$_2$ < 0.40 和持续较低的 PCO$_2$ < 45mmHg 是合理的拔管参数。当 FiO$_2$ 持续小于 0.3 且 SpO$_2$ > 90% 时，CPAP 可撤离，转而使用 HFNC 或室内空气。

四、先天性膈疝

先天性膈疝（CDH）是一种在胎儿发育过程中腹腔内器官移位到胸腔的畸形（图 8.10）。这损害了胎儿肺的发育，导致肺发育不全，同时累及同侧和对侧肺。同侧的肺发育不全更严重。血管反应性的改变和肺血管系统的减少通常会导致肺动脉高压。最常见的缺损是后外侧（Bocholalek 疝），其次是前内侧（Morgagni 疝）。

（一）产前诊断和胎儿手术

产前超声检查是诊断 CDH 的"金标准"，但它只能发现不到 2/3 的 CDH 妊娠。特征性发现包括肠内容物移位，或纵隔移位、多羊水或心轴改变等间接征象。

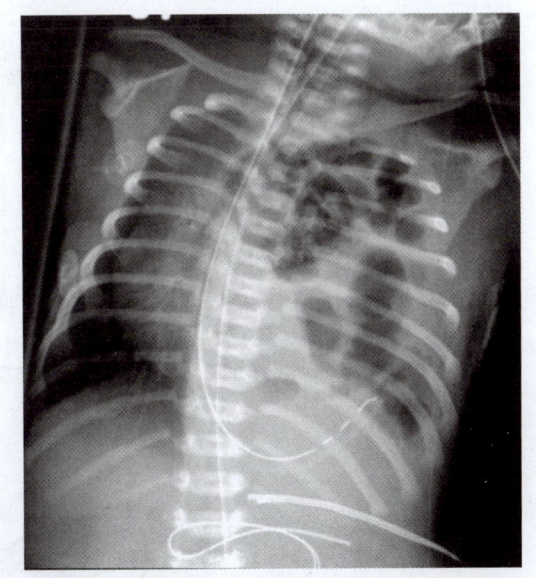

图 8.10 胸部 X 线片显示左侧先天性膈疝，左侧胸腔内有充气肠环，纵隔右移（图片由底特律密歇根儿童医院放射科医师 Sheena Saleem 博士提供）

随着早期诊断的提升，宫内治疗干预旨在通过闭塞气管来对抗肺发育不良的潜在影响。气管闭塞使胎儿肺液得以保留，从而改善肺泡的生长。然而，长时间的气管闭塞会降低 II 型肺细胞的成熟度，导致表面活性物质缺乏。经皮超声内镜堵塞 - 拔出序列方法已取代了传统的胎儿气管闭塞手术方法，该方法在 27～29 周进行最为理想。

尽管产前诊断率有所提高，但 CDH 的总体存活率仍然很低，为 65%～72%。观察到的肺面积与预期的头围比值（O/E LHR）可预测孤立型 CDH 的存活率和新生儿预后。此外，如果胸腔疝内容物中存在胃和（或）肝脏，则预后较差。

（二）病理生理学

肺发育不全是 CDH 的标志性病理特征。CDH 患儿肺功能不全的严重程度取决于肺发育不全的程度，而肺发育不全又取决于缺陷的大小，以及妊娠早期胎儿腹部内容物移位的时间。分支形态发生受损、腺泡发育不全、终末细支气管减少和肺泡形成失败均导致顺应性降低和 FRC 降低。气体交换功能受损，导致严重的低氧血症。时间常数由于顺应性的降低而减少。有效的通气是针对足够的呼气末压力，以维持 FRC，以足够的平均气道压力来实现氧合。

由于血管重塑，CDH 患儿的肺血管阻力（PVR）不会出现生理性下降。由于实现低阻力需要较大的横截面积，横截面积的减少限制了肺部在出生后降低血管阻力的能力。高 PVR 会导致右心室扩张肥大，通常会导致右心室舒张功能障碍。肺静脉回流减少降低了左心室的前负荷，而右心室的后负荷增高。左侧 CDH 常出现的左心室发育不良和功能障碍因右侧功能障碍而加剧。由于持续严重的肺动脉高压，心功能不全和心排血量减少，往往并发全身性低血压。因此，如图 8.11 所示，左心室和右心室的排血量往往依赖于持续存在的胎儿分流（卵圆孔和动脉导管）。由于肺血管重塑和肥厚通常是不可逆的，肺动脉高压存在难治性。由于典型的左心室功能障碍，一氧化氮不会被常规用于治疗低氧血症，因为它会加重毛细血管后或肺静脉高压。不过，使用一氧化氮疗法进行短期试验可带来一些短期益处。

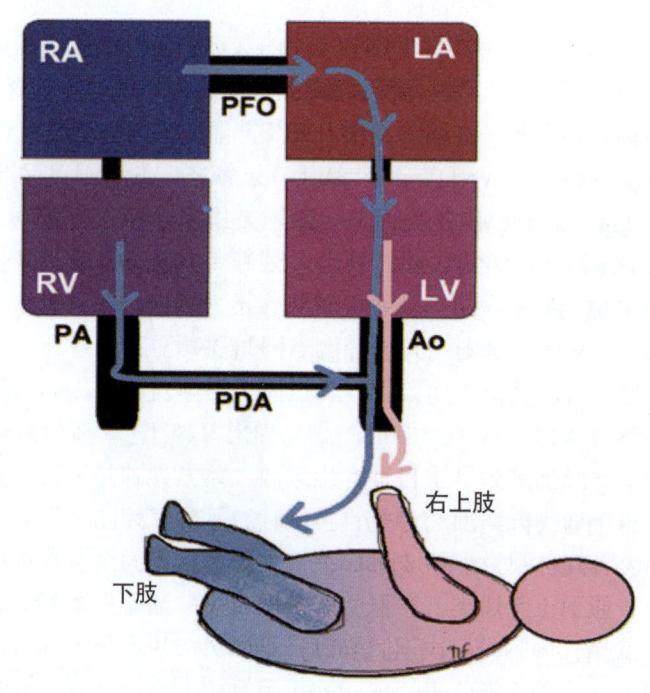

图 8.11　出生后肺动脉高压时，全身循环依赖于通过持续性卵圆孔（PFO）和动脉导管未闭（PDA）的分流。右心房（RA）的部分血液通过 PFO 分流，与左心房（LA）的含氧血液混合，通过左心室（LV）和主动脉（Ao）泵送至头部和上肢。RA 血液的剩余部分通过右心室（RV）泵出，其中相当一部分通过 PDA 分流到降主动脉，流向身体下部。这导致氧合情况不同，上肢的 SpO_2 比下肢高

（三）出生时的管理

围生期管理对存活至关重要。在没有产前诊断的情况下，腹部呈剑突状，胸部听诊到肠鸣音，右侧听诊到心音，应高度怀疑 CDH。应立即放置胃管进行持续抽吸减压，以避免肠道功能不全导致肠道灌注受损和胸腔内肺外压升高。不建议对明确诊断的 CDH 患儿进行无创通气。应避免使用球囊面罩通气，以最大限度地降低肺部承受的峰值压力；相反，可以使用带有鼻塞的 Neopuff™ T 片式复苏器来控制初始阶段的吸气压力。如果婴儿有自主呼吸，可对其进行密切观察。新生儿期的饱和度通常被称为"导管前"或"导管后"，指的是与动脉导管位置相对的动脉分支。由于含氧血液优先流向上半身，导管前灌注的含氧量往往较高（图 8.11）。导管后饱和度代表混合静脉血和动脉血，下肢的 SpO_2 较低。出生后，应立即密切监测导管前和导

管后饱和度，如果婴儿情况相对稳定并有所改善，导管前饱和度 > 70% 是可以耐受的。图 8.11 显示了饱和度的差异，这是右侧心脏压力增加（由于高 PVR）的结果。

与早产儿的表面活性物质缺乏症不同，CDH 的表面活性物质缺乏症与肺的大小有关。对于患有 CDH 的足月儿，常规使用表面活性物质对 CDH 没有明显的益处，目前的许多指南都不建议使用。

（四）通气方法

为了降低 CDH 患儿的并发症率，人们一直在尝试对有创通气策略进行标准化。尽管 ECMO 需求和呼吸机天数等结果指标可能更倾向于 CMV，但 HFOV 或 CMV 的明显优越性尚未得到证实。对于需要通气支持的 CDH 新生儿，推荐采用间歇指令通气（IMV）的"温和通气"策略。

通常采用允许性高碳酸血症（$PaCO_2$ 46~60mmHg），以及较低的目标导管前 SaO_2（85%~95%）和 pH7.25~7.40。较低的吸气峰压（< 25cmH_2O）是避免气胸的最佳方法。平均气道压（MAP）的范围为 12~18cmH_2O，往往取决于婴儿的胎龄、体重和低氧血症程度。将 $PaCO_2$ 和 OI 作为指导呼吸机管理的主要指标是合理的。

在 CMV 未改善临床症状后，少数中心使用 HFOV 治疗高碳酸血症或缺氧、低氧血症，作为初始治疗或抢救治疗。只要导管前 SaO_2 的 > 值为 85%，并且有证据表明有足够的导管后灌注，则对 SaO_2 的耐受性可低至 60%。低氧血症可随着时间的推移，随着 PVR 的下降而得到改善。密切监测血流动力学状态和充分的镇静是很重要的。

高频喷射通气（HFJV）通常用于 CMV 失败、需要 iNO 和 ECMO 的最危重婴儿。在其他病理情况下，高频喷射通气已被证明可以使用较低的压力来获得相似的血气，可能有助于改善全身和肺静脉回流。动物研究表明，HFJV 可改善心血管参数，包括肺动脉高压，但目前缺乏人体随机临床试验。

在切换呼吸机模式后拍摄胸部 X 线片是监测肺过度膨胀以避免气胸的有效方法。由于肺发育不良很常见，因此肋骨扩张可能无法提供有用的指导，而应将注意力放在未受影响的膈肌上，以观察是否出现扁平。表 8.4 总结了不同模式的通气策略。

表 8.4 CDH 通气策略汇总表

监测参数	pH	7.25~7.40
	$PaCO_2$	46~60mmHg
	导管前 SaO_2	≥ 85%
	导管后 SaO_2	没有明确的建议 由于导管分流，在下列情况下可以耐受低压（≤ 70mmHg） 导管前 SaO_2 和心导管后灌注量保持充足
CPAP/NIPPV	PEEP	≤ 6cmH_2O
CMV	MAP	根据肺活量和 FiO_2 要求而变化逐渐增加 PEEP，以达到最佳 MAP，以满足肺活量和 FiO_2 要求。 氧合。出生第一天（足月）需要 > 10cmH_2O，则考虑 HFOV 或 HFJV
	PIP	≤ 25cmH_2O
	目标数量	4~6ml/kg

HFOV	I∶E 比率	1∶2
	频率（Hz）	10～15 较小婴儿使用较高的频率（Hz）
HFJV	PIP	根据 $PaCO_2$ 可变
	叹息	≤2 次 / 分

（五）MAS 和 CDH 中的肺动脉高压

虽然胎儿会一直处于肺动脉高压状态，但新生儿的呼吸状态取决于出生后 24～48h PVR 的逐渐降低。出生后不久，由于肺血管扩张，PVR 的下降幅度最大，因此足月新生儿出生 3d 时的平均肺动脉压为平均全身动脉压的 50%。随后，由于肺动脉肌肉组织的内收肌层退化，PVR 会继续下降，直到 2～3 个月大时，PVR 为 SVR 的 15%～20%。如果出生后肺血管未能充分扩张，如 CDH 和 MAS，则会出现持续性肺动脉高压（PPHN）。肺动脉（PA）压力峰值与全身血压比值 ≥ 0.75 即为 PPHN。为克服 PPHN，建议平均动脉血压 > 40mmHg，必要时使用多巴胺、多巴酚丁胺或肾上腺素。图 8.11 描述了右侧心脏压力升高导致右上肢与下肢血氧饱和度差异的机制。在极端情况下，这两个部位的 SpO_2 差异可达 20%～30%。

虽然实现适当的氧合很重要，但在 PPHN 的情况下，高氧（持续的 PaO_2 > 80mmHg）可以产生活性氧（ROS）。已知 ROS 可引起血管重构，降低 eNOS 表达，增加磷酸二酯酶 -5 活性，从而减弱 cGMP 和一氧化氮介导的血管舒张。高氧也降低了对吸入一氧化氮（iNO）的反应。当婴儿出现了症状改善的迹象，这表明差异饱和度降低，全身血压和 PaO_2 得到改善。确保仔细监测 FiO_2，有助于氧气撤离方案。

INO（inaled inhaled oxide）可溶性鸟苷酸环化酶（sGC）将鸟苷酸 -5- 三磷酸（GTP）酶促转化为环鸟苷酸 -3'5' 单磷酸（cGMP）（图 8.12）。一氧化氮（NO）和 cGMP 共同组成了一系列信号转导机制，包括平滑肌松弛。吸入的一氧化氮通过鸟苷酸环化酶上调 cGMP，可降低血管张力并抑制增生，从而产生强效和选择性的肺血管扩张作用。在过去 20 年中，iNO 的使用量稳步增长。通过两项重要试验，美国食品药品监督管理局（FDA）批准将 iNO 用于缺氧性呼吸衰竭的足月儿和晚期早产儿，从而大大减少了对 ECMO 治疗的需求。

吸入一氧化氮可用于控制肺动脉高压。它对 MAS 或特发性 PPHN 有益，但不建议常规用于 CDH。当 OI > 20～25 时，可尝试使用 iNO，但对于典型的 CDH，其反应不如其他原因引起的 PPHN（如 MAS）可预测。一项随机临床试验的荟萃分析评估了 iNO 在 CDH 中的抢救应用，观察到 ECMO 或死亡的发生率较高。

在 PPHN 中，将 PaO_2 和 OI 作为撤机和停用 iNO 的主要指标可能无法可靠地判断临床稳定性。撤离 iNO 和（或）FiO_2 应谨慎且循序渐进。还有其他药物可降低 PVR，如能抑制磷酸二酯酶 -5（PDE-5）的西地那非。

五、考虑体外膜肺氧合（ECMO）

尽管对通气和血流动力学进行了细致的考虑，但仍有一些婴儿可能需要 ECMO。MAS 是婴儿接受 ECMO 的最常见原因，预后良好。一些患有 CDH 的新生儿也可能需要 ECMO 来改善氧合。ECMO 或体外生命支持（ECLS）是一种使用改良的部分心肺旁路的疗法，可为肺部和（或）心脏恢复留出时间。使用 ECMO 时，患有潜在可逆性呼吸衰竭的足月或近足月新生儿的存活率往往会提高。ECMO 标准在不同的医疗机构有不同的规定。它通常用于机械通气下难治性严重低氧血症和血流动力学不稳定。通常的指征是 OI > 40。如果婴儿在最佳呼吸机管理下出现其他临床恶化迹象（如灌注不良、气漏综合征和心排血量下降），也应考虑使用于 OI 在 20～40 的 ECMO。静脉-动脉（VA）ECMO 从右心房（RA）引流血液，并将血液送回胸主动脉。它同时提供心肺支持。静脉-静脉（VV）ECMO 使用双腔导管引流 RA 的血液，将其送回右心房，并导向三尖瓣。这种模式需要足够的心脏功能，但与 VA ECMO 相比，减少了进入颈动脉或股动脉的麻烦。由于同时存在心肺功能障碍，VA ECMO 更常用于新生儿期。这通常是这一群体使用 ECMO 的指征，因为他们的心排血量需要旁路的支持。在 ECMO 期间，使用较低的呼吸机和 FiO_2 参数使肺部恢复，同时提供足够的 PEEP 以避免出现肺不张。通过体外循环和患儿自身的肺循环进行氧合有助于改善气体交换。

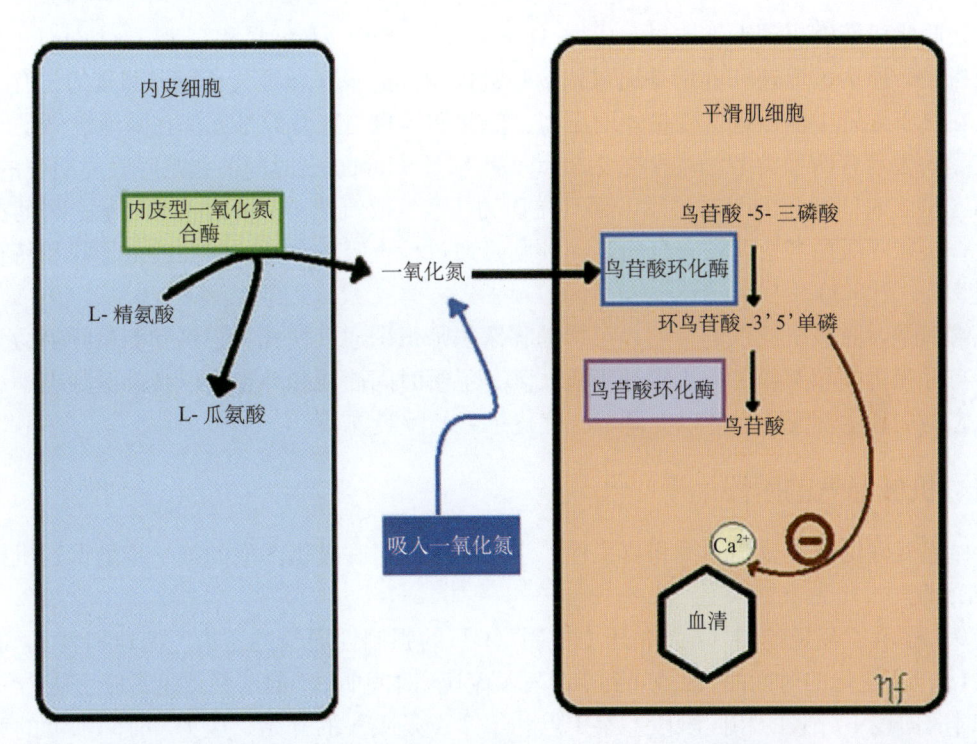

图 8.12　吸入一氧化氮的作用机制：上调鸟苷酸环化酶（sGC）导致 cGMP 生成增加，从而抑制肌浆网释放 Ca^{2+}，导致平滑肌血管扩张。西地那非可抑制磷酸二酯酶-5（PDE-5），从而增加 cGMP 的产生

（钮勤勤　王　镇　译）

第9章 呼吸机波形

Shekhar T. Venkataraman and Bradley A. Kuch

现代呼吸机能够以图形方式显示压力（pressure）、流速（flow）和容量（volume）。在大多数呼吸机中，压力、流速和容量是通过位于呼吸机内部的吸气和呼气传感器测量的，有些呼吸机则是在气管导管中测量这些变量。而压力、流速和容量这些参数是无法在肺泡端测量的。

波形的表示有两种类型：时间曲线（scalars）和环（loops）。时间曲线是呼吸周期中的压力、流速和容量随时间变化的实时显示，而环是压力-容量或流速-容量的实时显示。时间曲线是通过检查机械呼吸的各个阶段来分析，而环则是通过检查吸气和呼气时曲线的形状和特征来分析（图9.1～图9.3）。

了解和学习呼吸机波形的目的，可帮助临床医师识别通气模式、识别和测量呼吸力学、评估患者与呼吸机的相互作用、排除呼吸机故障。了解时间曲线和环也可以帮助医师理解患者的呼吸状态的病理生理变化，并以此调节、优化患者的呼吸支持。

一、机械通气的阶段

机械通气辅助呼吸分强制性和自主性，学习临床应用呼吸机图像的第一步是识别机械呼吸的各个阶段。

图9.1显示了容量控制（A）和压力控制（B）的强制性通气的压力、流速和容量（纵轴）随时间（横轴）变化的时间曲线。点1到点7表示流速-时间曲线，但这些点也对应于压力-时间、容量-时间曲线中呼吸的相同阶段。第1点和第7点是吸气的开始。压力-时间轴上的第1点没有发生负偏转，表示是患者触发的强制性呼吸。压力-时间轴上的第7点是由于呼吸开始前的负偏转而导致患者触发强制呼吸的表现。吸气时，吸气流速很快达到最大值（第2点）。在容量控制通气模式下，吸气流速一旦达到最大值（第3点），吸气流速在整个吸气期恒定不变。在压力控制通气模式（B）下，吸气流速很快达到最大值，然后开始下降。在图9.1中，吸气流速在吸气期结束前降至零（点3）。在容量控制通气时，在吸气期结束时，容量和压力都增加到最大值。在压力控制通气时，当吸气流速降至零时，潮气量达到最大值，而在整个吸气期吸气压峰值（PIP）恒定不变。第4点是吸气的结束和呼气的开始，称为循环，呼吸循环机制是时间驱动的。吸气时间是第1点和第4点之间的间隔时间。第5点是呼气流速的峰值，第6点是呼气的终点。呼气时间是第4点和下一次呼吸开始（第7点）之间的间隔时间。

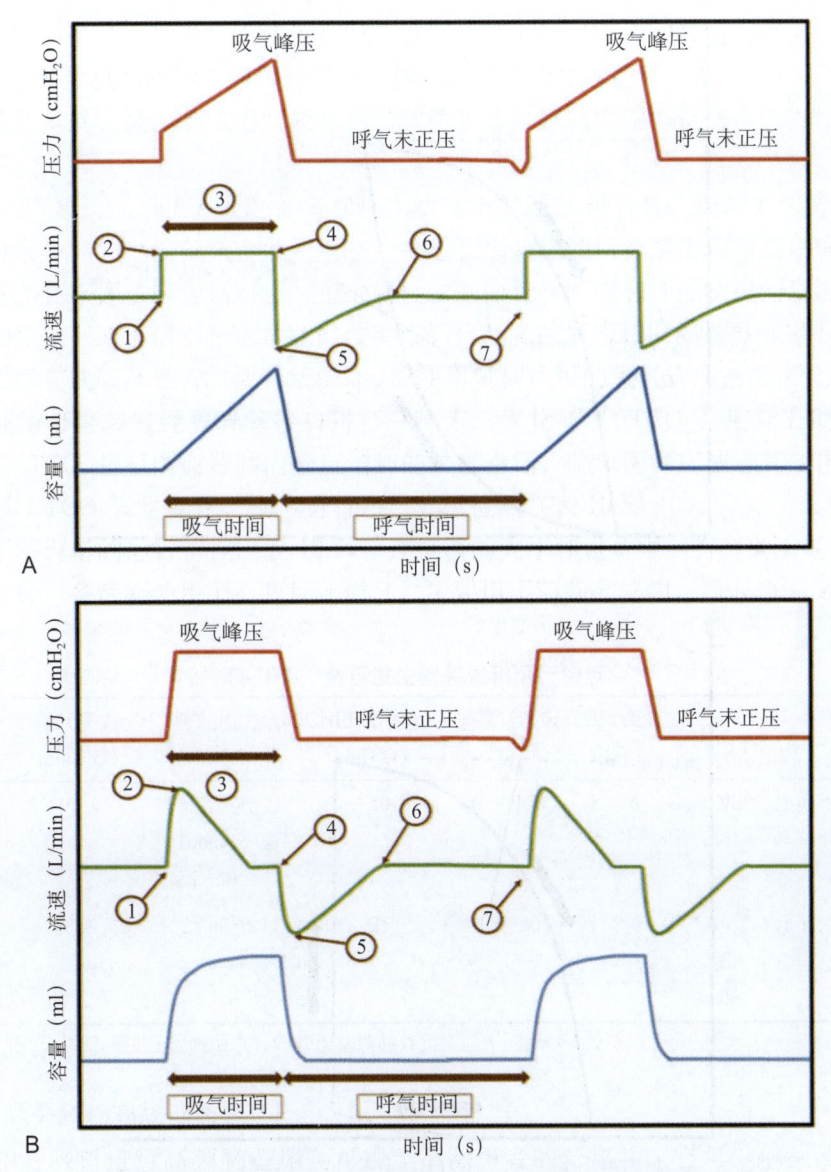

图 9.1 A. 容量控制时间曲线图；B. 压力控制时间曲线图

该图分别显示了上部面板压力，中间面板流速，以及底部面板容量

图 9.2 显示了容量控制通气（A）和压力控制通气（B）的压力与容量的关系。呼气末正压（PEEP）与吸气峰压之间的虚线为顺应线，表示呼吸系统的静态压力 - 容量特性。容量控制通气时吸气压力 - 容量曲线向右弯曲的程度取决于呼吸系统的吸气阻力。气道阻力增大时，压力曲线向右弯曲程度越大，表明克服阻力所需的压力越大。另一方面，压力控制通气时的吸气压力 - 容量曲线反映了系统内压力的变化，并不代表呼吸力学的变化。在容量控制通气的呼气过程中，在相同压力下，呼气期肺的容量比吸气期大。吸气和呼气之间的体积差异以及压力 - 体积曲线的形状被称为滞后效应。滞后程度会随着呼吸力学的变化而变化。曲线向左弯曲的程度与呼吸系统两种通气模式下的呼气阻力相关。

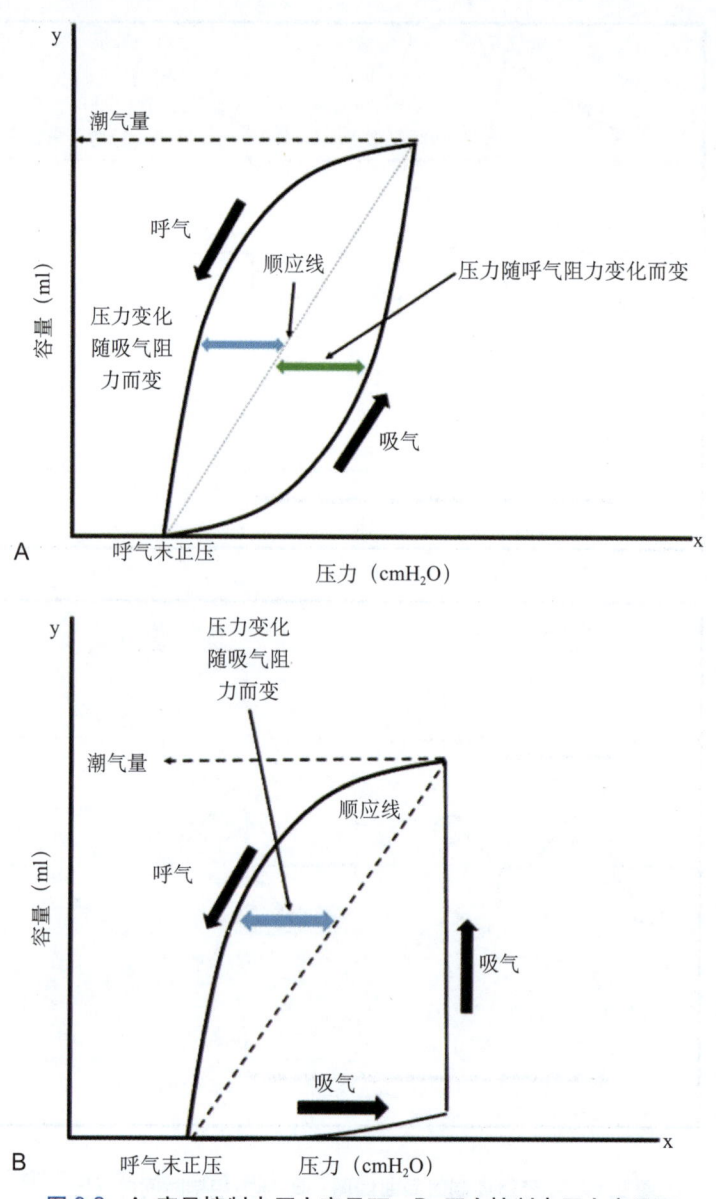

图 9.2　A. 容量控制中压力容量环；B. 压力控制中压力容量环

图中 y 轴为容量，x 轴为压力。吸气开始于 PEEP。虚线表示弹性引起的静压 - 容量变化

　　图 9.3 以纵轴表示流速，横轴表示容量。吸气期在横线的上方，呼气期在横线的下方。该图显示，在容量控制通气时，吸气流速在吸气早期达到最大值，并在整个吸气过程中保持该水平。通过压力控制通气，吸气流速达到最大吸气流速（PIFR），之后流速下降到零。在呼气过程中，两种模式下，呼气流速在呼气期早期迅速达到最大值，即最大呼气流速（PEFR）。流速下降的曲线相对凸向下或接近直线，减速稳定，直到下一次吸气。吸气和呼气之间的量是潮气量。如排除气体泄漏量，吸气期的体积等于呼气期的体积。

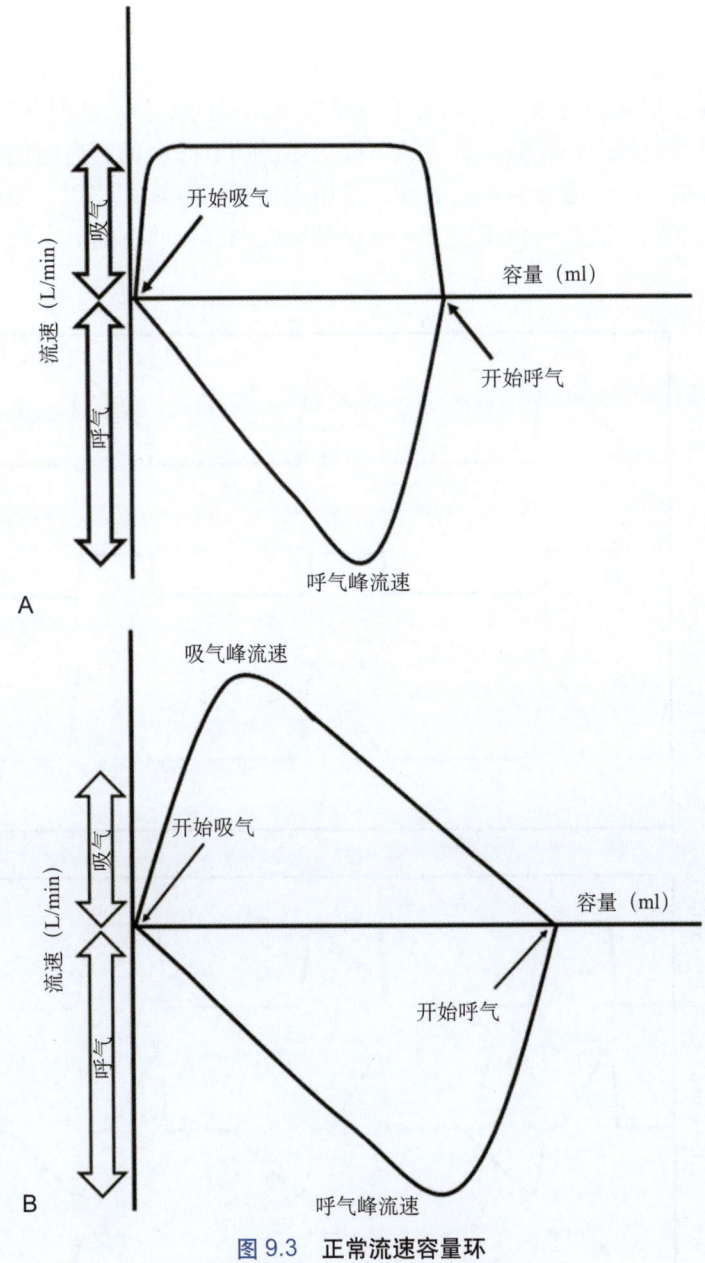

图 9.3　正常流速容量环
A. 容量控制通气；B. 压力控制通气
吸气流速 - 容量曲线在曲线上方，呼气流速 - 容量曲线在曲线下方

二、识别通气模式

通气模式是呼吸机控制变量（容量或压力），呼吸序列（强制性、自主性或两者的组合）和任何特定的内置目标方案（已在第 6 章中描述）的特定组合。时间曲线图形表示控制变量和呼吸顺序。通气模式已在第 6 章有详细的描述。

图 9.4 显示了容量控制通气（A）和压力控制通气（B）下的压力、流速和容量的时间曲线。在容量控制通气的情况下，所有呼吸的吸气流速是相同的。由于这些呼吸均由时间驱动，因此

也兼具容量控制的特点。图中所示的所有呼吸的吸气峰压是相同的，实际上呼吸系统顺应性和阻力的变化也会导致压力随之变化，而流速和容量保持不变。图示的呼吸均为机器触发。因此这种模式是机器触发的强制连续通气，属于容量控制和时间驱动。从图 9.4B 可以看出，在吸气初期达到最大吸气流速，并在吸气期迅速下降为零。所有呼吸的都有时间驱动，其吸气峰值压力保持恒定。呼吸系统顺应性和阻力的变化会引起流速和容量的变化，而压力不变。图示中周期中无自主呼吸发生，因此这种模式又称为机器触发的连续强制通气，属于压力控制和时间驱动。

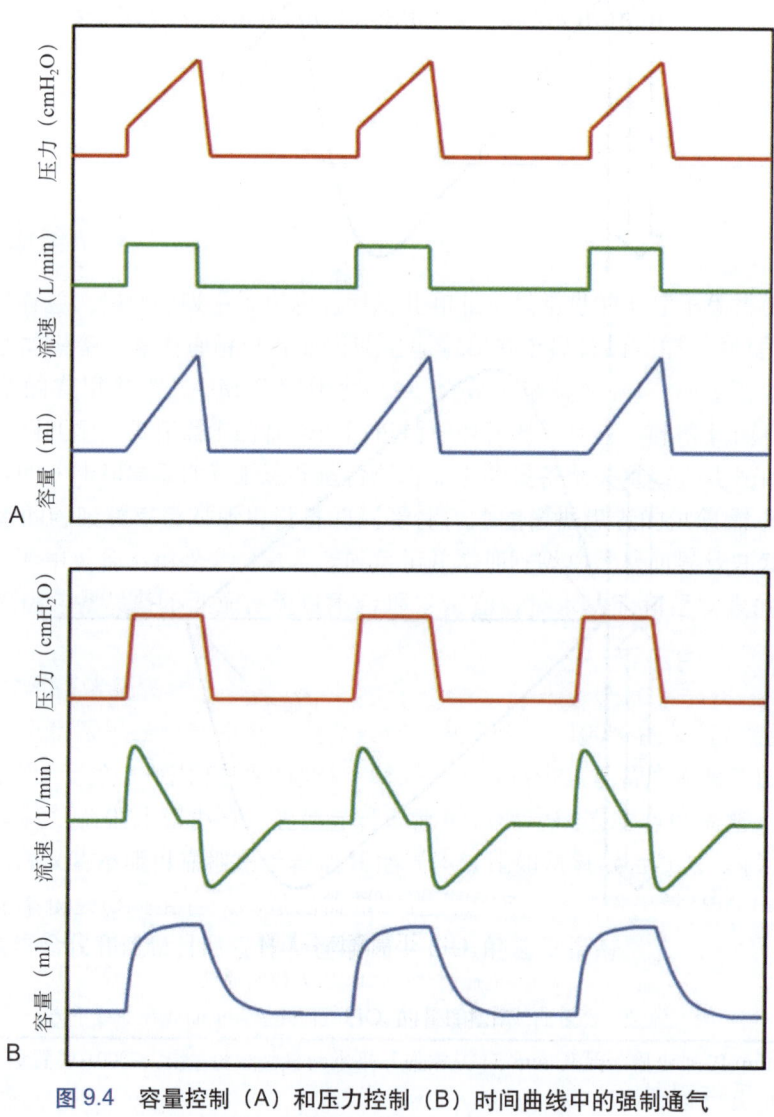

图 9.4　容量控制（A）和压力控制（B）时间曲线中的强制通气
所有的呼吸都是机器触发，无自主呼吸

　　图 9.5 为辅助控制通气的压力、流速和容量的时间曲线。在所示的图中，图 A 和 B 分别显示了容量控制和压力控制模式下的辅助控制通气。如图所示，每次强制通气之前，压力波形中都会出现负偏转，表示自主呼吸的趋势。但机器强制呼吸周期之间无自主呼吸出现，因此也称为辅助控制通气。对于大多数呼吸机而言，可在容量控制和压力控制模式下实行辅助控制模式。

图 9.5 辅助控制通气的时间曲线

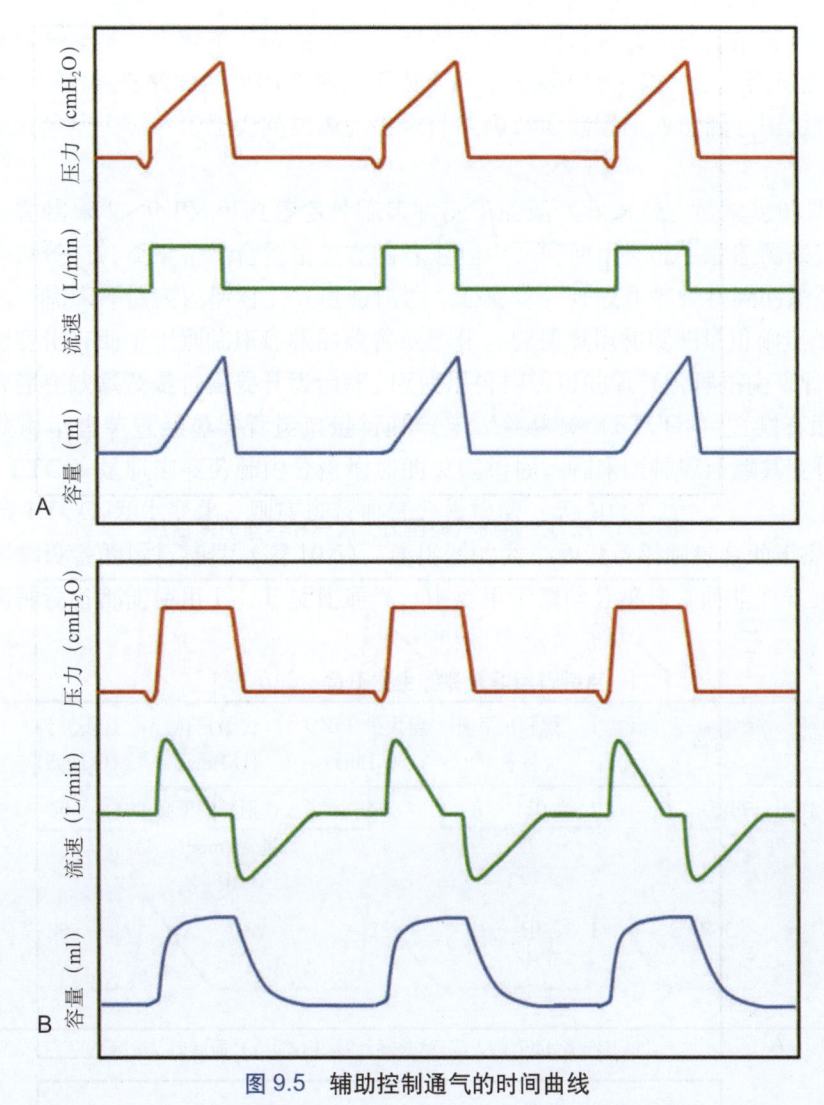

A. 为容量控制通气；B. 为压力控制通气。每个呼吸都是由患者自主触发（压力曲线上的负偏转）

图 9.6 显示了压力、流速和容量的时间曲线，所有呼吸都是由一次自主呼吸触发的。压力波形显示压力很快达到峰值，并一直保持到吸气期结束。在吸气期接近尾声时，压力水平开始下降，直到开始呼气期。所有的呼吸都是自主的，且正压呼吸是患者主动触发，在吸气时属于控制压力，并且是流速驱动的，这被称为压力支持通气。这与图 9.4 和图 9.5 所示的压力控制强制通气形成对比，后者，吸气峰压保持恒定，直到呼气开始。所有的呼吸达到相同的吸气峰压，因此，这属于压力控制模式。吸气流速在吸气早期达到峰值，在呼气开始时下降到预定的水平（通常是吸气峰压的 25%～30%）。

图 9.7 为容量控制（A）和压力控制（B）通气的间歇强制通气的图形。如图 9.7A 所示，呼吸顺序既包括强制呼吸，也包括发生在强制呼吸之间的自主呼吸。所有的容量控制和压力控制模式下的呼吸周期均由患者主动触发。属于容量控制（A）或压力控制（B）的时间驱动通气，在这个例子中自主呼吸产生了吸气和呼气流速，以及潮气量，但自主呼吸无正压支持，这种模式被称为同步间歇强制通气（SIMV），包括容量控制（图 9.7A）和压力控制（图 9.7B）通气模式。

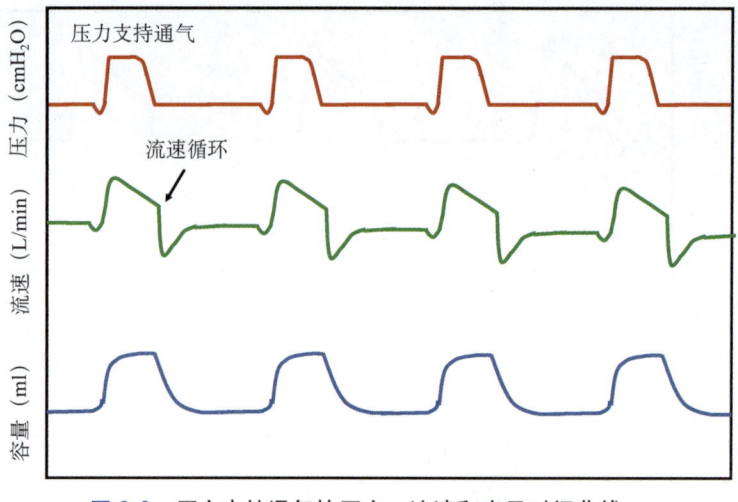

图 9.6 压力支持通气的压力、流速和容量时间曲线

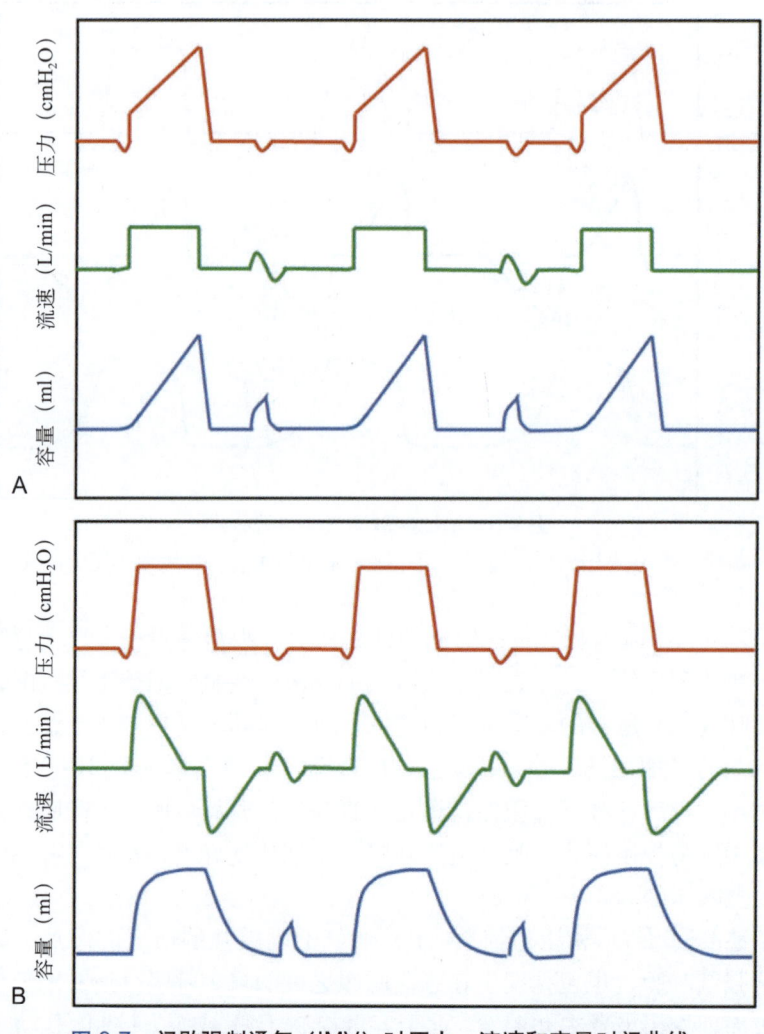

图 9.7 间歇强制通气（IMV）时压力、流速和容量时间曲线
A. 容量控制通气；B. 压力控制通气。自主呼吸在机械呼吸之间，无正压支持。每次呼吸都由患者自主触发，属于同步 IMV（SIMV）

图 9.8 显示了压力控制模式的 SIMV，其中在强制呼吸之间发生的自主呼吸由正压呼吸支持。这些辅助呼吸由患者主动触发、流速驱动的呼吸，这被称为压力支持通气。本例中的压力支持水平达到的吸气峰压低于 SIMV 的峰压，因此潮气量较小。压力支持通气时的潮气量可以独立于 SIMV 的潮气量进行调节。具有压力支持的 SIMV 也可以提供容量控制通气。

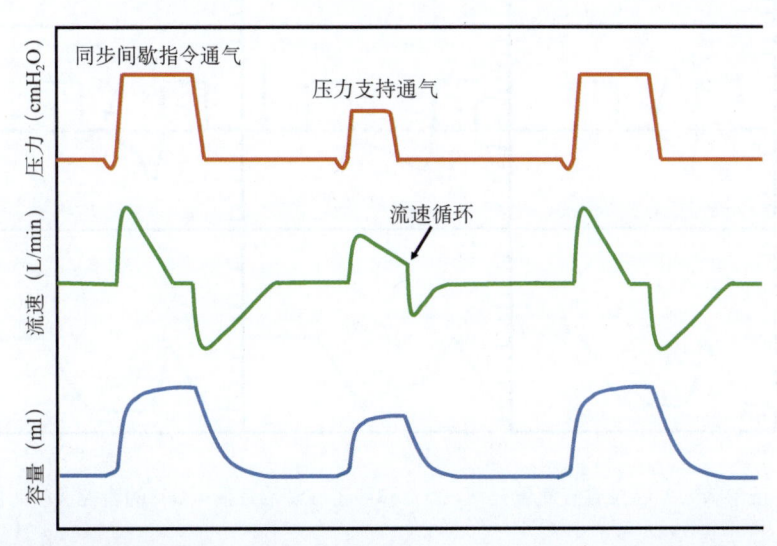

图 9.8 压力支持下同步间歇指令通气（SIMV）的时间曲线。所有 SIMV 呼吸都是由患者触发、压力控制。在压力支持辅助通气下，机械呼吸之间也会发生自主呼吸

三、识别与测量呼吸系统力学

（一）下气道阻力增加

在哮喘、细支气管炎和支气管肺发育不良等几种情况中下气道阻力增加。由运动方程可以计算出，对于容量控制通气时，以特定潮气量对肺进行通气所需的压力将随阻力的增加而升高（详见第 2 章）。而对于压力控制模式而言，总压力保持恒定（详见第 2 章），潮气量和流速则会减少。这种波形在时间曲线、环中表现尤为明显。图 9.9 显示了正常肺（A）、急性支气管痉挛等下气道肺疾病（B）和支气管扩张剂治疗后（C）在容量控制模式下的的呼吸循环。在正常肺中，压力从峰值（PIP）降至平台压力水平（$P_{plateau}$）的降幅很小。呼气结束至下一次吸气开始之前，呼气流速为零。随着急性支气管痉挛和气道阻力的增加，在相同的潮气量下，PIP 增加，与正常相比，PIP 到平台压力水平的压力下降幅度增加（图 9.9B）。而在呼吸过程中，最大呼气流速下降，呼气结束至下一次吸气开始之前，仍存在呼气流速。使用沙丁胺醇后，从 PIP 到平台压力的下降幅度减小，而平台压力保持不变（图 9.9C）。呼气完成，呼气流速归零。这表明时间曲线可以用来评估下气道阻塞及其对治疗的反应。呼吸系统力学测量既可以在没有任何血流中断的情况下动态估计，也可以在血流闭塞的静态条件下估计（详见第 5 章）。

与容量控制通气不同，急性支气管痉挛使用压力控制通气下机械通气强制通气时，输送的潮气量减少，而总压力保持不变（图 9.10）。急性支气管痉挛还会导致最大吸气和呼气流速的下降（图 9.10B）。由于呼吸系统时间常数增大，吸气和呼气在流速为零之前终止，导致潮气量减少和气体滞流（图 9.10B）。沙丁胺醇使用后的时间曲线更趋于正常，如图 9.10C 所示。

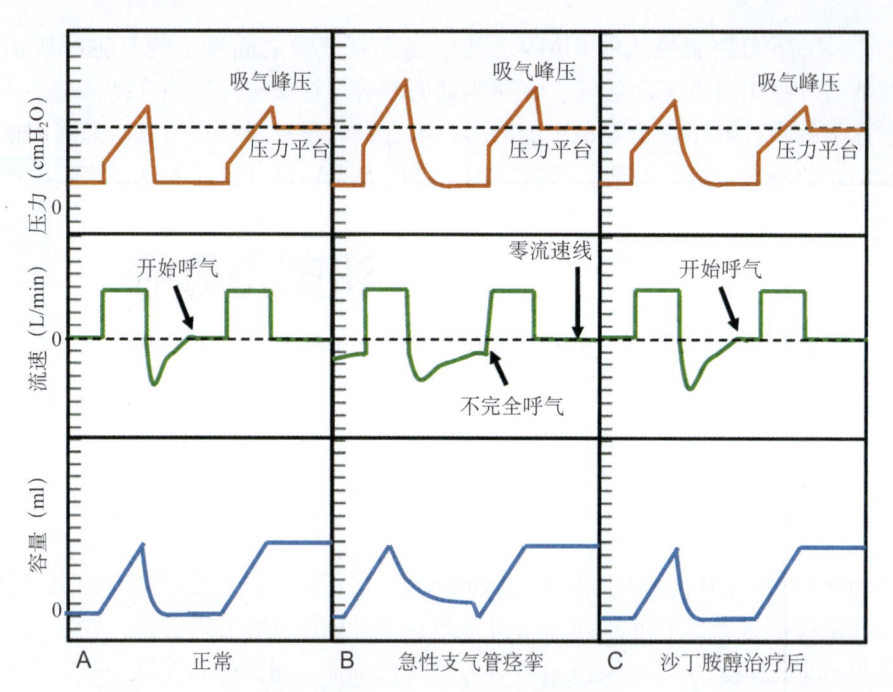

图 9.9　正常肺（A）、急性支气管痉挛（B）和沙丁胺醇治疗后（C）的容控通气时间曲线

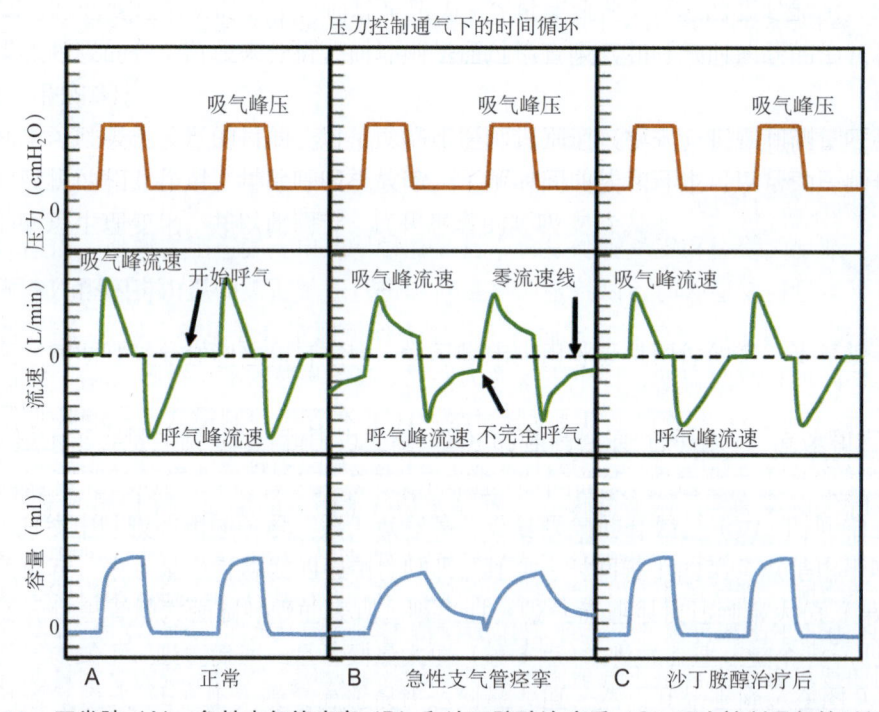

图 9.10　正常肺（A）、急性支气管痉挛（B）和沙丁胺醇治疗后（C）压力控制通气的时间曲线

图 9.11 为容量控制通气时急性支气管痉挛时的流速 - 容量环图。如图 9.11 所示，所有环形的吸气流速 - 体积部分是相同的。正常肺（蓝线），呼气流速达到呼气峰流速（PEFR），并在呼气结束时返回零值。急性支气管痉挛（红线）时，PEFR 因呼气流速未恢复为零而降低，

PEFR 点后的曲线形状向左下凹，这表示呼气不完全。使用沙丁胺醇后（绿线），PEFR 较急性支气管痉挛时升高，在呼气结束时恢复为零。呼气流速 - 容量曲线的形状向左下凹，提示呼气时间延长和残留下气道阻塞。

图 9.12 为沙丁胺醇治疗前后急性支气管痉挛时的压力 - 容量变化。与正常呼吸（蓝线）相比，急性支气管痉挛的吸气期（红线）由于呼吸系统阻力增加而向右弯曲。同样，呼气期曲线

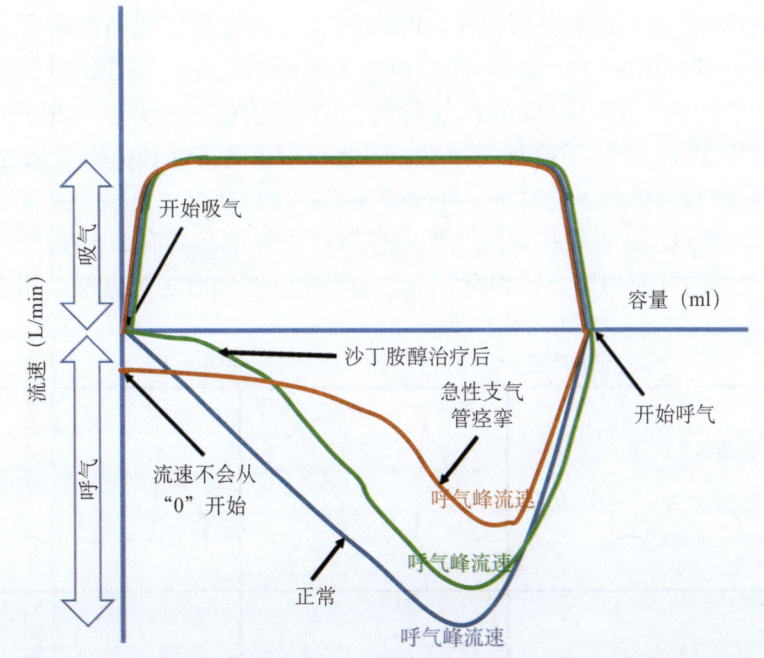

图 9.11　容量控制通气时急性支气管痉挛及使用沙丁胺醇后的流速 - 容量环

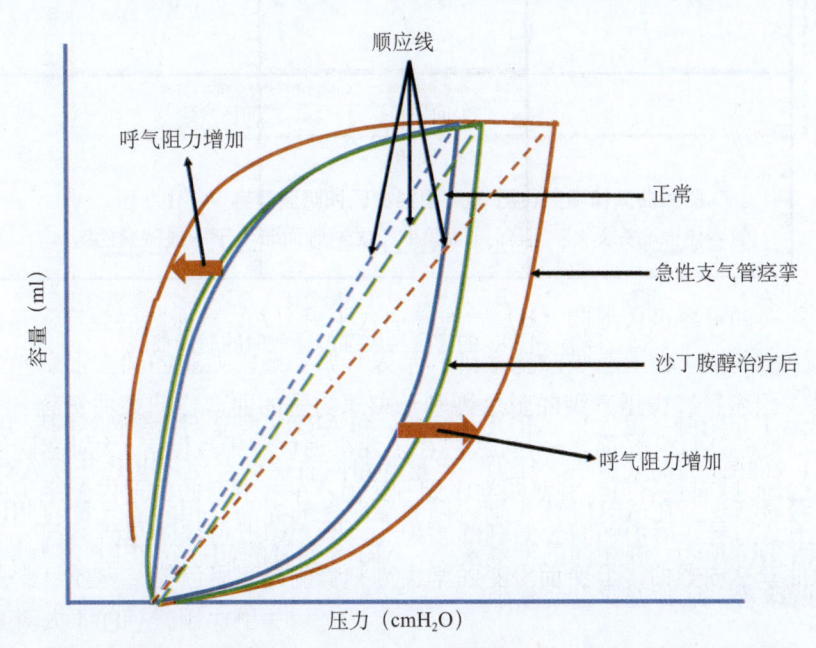

图 9.12　正常肺（蓝色）、急性支气管痉挛（红色）和沙丁胺醇治疗后（绿色）的压力 - 容量环（容量控制通气）

向左弯曲，表示呼气阻力增加。因为呼气是不完全的，所以容量不会降至零。急性支气管痉挛时肺的不完全排空后再反复呼吸循环会导致过度充气，从而降低肺的顺应性。图9.12显示了急性支气管痉挛时顺应线向右移位。使用沙丁胺醇（绿线）后，呼吸循环的吸气和呼气曲线更加接近正常，而顺应性肾有下降（见顺应线）。

（二）肺顺应性降低

图9.13显示了急性呼吸窘迫综合征（ARDS）患者在容量控制通气时的时间曲线，ARDS患者的肺的顺应性降低，与正常波形相比，PIP和$P_{plateau}$都增加了相同的幅度，使得从PIP到$P_{plateau}$的压差保持不变（图9.13A、B）。而气道阻力增加如急性支气管炎痉挛者的PIP增加而$P_{plateau}$保持不变（图9.9）。在ARDS的恢复阶段，肺顺应性得到改善，如图9.13C所示，其PIP较低，但从PIP到$P_{plateau}$的下降保持不变。从图9.13B到图9.13C的变化也可以视为使用表面活性剂治疗后呼吸系统顺应性改善。肺保护策略不仅包括维持最小的潮气量，还包括保持肺平台压力≤30cmH₂O。在容量控制通气期间监测经皮氧饱和度有助于临床医师调节呼吸机参数，在相对安全的通气压力下，改善潮气量。对于急性呼吸窘迫综合征，压力-容量环的变化比流速-容量循环更有意义，如图9.14所示。

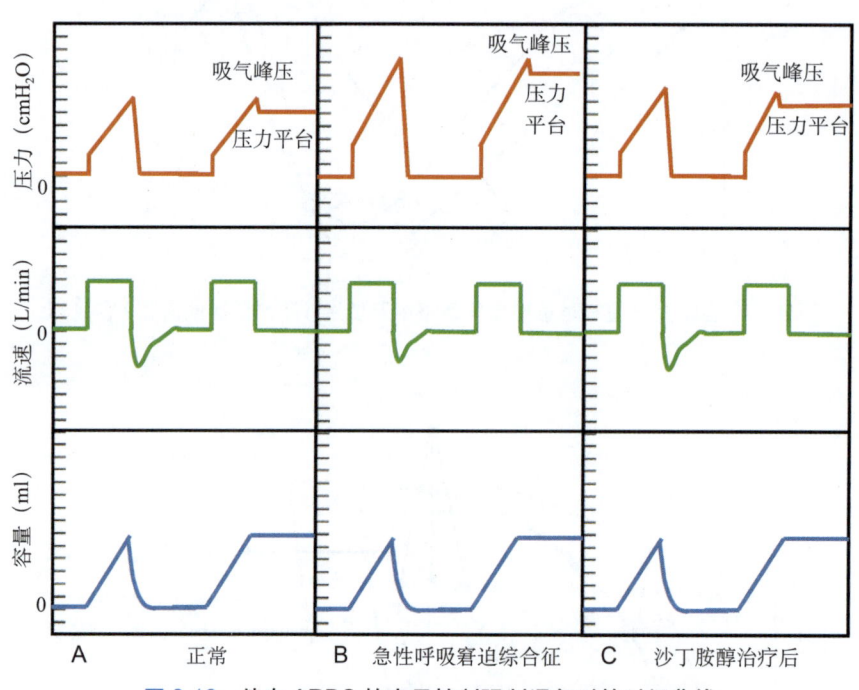

图9.13　伴有ARDS的容量控制强制通气时的时间曲线

图9.14显示了正常肺（黑色）、ARDS（红色）和ARDS恢复期（绿色）的压力-容量循环。与正常人相比，在相同的潮气量下，压力-容量环路向右移动，使得PIP升高ARDS的环路变窄，滞后现象明显减少。在ARDS恢复期，随着顺应性的提高，相同潮气量的PIP较低，滞后现象增大。如图9.13所示，在相同的潮气量下，ARDS患者的PIP至PEEP压力差比正常人大，随着肺顺应性的改善，这种差异也会减小。

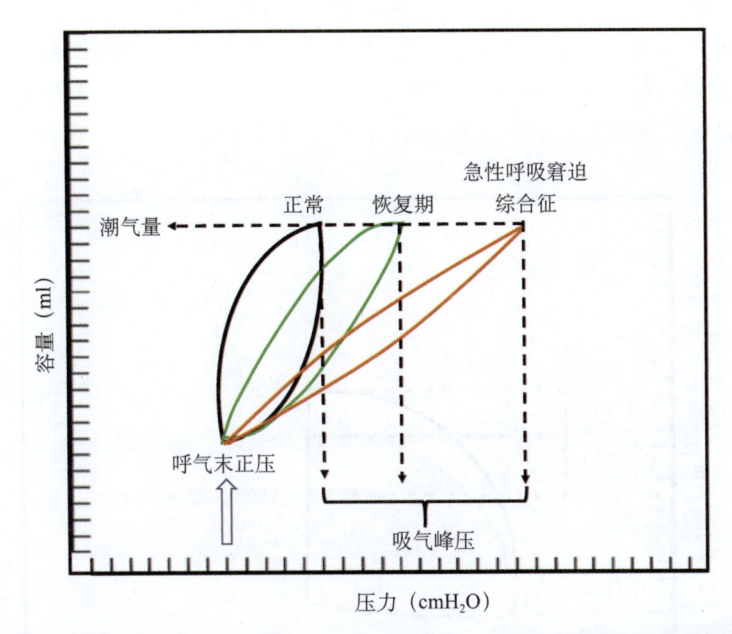

图 9.14 容量控制通气的压力 - 容量环：正常（黑色）、ARDS（红色）和恢复阶段（绿色）

图 9.15 显示了正常肺（黑色）、ARDS（红色）和 ARDS 恢复阶段（绿色）压力控制通气的时间曲线。如图 9.15B 所示，ARDS 时潮气量减小，PIP 不变。最大吸气流速（PIFR）和最大呼气流速（PEFR）均随 ARDS 的发展而降低。由于时间常数较小，流速在吸气结束前和呼气结束前就降至零（图 9.15B）导致潮气量减少。在 ARDS 恢复阶段，潮气量、PIFR 和 PEFR 增加（图 9.15C）。从图 9.15B ～ C 也可以表示为使用肺泡表面活性药物治疗的变化。

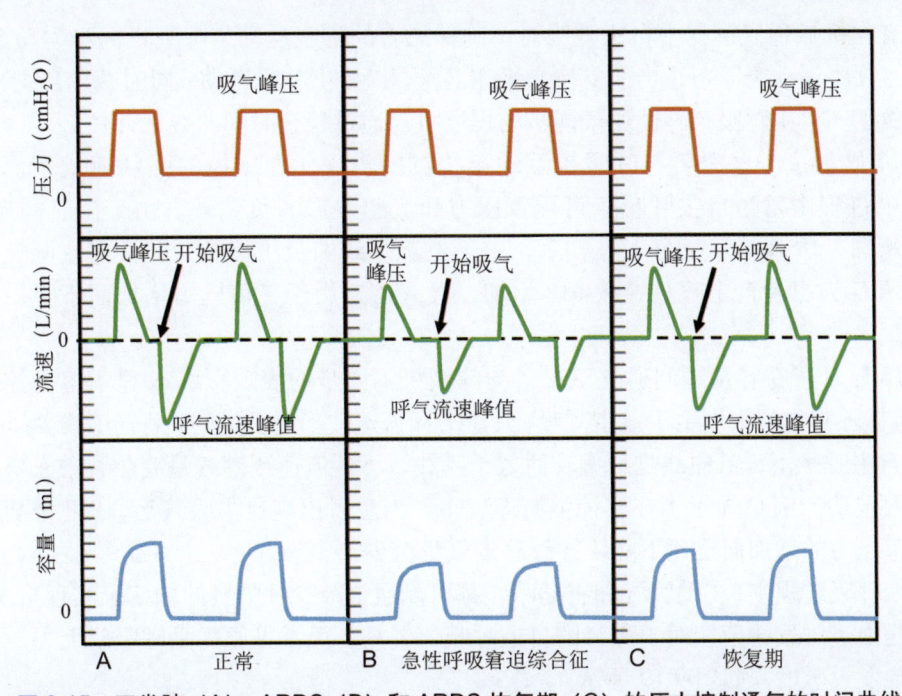

图 9.15 正常肺（A）、ARDS（B）和 ARDS 恢复期（C）的压力控制通气的时间曲线

在压力控制通气过程中，由于在吸气过程中压力受到控制，因此在压力-容量环中肺顺应性的变化可以通过潮气量的减少来表示。如图9.16所示，ARDS导致潮气量小于正常情况。在ARDS恢复期间，顺应性提高，相同PIP条件下的潮气量增加。

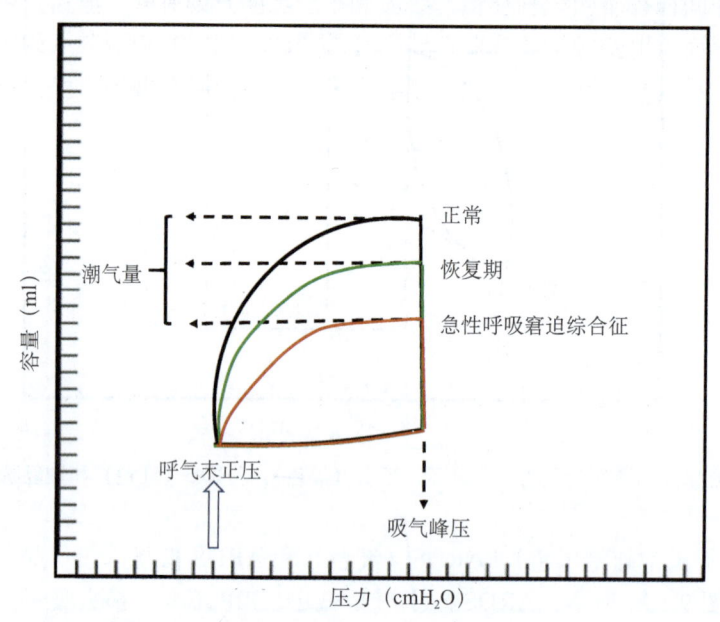

图 9.16　正常肺（黑色）、急性呼吸窘迫综合征（红色）和恢复期（绿色）的压力-容量环

四、患者与呼吸机的相互作用

当患者在机械通气过程中自主呼吸时，确保患者的呼吸运动与呼吸机同步运动至关重要。患者的自主呼吸运动需要与适当的支持水平相匹配，以提供呼吸辅助，同时减少自主呼吸工作，避免无效做工。自主呼吸与辅助通气同步的程度可以通过检查时间曲线来评估。

图9.17显示了一些患者与呼吸机互动不协调的表现。在压控的强制通气下，其中例A在机械呼吸过程中发生自主呼吸，可导致压力和流速波形的负偏转。由于患者的自主吸气，其潮气量增加。例B显示了自主吸气后，由于低于基线的负压偏转，其流速或潮气量没有发生变化。例C为患者自主呼吸导致PIP增加，吸入流速由于气道压力增加而下降，导致总潮气量减少。

图9.18显示了在容量控制通气下患者与呼吸机不同步的表现。例A显示容量控制的强制通气下，机械呼吸过程中发生了自主呼吸，其压力和流速波形的负偏转，潮气量减少，流速不变。例B显示自主呼吸下，其曲线是负偏转而低于基线，不伴流速或潮气量变化，触发机制未能激活，是无效做功。例C显示了在容控强制通气下，当患者出现自主吸气后，PIP增加而吸气流速由于气道压力的增加而迅速下降，导致总潮气量减少。

在机械呼吸过程中，主动吸气和主动呼气都可以通过减少呼吸机的频率来实现自主的呼吸。无效触发是由于触发阈值相对于患者的自主呼吸值较高，最常见原因是呼吸肌无力。无效触发需要调整触发灵敏度，如图9.19所示。

图9.19为压力辅助支持的SIMV与压力控制的时间曲线。在A组中，自主呼吸不会触发

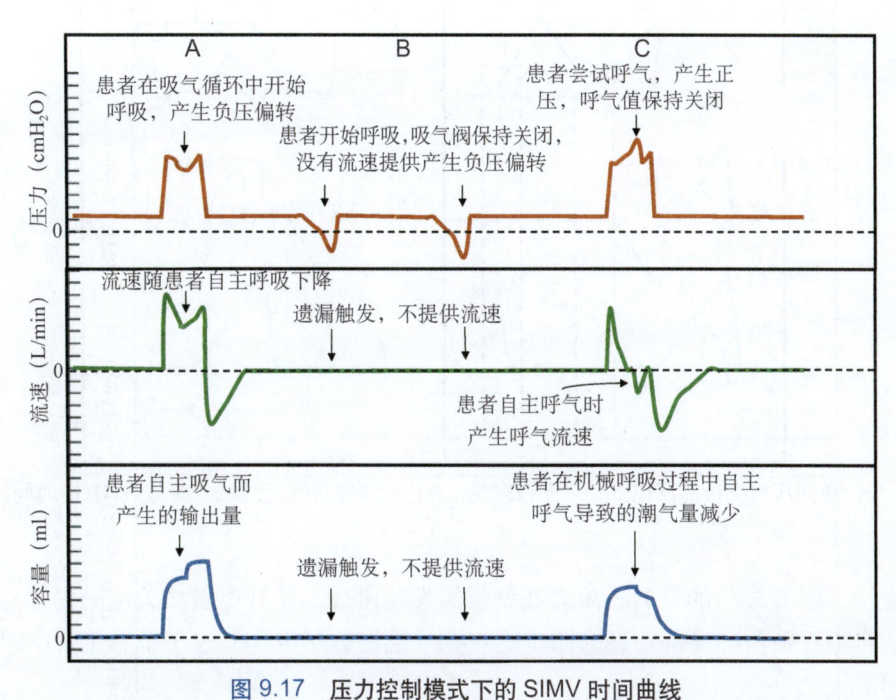

图 9.17　压力控制模式下的 SIMV 时间曲线
A. 机械通气时自主吸气；B. 无效触发；C. 机械通气时自主呼气

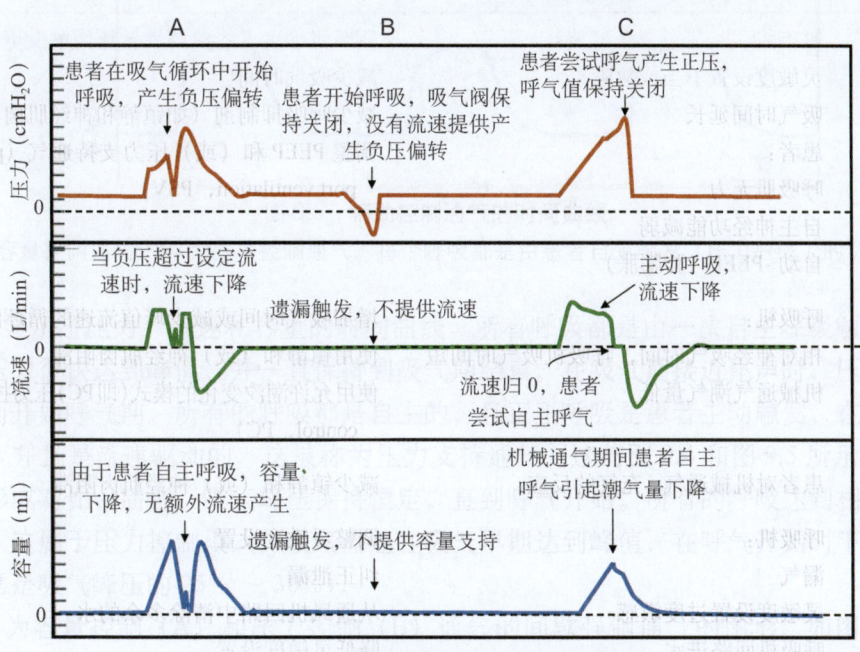

图 9.18　容量控制的 SIMV 的时间曲线
A. 机械通气时自主吸气；B. 无效触发；C. 机械通气时自主呼气

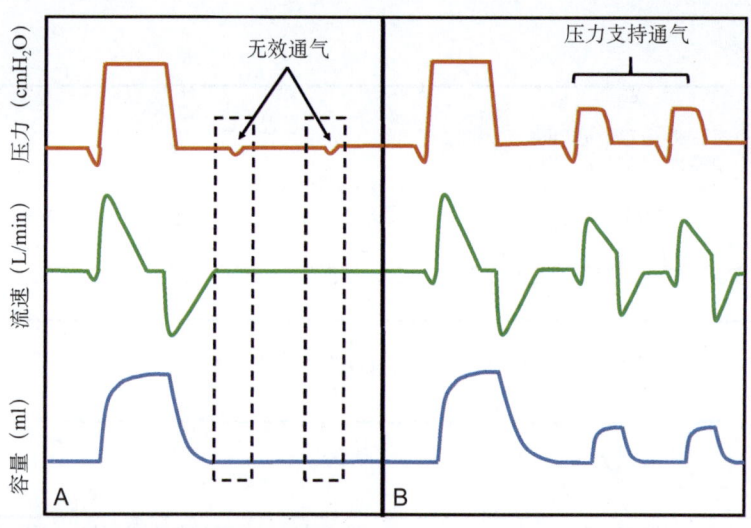

图 9.19 叠加压力支持的压控 SIMV 无效触发（A）和调整灵敏度后触发有效（B）的时间曲线

压力辅助支持。图 B 显示的是同一患者在调整触发阈值后，使其更敏感，从而更容易触发压力辅助支持。自主呼吸与呼吸机呼吸的同步重点在于触发敏感度，但过于敏感也会引起频繁的触发（表 9.1）。

表 9.1 非同步类型、病因及治疗方法

非同步类型	病因	治疗方法
无效触发	呼吸机： 灵敏度设置不当或故障 吸气时间延长 患者： 呼吸肌无力 自主神经功能减弱 自动 -PEEP（肺膨胀）	调节灵敏度（容量触发比压力触发更敏感） 减少吸气时间 减少呼吸抑制剂（如镇静和神经肌肉阻滞） 调整 PEEP 和（或）压力支持通气（pressure support ventilation，PSV）
双重触发	呼吸机： 相对神经吸气时间，呼吸机吸气时间短 机械通气潮气量低	增加吸气时间或减少峰值流速的循环阈值百分比 使用镇静和（或）神经肌肉阻滞 使用允许潮汐变化的模式（即 PC）压力控制（pressure control，PC）
反向触发	患者对机械通气 / 充气的反应	减少镇静和（或）神经肌肉阻滞
自动触发	呼吸机： 漏气 灵敏度设置过度敏感 呼吸机回路进水 患者： 心脏活动导致压力或血流波动，从而触发呼吸	调整灵敏度设置 纠正泄漏 从通风机回路中清除多余的水 降低灵敏度设置

续表

非同步类型	病因	治疗方法
循环提前	呼吸机： 吸气时间设定低于患者的吸气时间 使用 PSV 过程中限制肺通气活动	VC：减少吸气流速或增加潮气量（VC：容量控制，Volume control） PC：增加吸气时间 PSV：降低循环阈值百分比或增加 PS
循环延迟	呼吸机： 设置呼吸机吸气时间变长于患者的吸气时间 使用 PSV 过程中堵塞肺通气活动	VC：增加吸气流速 PC：减少吸气时间 PSV：增加循环阈值百分比或减少 PS，或减少压力上升时间
流速设置不足	呼吸机： VC 流速设置低 PC 和 PSV 的触发压力设定低，压力上升时间长 患者： 神经功能兴奋引起需氧量增加	VC：增加吸气流速或切换到 PC 或 PSV（可变流速） 减少神经兴奋和代谢需求：降温、镇痛、处理代谢性酸中毒和焦虑
流速设置过度	呼吸机： VC 流速设置过高 PC 和 PSV 的触发压力设定过高，压力上升时间过短	VC：吸气流速降低 PC 或 PSV：降低压力或增加压力上升时间

资料来源：Alcantara Holanda M, et al. J Bras Pneumol. 2018; (4): 321-333.

五、呼吸机性能不佳的故障排查

时间曲线和环都可用于排查呼吸机性能故障。诊断呼吸机性能故障最重要的就是区分图形中的伪参数和"真实"参数。在压力变化速度非常快的情况下，图形显示的压力往往超过真实水平，如呼吸机计算器未能准确区分图形上的错误参数和真实负数，将错误的图形参数对标肺部力学的变化。例如，压力控制通气中的压力过载（未显示）可能导致呼吸机减少吸气流速以降低 PIP，最终可能导致潮气量减少。另外一个主要导致呼吸机性能不佳的主要因素是漏气，在呼吸机内部的管路、患者与机器的连接、人工气道、气管插管等均可能出现漏气。漏气会造成潮气量的下降，这种漏气可以通过时间曲线和环中检测出来。其主要特征就是潮气量减少。

图 9.20 显示了在容量控制（A）和压力控制（B）通气模式下漏气的时间曲线。存在漏气时候，PIP、呼气峰流速、潮气量减小。使用压力控制通气时，呼吸机试图通过增加吸气流速来维持 PIP。在相同漏气程度下，压力控制通气模式需提供更大的气流。因此，在人工气道（气管造口管或气管插管）周围存在漏气时，压力控制通气模式可能是维持更稳定的潮气量的首选策略。

如图 9.21 所示，流速-容量环将显示出呼气流速更早地归零，呼出的潮气量小于输送的潮气量。如上所述，压力控制通气比容量控制通气呼出的潮气量大。

压力支持式通气的图形根据环形中存在的漏气程度略有不同。图 9.22 为少量漏气和无漏气时压力支持通气的时间曲线。在存在少量漏气（图 B）的情况下，压力支持水平达到与无漏气（图 A）相同的水平。有漏气时，流速曲线开始下降的时间和速度更早、更快，其吸气峰压也明显下降。从吸气时间可以看出，吸气终止的时间提前，并且输送的潮气量比没有漏气时更小。

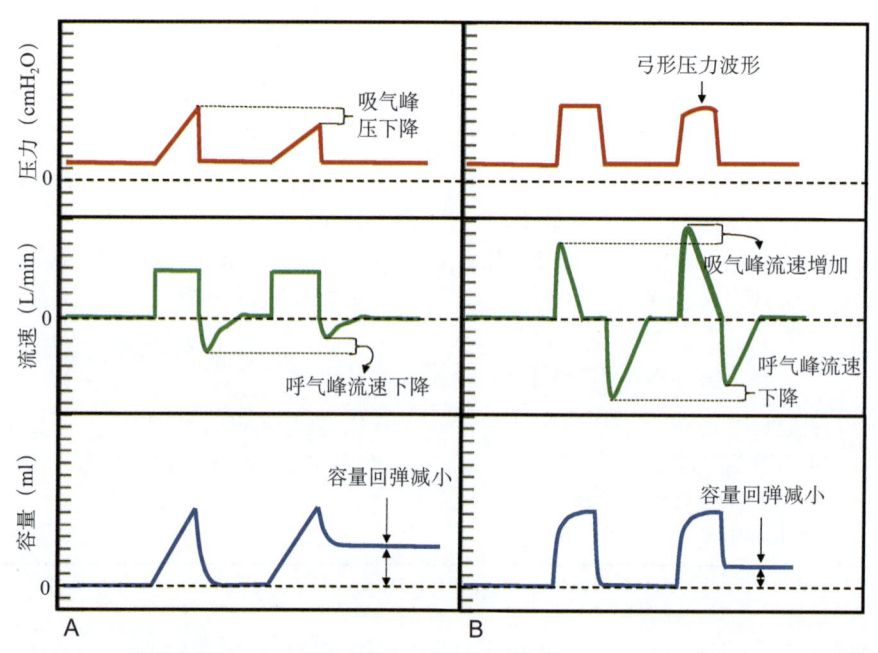

图 9.20　在容量控制（A）和压力控制（B）通气条件下，时间曲线显示明显的漏气

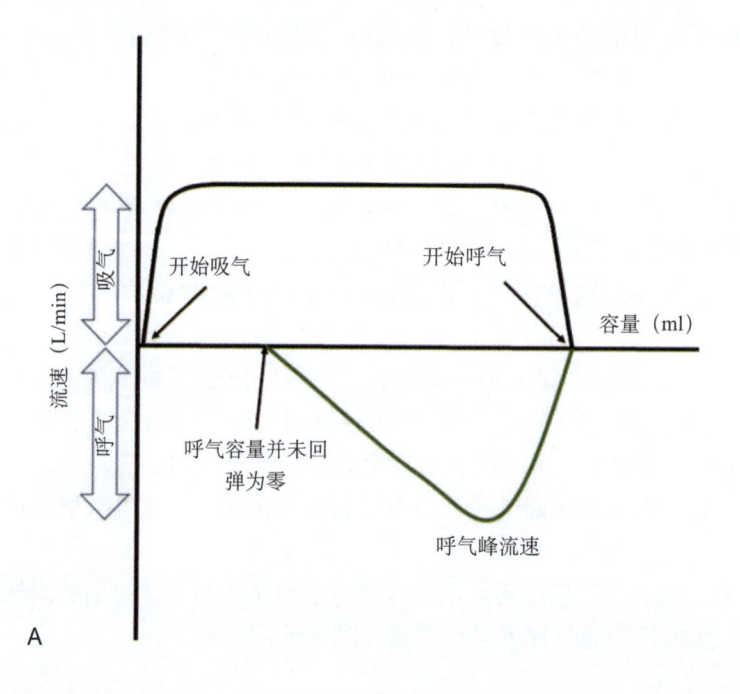

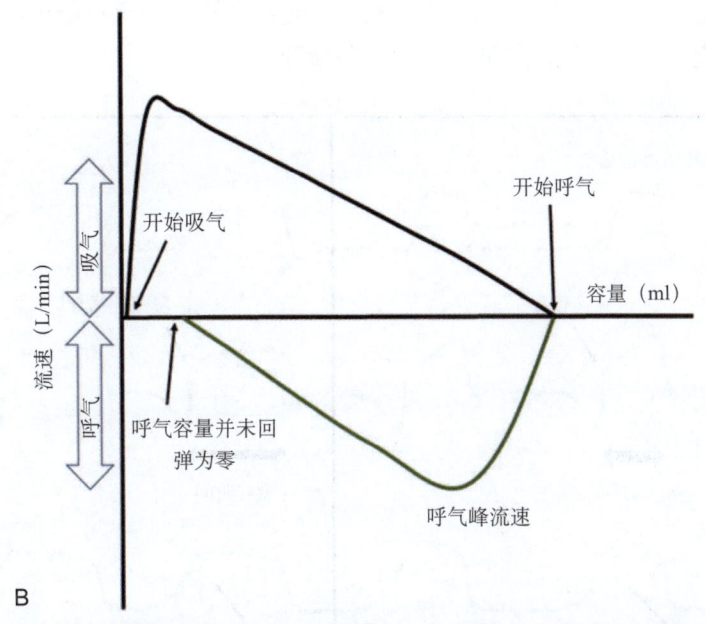

图 9.21 容量控通气（A）和压控通气（B）漏气时的流速 - 容量环

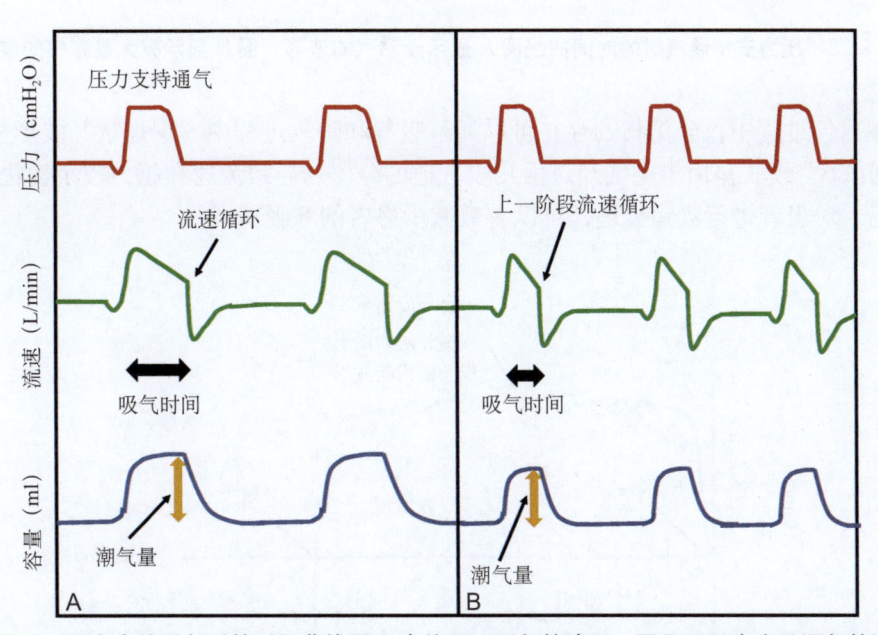

图 9.22 压力支持通气时的时间曲线图 A 未能显示漏气的波形。图 B 显示有少量漏气的波形

在压力支持通气过程中较大漏气的影响如图 9.23 所示。图 A 显示无漏气时的时间曲线。在本例中，当存在较大漏气时，初始吸气流速无法达到设定的峰值压力。吸气流继续维持高水平以尽可能达到预设的压力支持水平，尽管流速持续增加，但在吸气期仍不能达到峰值压力，吸气终止（循环）也发生得较晚，最终的潮气量减少。

气管插管的漏气可以使用带充气的套管解决。连接不严密则仍可能出现漏气。因此每个连接都需要仔细检查。突然出现漏气通常表示通路断开。

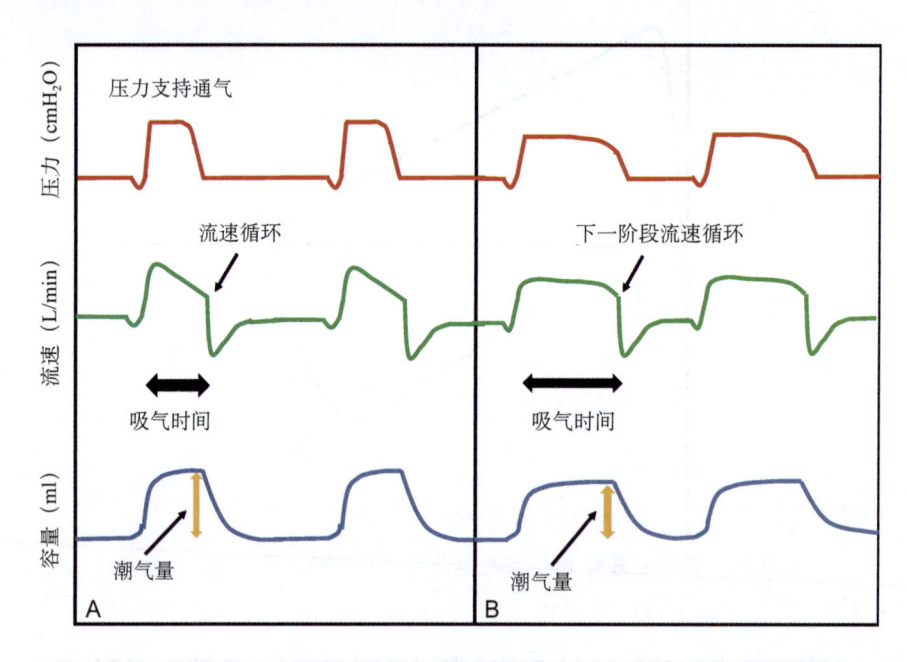

图 9.23 压力支持通气时的时间曲线图 A 显示无漏气的波形。图 B 显示有大量漏气的波形

在机械通气过程中，分泌物的存在可以通过吸气和呼气过程中"锯齿状"波形来识别（图 9.24）。"锯齿状"模式是由于空气经过前几段气道的分泌物导致流速和压力较小变化而产生的。明确原因后，对患者进行吸痰处理，可以有效减少患者的呼吸功。

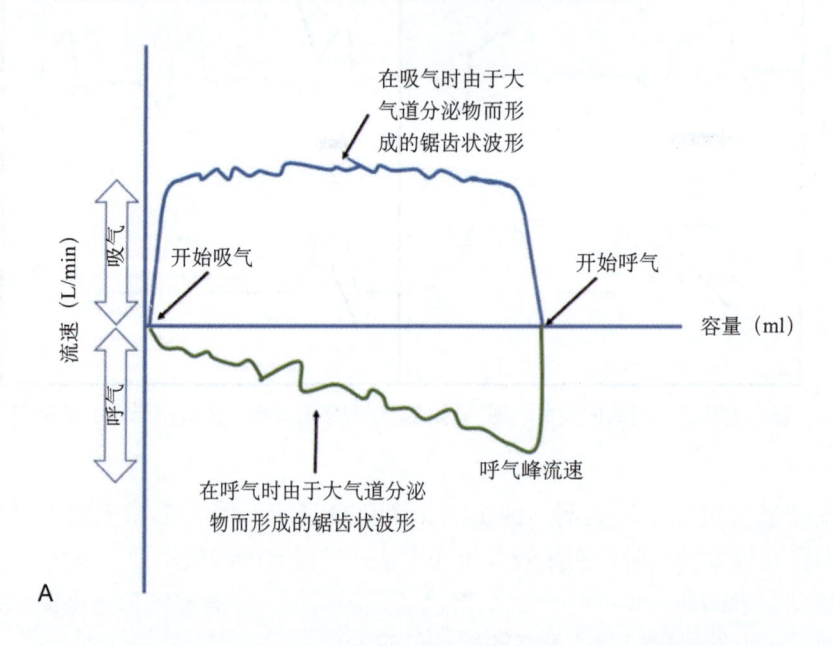

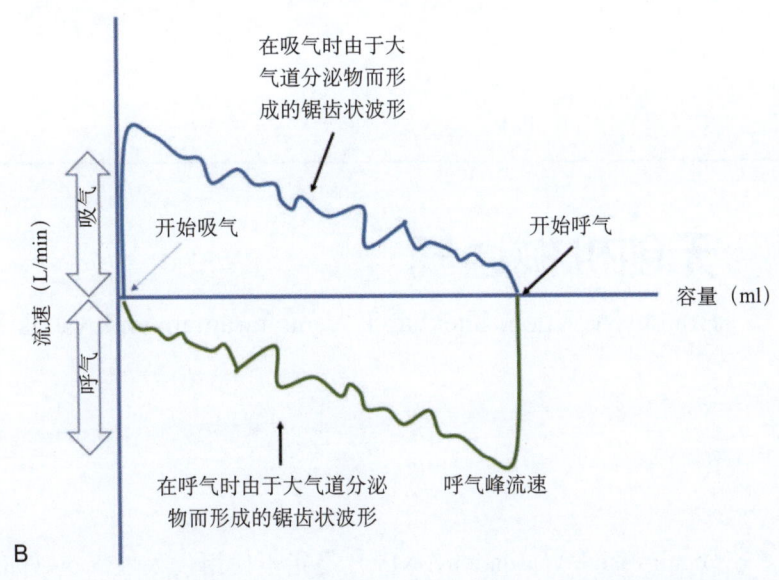

图9.24 大气道内分泌物产生流速和压力呈现锯齿状的波形 A 容量控制模式下的流速容量环 B 压力控制下的流速容量环

（吴昊林　吴海涛　译）

第 10 章 无创机械通气

Bradley A. Kuch, Shekhar T. Venkataraman, and Ashok P. Sarnaik

无创机械通气（noninvasive ventilation，NIV）是指不使用侵入性气道（如气管插管或气管切开）的情况下提供的辅助通气支持技术，简称"无创通气"。持续气道压力虽然不能提供主动的吸气支持，但可以在不使用人工气道的情况下提供持续的气道压力，故仍作为一种非侵入性的通气方式被纳入 NIV 的讨论范畴。NIV 可以通过正压和负压来实现。正压 NIV（noninvasive positive pressure ventilation，NIPPV）通过接口增加近端气道压力，而负压 NIV（NPV）则通过在胸壁周围产生负压来实现。在这两种情况下，跨气道压（即近端气道压力和肺泡之间的压力差）都会升高，导致气流进入肺部。无创通气支持已成为急慢性呼吸衰竭重要的治疗方式。成功实施无创辅助通气与以下因素密切相关：合适的患者选择、对每种接口和设备局限性的充分理解，以及对疾病特异性病理和病理生理学的深入认识。这些设备的主要优势在于降低有创通气的使用率，并减少住院费用。

一、无创正压通气（NIPPV）

NIPPV 可用于急性（短期）或亚急性/慢性（长期）患者。短期 NIPPV 适用于在医院中急需正压支持的患者，这些患者病情通常可在几天内好转（表 10.1）。长期 NIPPV 适用于慢性或进行性呼吸衰竭。

（一）适应证和禁忌证

符合以下条件的患者适合使用短期 NIPPV：①呼吸衰竭的原因可逆；②没有正压支持就无法维持气体交换；③无须立即插管和有创机械通气；④没有使用 NIPPV 的禁忌证（表 10.1）；⑤也可启动短期 NIPPV 以促进拔管撤机。对于某些患有终末期疾病（如晚期癌症）的患者，可以尝试使用 NIPPV 来避免插管。如果不符合上述任何标准，患者可能不适合短期 NIPPV。需要正压辅助通气的证据包括中重度呼吸功增加、三凹征、矛盾呼吸、辅助呼吸肌使用以及气体交换异常（通气或氧合衰竭）。如果患者只需要气道正压来复张肺容量以改善氧合，则可通过适当的人机连接器为患者提供无创持续气道正压通气（continuous positive airway pressure，CPAP）。如果依据患者临床症状、体征或气体交换失调判断患者需要通气辅助，那么该患者就适合使用 NIPPV。

表 10.1 短期 NIPPV 的适应证和禁忌证

		条件
A. 适应证		1. 潜在可逆的情况
		a. 急性缺氧性呼吸衰竭（如急性呼吸窘迫综合征）
		b. 急性心源性肺水肿
		c. 急性下呼吸道疾病（如哮喘、支气管炎）
		2. 避免插管
		a. 限制性胸廓疾病
		b. 神经肌肉疾病
		c. 术后呼吸衰竭
		d. 拔管后呼吸衰竭
		3. 促进拔管和撤机
B. 禁忌证		1. 需要立即插管和进行有创机械通气
		2. 血流动力学不稳定（低血压、休克）
		3. 气道保护反射弱（无咳嗽和吞咽动作）
		4. 近期接受过上呼吸道和食管手术
		5. 先天性面部畸形
		6. 面部有压疮
		7. 分泌物过多
		8. 缺乏合作、协作
		9. 未经治疗的气胸
		10. 无法良好地贴合面罩

（二）临床应用

一旦评估者适合接受 NIPPV，就必须选择尺寸合适的人机连接器。连接器的选择取决于支持水平和窘迫的严重程度。如果只需要 CPAP，则选择鼻罩或口鼻罩即可。如果需要辅助通气，口鼻或全脸面罩将是最合适的连接器。患者可能需要多次尝试才能耐受连接器，有时可能需要先轻轻地将面罩固定到位，而不要将其系在头上，一旦患者能够耐受连接器及其提供的呼吸支持，就可以用提供的带子将其固定。图 10.1 显示了启动 CPAP/NIPPV 的流程图。

一旦开始使用 CPAP/NIPPV，就需要监测患者的反应。根据临床需要选择 CPAP/NIPPV 的级别。有些患者在初始设置下病情会迅速好转，可能不需要进一步调整。如果在启动后 15min 内没有立即改善，则可能需要进一步调整呼吸机设置。图 10.2 的流程图描述了启动 CPAP/NIPPV 后的决策过程。

使用 NIPPV 后的临床症状改善具体表现为：①呼吸频率降低；②呼吸功减少；③呼吸困难改善；④ pH 升高；⑤氧合改善；⑥动脉二氧化碳（$PaCO_2$）水平降低。此外，还可能对血流动力学产生影响，如降低心率、改善血压和血流灌注。一般来说，短期 NIPPV 会持续使用，直到患者病情好转或治疗失败。

（三）呼吸机设置

短期应用 NIPPV 采用两种策略。一种常见的方法是将患者置于带辅助的自主模式，即 ICU 专用呼吸机中称为压力支持，而在 NIPPV 专用呼吸机中则称为 BiPAP 或 Bi-Level 模式。吸气压力通常设定为高于呼气压力 5～8cmH$_2$O。吸气压力受特定 NIPPV 呼吸机限制称为吸

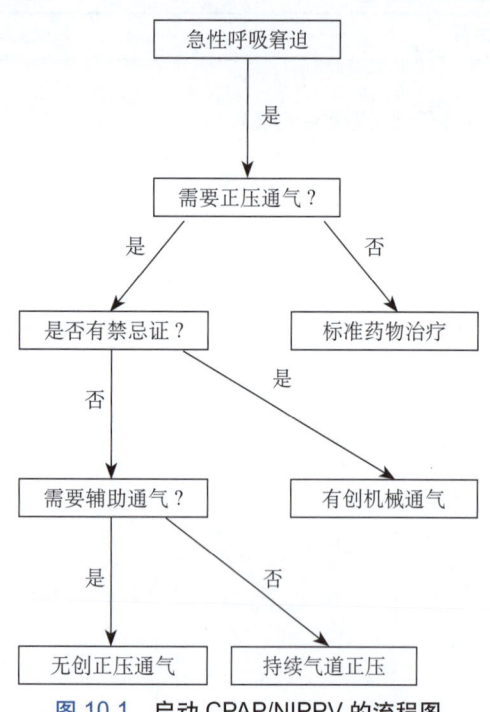

图 10.1 启动 CPAP/NIPPV 的流程图
CPAP. 持续气道正压；NIPPV. 无创正压通气

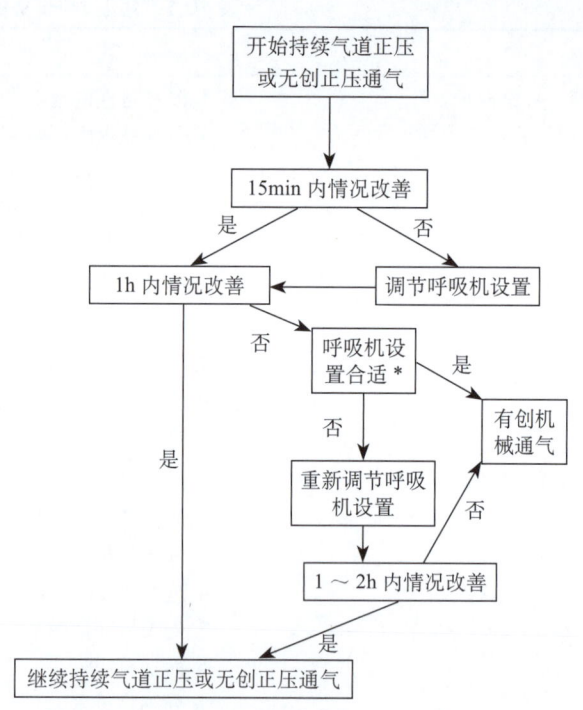

图 10.2 开始使用 CPAP/NIPPV 后最初 2h 的决策流程图
CPAP. 持续气道正压；NIPPV. 无创正压通气
* 如果使用 CPAP，可能需要升级到 NIPPV

气气道正压（IPAP）。ICU 专用呼吸机中的呼气压力为 PEEP，而在 NIPPV 呼吸机中称为呼气气道正压（EPAP）。根据症状缓解程度，可逐渐增加吸气压力。当所需吸气压力大于 20cmH$_2$O 且临床症状无改善时，则应考虑气管插管和有创机械通气。这就是所谓的"低 - 高"法——从低压力开始，然后增加到高水平。第二种方法是从高吸气压力（约 20cmH$_2$O 或更高）开始。这种方法的目标是迅速改善临床症状。一旦呼吸功减少，气体交换得到改善，吸气压力可降至能缓解症状的较低水平。这种方法被称为"高 - 低"方法——开始时压力较高，然后降低到较低水平。一般来说，患者（尤其是较小的儿童）更容易耐受"低 - 高"法，因为他们可以适应进入鼻腔和面部的流量不断增加。而"高 - 低"法的气流耐受性较差，因为患者通常会对高流量气体进入面部感到不舒服。反之，与"高 - 低"法相比，"低 - 高"法需要更长的时间才能缓解呼吸困难。在最初的 1～2h，可能需要根据患者的反应进行后续调整。短期 NIPPV（EPAP 或 PEEP）治疗期间常规使用呼气压力。双水平呼吸机的最大吸入氧分数（FiO$_2$）通常为 45%～50%。如果需要更高的 FiO$_2$ 且不需要气管插管，则可以使用带有封闭连接器的 ICU 专用呼吸机，但使用这种系统会增加吸入风险。

应使用足够的软垫防止人机连接器处皮肤过度受压，并监测接连接器固定的松紧程度。对于某些患者，可考虑使用少量镇静药来提高对面罩的耐受性。需要密切监测已出现呼吸窘迫患者的镇静情况，以防止不慎造成通气不足和呼吸衰竭恶化。加湿吸入气体对防止黏膜干燥和避免患者不适至关重要。

(四)优化患者与呼吸机的交互作用

患者与呼吸机之间的最佳交互作用要求呼吸机能够尽快检测到患者的自主呼吸,并在尽可能接近患者开始呼气时终止送气。不同呼吸机的吸气触发功能差别很大。影响吸气触发功能的因素包括对吸气流量的触发响应、漏气引起的自动触发及压力-时间和流量-时间波形的不均匀性。优化呼吸机呼气循环的策略包括设置合适的吸气时间阈值和调整循环流量阈值。患有阻塞性肺疾病的患者往往高吸气流量下效果更好,而患有神经肌肉疾病的患者低吸气流量下效果更好。大多数用于 NIPPV 的现代呼吸机都能提供可调节的备用通气频率。使用镇静药可有效提高患者对 NIPPV 的依从性。人机连接器的漏气会降低其有效性。使用 NIPPV 时,人机连接器周围会有一定程度的漏气,完全消除漏气并不可取,因为这需要紧密贴合的面罩,可能会导致患者的不适及皮肤破损。呼吸机漏气补偿的能力各不相同。大量漏气的缺点之一是自动触发。在存在大量机械通气系统漏气的情况下,呼吸机会增加流量以补偿压力损失。流量的增加会降低呼吸机感知吸气周期开始和结束的能力。这将导致患者和呼吸机间的不同步、呼吸功增加和耗氧量增加。如果存在系统漏气,则必须评估患者是否存在不同步现象。保湿对防止黏膜干燥非常重要。加湿可通过使用加热式加湿器、热湿交换器或通过式加湿器来实现。

(五)改进机制

在肺实质疾病患者中,由于临界闭合压力和闭合容量较高,肺部有塌陷的倾向。使用 CPAP/NIPPV 可以将气道压力提高到临界闭合压力以上,并复张肺泡。复张肺泡可增加肺容量、改善顺应性并减少静脉血掺杂。CPAP/NIPPV 还可以通过减轻吸气肌肉的负荷来促进吸气流量,从而减少呼吸功。例如,在哮喘急性发作等阻塞性疾病中,呼吸功(WOB)会大大增加(图 10.3)。

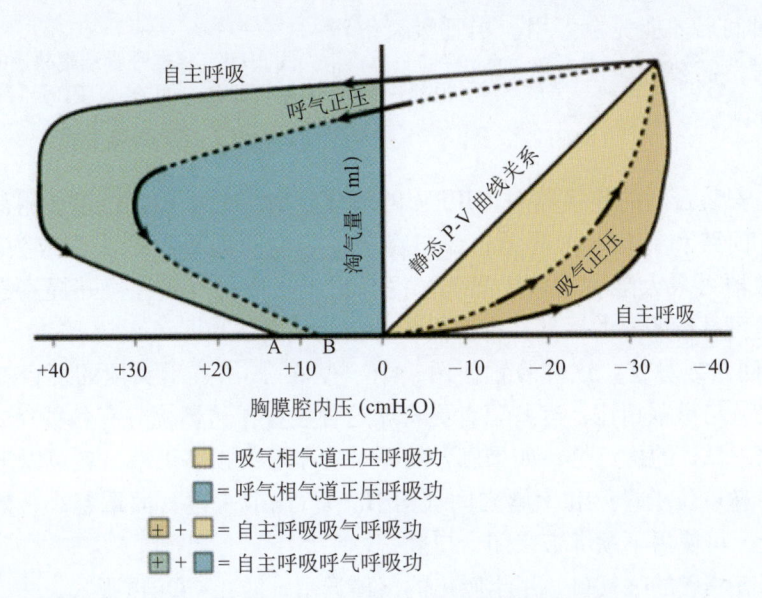

图 10.3 哮喘患者有无使用 NIPPV 时的呼吸功(WOB)。在呼吸周期的呼气相,等压点(EPP)向远端移位,导致气道在肺容量增加时关闭(关闭能力增加)、肺过度充气和内源性 PEEP(A 点)。应用 EPAP 会扩张气道,导致 EPP 近端移位,并降低闭合容量、肺过度充气、内源性 PEEP(B 点)和 WOB。在吸气相,由于内源性 PEEP 降低,患者需要产生较少的负压来启动吸气。在既定潮气量的整个吸气过程中,IPAP 会进一步减轻吸气肌肉的负荷。因此,使用 NPPV 会降低呼气和吸气 WOB(资料来源:Sarnaik AA, Sarnaik AP. Pediatr Crit Care Med 13: 484-485, 2012)

等压点（EPP）是呼气时气道压力与胸膜腔内压力相等之处，随着单侧气道阻塞向远端（肺泡方向）移动（详见第 1 章）。因此，EPP 近端胸内气道受到的跨壁压不断增加，导致气道进一步狭窄和呼气气流受限。呼吸功（WOB）（压力 × 容量）明显增加，尤其是在呼气气道狭窄加剧时。呼气时气道提前关闭会导致增加闭合容量、通气 - 血流（V/Q）失调、内源性 PEEP（auto-PEEP）和心排血量下降。与静态顺应性（C_{stat}）相比，动态顺应性（C_{dyn}）显著降低。时间常数的延长导致动态过度充气和呼气末肺容量（EELV）增加，高于基于静态压力 - 容量预测的功能残气量。

NIPPV 的应用可解决许多病理生理失调问题。IPAP 的目的是减轻吸气肌的负荷，从而降低吸气功。另一方面，EPAP 可将 EPP 移向近端（朝向胸腔入口）、扩张气道、降低跨壁压并改善呼气时的气道塌陷。呼气时气道闭合延迟可降低内源性 PEEP，减少肺过度充气、提高 C_{dyn}，另外降低了肺闭合容量，V/Q 比值改善。在哮喘状态下使用 NIPPV 的其他优点还包括改善了气体向阻塞气道的输送，以及氦氧混合气更好地分布。继续使用 CPAP/NIPPV 的临床决策取决于呼吸衰竭是否缓解、未改善或恶化（图 10.4）。

当呼吸衰竭缓解时，应停用 CPAP/NIPPV。根据患者病情的缓解程度，有些患者可能需要间歇性正压支持一段时间后才能完全停用。当呼吸衰竭没有改善或恶化时，需要考虑使用有创通气来提供进一步的呼吸支持。

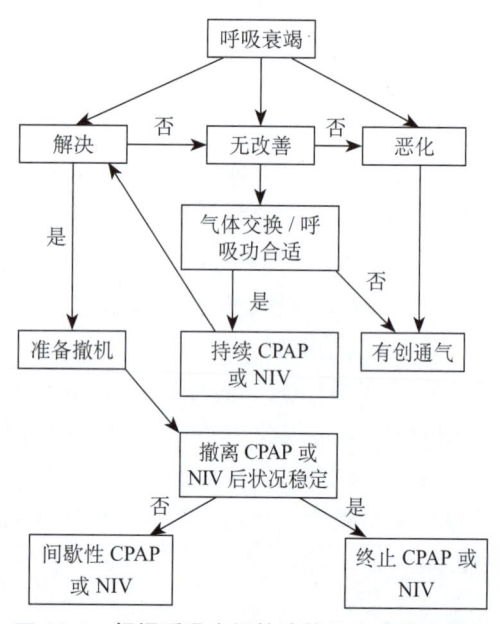

图 10.4 根据呼吸衰竭轨迹的临床决策流程图

（六）设备

1. 连接器 安装合适的连接器对 NIPPV 的最佳应用至关重要。目前使用的连接器有以下几种：① Adam 回路和鼻枕；②鼻罩；③口鼻罩；④全脸面罩；⑤头盔或头罩；⑥口含器。尺寸合适的连接器可最大限度地减少漏气，提高正压支持的有效性，并提高舒适度。目前的 NIPPV 输送设备可补偿明显的漏气，有些设备补偿漏气高达 60L/min。

（1）Adam 回路或鼻枕：这种装置使用一个"鼻枕"，由置于头顶的复合管和魔术贴带系统连接到头套上。与鼻罩相比，有些患者更喜欢这种装置。"鼻枕"有各种尺寸可供选择。与其他连接器相比，鼻枕的优点是，如果患者的呼吸功和呼吸频率正常，就可以进食。

（2）鼻罩：鼻罩位于鼻梁和上唇之间（图 10.5）。一般来说，面罩越小，效果越好。对于无法闭口的患者，可使用下颌绑带来闭合口腔。

有些鼻面罩有集成的呼气口，用于呼出的气体逸出，防止 CO_2 再吸入。

（3）口鼻罩：这是用于为儿童提供 NIPPV 的最常用连接器（图 10.6）。理想的口鼻罩应：①由透明材料制成，便于观察；②与患者面部轮廓一致；③容易塑形；④柔软，不会对面部皮肤产生过大压力；⑤取下时能保持塑形前的形状（有"记忆"）。面罩应从鼻梁延伸至下唇下方，通过环绕头部的固定系统固定。口鼻面罩有"有孔的"和"无孔的"两种，有孔的面罩有集成的呼气孔。

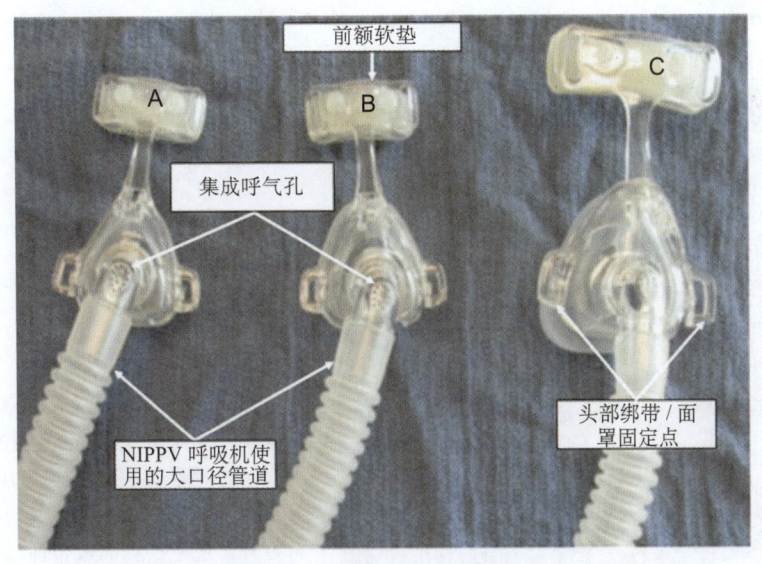

图 10.5　3 种尺寸的单管鼻罩

A. 新生儿；B. 婴儿；C. 幼儿。一体式呼气口有利于 CO_2 的排出。前额软垫使患者头部保持舒适的固定点，头部绑带、面罩固定点将鼻罩底部固定在面部。大口径管道用于连接呼吸机

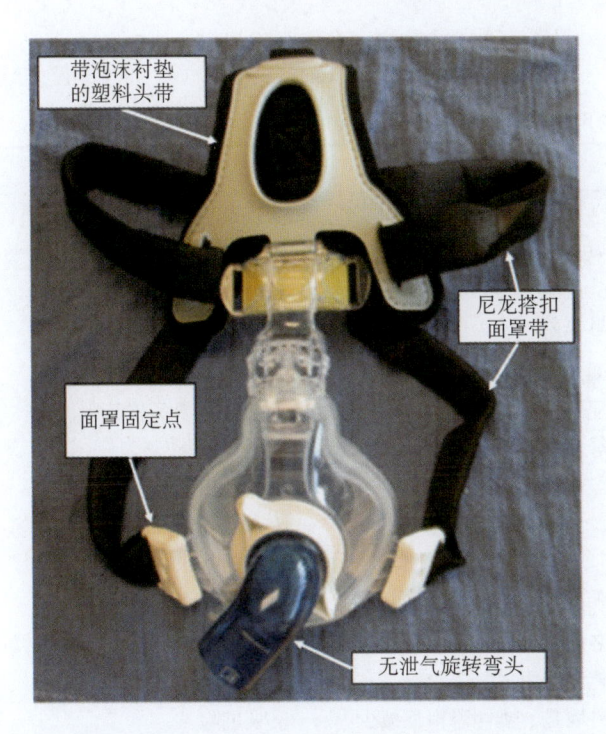

图 10.6　口鼻面罩

图中所示为双管 ICU 专用呼吸机中使用的无泄气旋转弯头口鼻面罩。这种类型需要主动呼气来清除 CO_2。带泡沫衬垫的塑料头带可使患者头部保持舒适的固定点。尼龙搭扣面罩带环绕头部和颈部，面罩固定点将面罩底部固定在面部。该模型使用塑料扣，便于佩戴和取下

（4）全脸面罩：这种面罩覆盖包括眼睛在内的整个面部（图 10.7）。全脸面罩的优点是不需要根据脸部形状来设计，因此不需要为每个患者量身定做。缺点是增加了死腔，因此可能难以排出 CO_2。

（5）头罩：也称"头盔"，已在一些欧洲重症监护病房成功使用。它似乎最适合应用 CPAP 模式。死腔是一个主要问题，因此应留给重症监护室的患者使用。

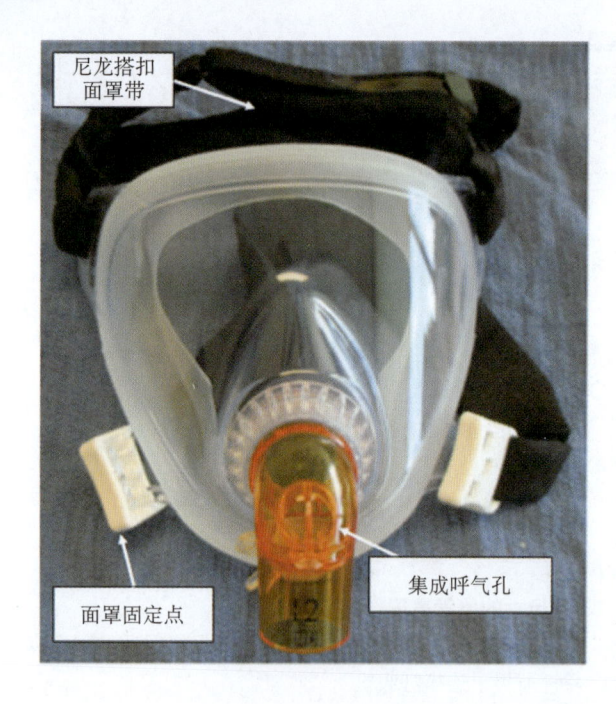

图 10.7　全脸面罩

带有集成呼气孔弯头旋转装置的全脸面罩，用于单管呼吸机，可排出 CO_2。旋转弯头接头有一个单向阀，可吸气时关闭，呼气时打开。尼龙搭扣面罩带环绕头颈部，面罩固定点将面罩固定在面部。该型号使用塑料扣，便于佩戴和摘除。

（6）口塞：是放在嘴唇之间的简单装置，用于家庭机械通气（表 10.2）。

表 10.2　常用连接器的优缺点

接触界面	特点	优势	缺点
鼻罩	覆盖鼻不覆盖嘴	可以说话和饮水 允许咳嗽 减少呕吐危险 降低窒息风险	张嘴时会漏气 压力性损伤 需要鼻腔通畅
全脸面罩（或口鼻罩）	覆盖口鼻	比鼻罩漏气少 更容易配合 可调节舒适度	有时难以耐受 呕吐（需要鼻胃管引流） 误吸风险 幽闭恐惧症 压力性损伤 说话和咳痰困难
全面罩	覆盖眼、鼻和嘴	最小漏气量 无须太多配合 易于安装和应用 出乎意料地是，幽闭恐惧症减少	呕吐（需要鼻胃管引流） 幽闭恐惧症 说话困难 误吸风险
口塞	放在嘴唇之间并固定	可作为轮换策略与其他连接器一同使用 通常与 SIP 呼吸机一同使用	流涎 胃胀 说话困难 可能漏气

2. 呼吸机设备 用于 NIPPV 的呼吸机可分为 3 类：① ICU 专用呼吸机，配有不带漏气补偿的双管回路；②带有漏气补偿的单管回路的设备；③兼有上述两类设备的漏气补偿和双管回路的设备。

第 1 类设备只能在医院使用。第 2 类和第 3 类设备既可在医院使用，也可在家中使用。这些设备包括可提供 PEEP 压力支持的 ICU 专用呼吸机（第 1 类）、Bi-PAP 呼吸机（第 2 类）和 LTV 呼吸机（第 3 类）。这些呼吸机在输出潮气量、漏气补偿、对自主呼吸响应、吸气触发、呼气循环、再呼气、对高通气需求的响应以及患者与呼吸机的协调性等方面的性能差异很大。使用第 1 类或 ICU 专用呼吸机需要有氧气混合系统的高压气源。第 2 类和第 3 类设备可以在没有高压气源的情况下运行。双水平呼吸机没有空氧混合器，因此，根据氧气流速、呼吸机设置、漏气量、O_2 富集部位和呼气端口类型的不同，所提供的 FiO_2 是难以评估稳定的。

最常见的 NIPPV 模式是有辅助功能的持续自主通气，如双水平压力支持（简称 Bi-PAP）和 ICU 专用通气机的压力支持通气。虽然可以为 NIPPV 提供容量控制或压力控制的指令通气，但这些模式并不如辅助下的自主模式常见。

3. 回路 双管和单管回路是无创通气常用的两种回路。双管回路通常与 ICU 专用呼吸机配合使用，以提供 NIPPV（图 10.8）。吸气管路与呼气管路是分开的，因此，吸入的气体和呼出的气体是分离的。在现代呼吸机中，控制吸气和呼气的阀门位于呼吸机内部。呼气阀在吸气阶段关闭，吸气阀在呼气阶段关闭。由于吸气阀在呼气时关闭，因此呼出的 CO_2 不会再吸入呼吸机。

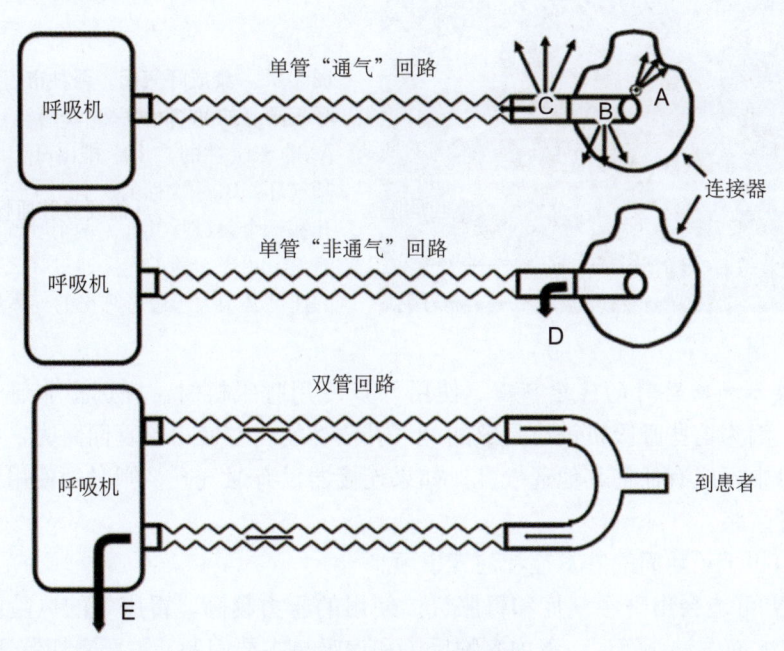

图 10.8 NIPPV 的回路

上图所示回路为单管"通气"回路。"排气口"可以位于连接器（A）、连接器和回路之间（B）或靠近连接器的回路（C）中。中间所示的是单管"非通气"回路，带有主动呼气口（D）。底部显示的是双管回路，通过呼吸机的呼气端口进行呼气（E）。

单管回路的定义是只有一根软管从呼吸机中排出（图 10.8）。与双水平呼吸机一起使用的单管回路可能会导致 CO_2 大量再吸入。呼出的 CO_2 需要在无明显再吸入的情况下排出回路。

这可以通过回路中的被动或主动呼气机制来实现。如图 10.8 所示，呼出的气体可通过连接器、回路与连接器的连接装置或靠近患者的回路中的孔排出。被动呼气通过这些"通气孔"进行，但部分呼出气体会进入回路，导致 CO_2 再吸入。在这种系统中，整个呼吸周期中回路内都有持续的气流。CO_2 清除（或再吸入）受 EPAP、有意和意外漏气及面罩中夹带的补充氧气影响。

让呼出的气体在没有明显再吸入的情况下排出回路的第二种机制是设置一个主动呼气孔，防止呼出的气体进入回路。这可以通过一个类似 PEEP 阀的呼气阀或一个由呼吸机控制的压力阀门来实现（图 10.9）。当呼气孔靠近患者时，CO_2 的再吸入量最低。

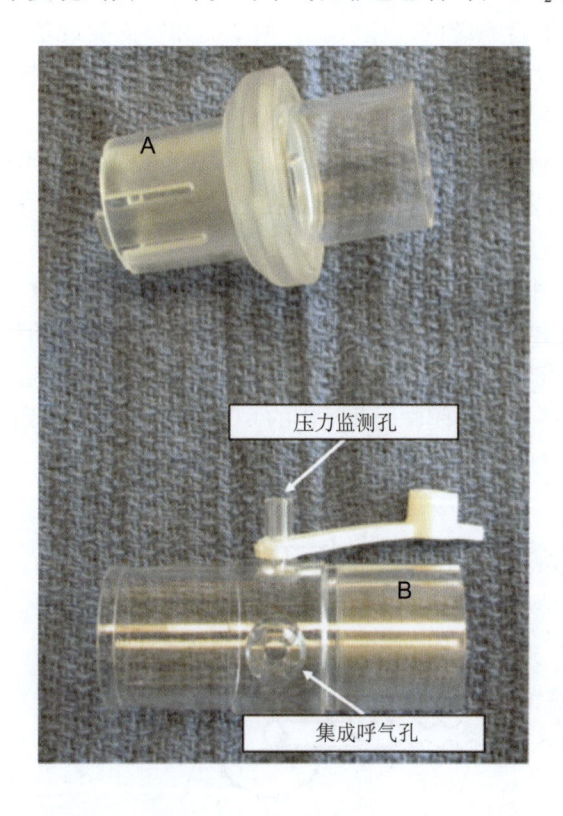

图 10.9 集成呼气阀。两种市售的集成呼气阀（如 Whisper-valves）
A. 非一次性的，用于排出呼出气体的呼气环；B. 一次性的，有一个压力监测孔和一个集成呼气孔。两个呼气阀都会泄气，用于清除 CO_2。通过呼气孔排出的速度必须大于患者呼出的气体流量

4. 选择连接器和回路时的注意事项　使用 ICU 专用呼吸机时，应选择非通气连接器，避免使用通气孔，因为这些呼吸机没有足够的漏气补偿功能。在使用单管回路时，如果连接器是通气的，则回路中不应有任何其他通气孔。如果连接器没有通气孔，则必须使用带有被动或主动呼气孔的单管回路。

（七）短期 NIPPV 期间的并发症和注意事项

使用 NIPPV 可能会出现吞气症和胃胀气。使用的压力越高，胃胀气的风险就越大。使用口鼻面罩、全罩式面罩和头盔时，胃内容物反流和误吸是主要问题。需要密切监测以防止误吸。对于这些急性病患者，有必要使用鼻胃管保持胃部减压。另外，一个主要问题是与面罩使用相关的压疮。在头套和面部之间应能穿过 1～2 根手指，应注意避免将连机器塞得太紧，使用带有柔软衬垫的垫片可以减少面部压疮的发生。

二、负压通气

负压通气（NPV）指通过罐/腔装置或胸腔"外壳"将低于大气压的压力作用于胸壁外侧，

使吸气气流间歇性进入肺部的无创机械通气。施加在胸壁上的负压会降低胸膜和肺泡的压力，从而使胸腔因口腔和肺泡之间产生的压力梯度而扩张。这种呼吸模式通过将大气气体吸入呼吸机装置，提供更符合生理的呼吸，类似于吸气时横膈膜产生的气流。通常情况下，由于肺部的弹性回缩和肺泡的收缩力呼气是被动进行的。

有些设备能够在呼气阶段向胸腔施加正压，以在临床需要的情况下促进呼气。NPV 首次将人工呼吸器（铁肺）应用于脊髓灰质炎病毒流行时继发的呼吸衰竭。由于铁肺体积庞大、所需要的人员要求及对心血管系统的不利影响，铁肺的受欢迎程度逐渐减弱。有创正压通气解决了这些问题，并迅速成为治疗标准。较新的 NPV 设备通过应用塑料——胸甲解决了体积和静脉回流问题，这种胸甲可在胸腔周围形成一个密封圈，允许接触患者，提高了便携性，并在不影响通气的情况下增加了患者的活动范围。

（一）适应证

急性呼吸衰竭：负压通气用于治疗儿童急性呼吸衰竭，如支气管炎、哮喘、肺炎、心胸手术后和拔管后支持（表 10.3）。最常用的模式是 CNEP。在儿科人群中使用 NPV 的证据大多是低级别的，包括病例报告和单中心回顾性队列研究。由于缺乏设计完善的对照试验，NPV 的使用被视为辅助手段或其他支持策略的辅助手段。应将其与其他治疗方案一起考虑风险和益处。因为胸外负压导致上气道塌陷，因此上气道阻塞是 NPV 失败的常见原因。应监测患者有无矛盾呼吸，这是儿童上气道塌陷的标志。

表 10.3　NPV 的适应证
急性呼吸衰竭心脏手术后
慢性呼吸功能不全
神经肌肉疾病
面罩不耐受
面部畸形
肺部分泌物增多
面部压疮

神经肌肉疾病：现有证据表明，由箱式装置（即铁肺）提供的 NPV 可有效支持神经肌肉疾病患者的急性呼吸衰竭（表 10.3）。然而，箱式装置的尺寸、成本和可用性对其在急症护理环境中的主流应用造成了巨大障碍。目前，美国只有 Porta-lung® 试验室获得了 FDA 批准。该设备与较早的负压驱动系统兼容，如 Respironics NEV-100 或 Emerson 33-CR 设备，以及 Negavent DA-3 Plus Pegaso V。

采用胸甲的设备更常用，这种连接器可以增加与患者的接触面，同时提高患者的舒适度和移动性。这些系统允许增加肺部清洁或补充氧气等辅助治疗。

无创正压通气对以下因素无效：①婴儿和年幼儿童对面罩不耐受；②尺寸限制；③先天性面部畸形；④面部压疮（表 10.3）。使用 NPV 可能是在不使用人工气道的情况下提供机械通气的一种可行替代方法。胸甲连接器可提供呼吸支持，而不会用紧绷的连接器覆盖面部，从而减少面罩不耐受的可能性。先天性面部畸形患者无法正确佩戴全面罩或口鼻面罩，导致无法提供一致的压力和流量。不正确的固定也会增加骨突处压疮的风险。使用 NPV 可以提供更好的呼吸支持，同时减少对护理升级的需要。

（二）禁忌证和不良反应

尽管 NPV 适用于急症和重症监护环境，但在启动 NPV 无创支持时必须考虑几个重要的禁忌证（表 10.4）。

有睡眠呼吸暂停综合征病史的儿童不应考虑使用 NPV 支持。缺乏中枢性呼吸驱动可能会导致临床上明显的呼吸功能不全，从而导致血流动力学障碍。该装置产生胸内负压则会增加阻塞性睡眠呼吸暂停患者上气道塌陷的严重程度。气管切开术患者受到胸腔负压增加的潜在影响较小，因为人工气道绕过了上气道梗阻部位。意识不清或精神状态改变的患者禁止使用 NPV，因为这些患者往往会无保护气道的反射，增加误吸的风险。有学者建议使用口咽气道为因软组织和舌后坠而导致上气道阻塞的患者提供支持。使用口咽气道只能作为放置更明确的气道前的一种临时辅助措施，口咽气道不应与NPV一起持续使用。

表 10.4　NPV 的禁忌证和不良反应

禁忌证	睡眠呼吸暂停综合征
	严重肥胖症
	严重脊柱侧弯
	幽闭恐惧症
	肋骨骨折
	近期腹部手术
	无保护性气道反射
	胸外气道阻塞
不良反应	胸外气道塌陷
	背痛或不适
	疲劳或抑郁
	食管炎
	肋骨骨折
	耐受性差

其他禁忌证包括胸壁和腹部的形态。严重肥胖和脊柱侧弯会导致胸甲无法紧贴胸部和腹部，导致胸甲内既无法形成负压也无法形成正压，从而使治疗无效。肋骨骨折和近期腹部手术也是禁忌证，因为连接器造成不适，并可能导致并发症。在这些情况下，可优先考虑使用无创正压通气，以提高患者的舒适度和治疗效果。

（三）NPV 设备

1. 负压呼吸机的构造　所有负压呼吸机的基本构造都包括负压发生器（泵）、大口径管道、压力监测/触发管路（鼻导管或直接通向腔室的压力管路），以及产生负压的腔室。腔室可以覆盖除头部和颈部以外的整个身体（如罐式呼吸机、箱式呼吸机或连体衣），也可以只覆盖胸部和上腹部（胸甲）。罐式呼吸机的腔室和泵是一体的。在所有其他呼吸机中这两个单元是分开的。胸甲可以是预制的，也可以根据胸廓定制。定制设计的胸甲尤其适用于骨骼或脊柱畸形的患者。所有的连体衣都套在坚硬的、类似于套在胸部和上腹部的胸甲的外壳上。目前使用的大多数负压泵都是压力循环式的，这意味着当达到目标吸气压力时，吸气阶段结束，呼气阶段开始。

2. 罐式/全身呼吸机　现代罐式呼吸机由铝或塑料制成，配有独立的旋转泵。患者的身体躺在呼吸机舱内的一个床垫上面，头部和颈部放在舱外的垫子或枕头上。有些型号还带有窗户和舷窗，以便进出和观察患者。罐式呼吸机的优点之一是无须根据每个患者的具体情况进行设计。它只需要在颈部位置进行有效密封。缺点是难以接触患者。可能会发生将咽部物质吸入气管和支气管的情况，尤其是有吞咽功能障碍的情况下。

吸气由时间触发，泵在腔室内产生负压。潮气量与腔室内的峰值负压成正比，与患者呼吸系统的动态顺应性成反比。当负压达到峰值阈值时，吸气阶段结束，呼气阶段开始。罐式呼吸机提供的呼吸均为指令通气和压力控制通气。可通过调节适当的控制器来选择呼吸频率和Ⅰ：E

比值。罐式呼吸机无法使指令通气与患者的自主用力呼吸同步。由于所有呼吸都是指令通气，因此这种呼吸机无法像压力支持一样辅助自主呼吸。可通过鼻导管或面罩等标准供氧装置补充氧气。

3. **箱式呼吸机**　箱式呼吸机是一种负压呼吸器，用于新生儿和小婴儿，由两个有机玻璃腔体组成，一个用于身体，一个用于头部。两个腔室通过一个装有颈套的开口相连。婴儿的身体放在腔室内的床垫上，颈部放在两个室之间的开口处。头部放在头枕上。将颈套套在颈部，使其密封紧密，同时关闭两个腔室的所有开口，即可开始负压通气。通气深度以及潮气量由吸气负压峰值控制。通过调节相应的控制器来选择呼吸频率和Ⅰ：E比值。可通过鼻导管或直接向头部腔室输送加湿氧气。婴儿的体温可通过伺服控制调节器来调节。在一些呼吸机中，指令通气可以与自主呼吸同步。

4. **胸甲式呼吸器**　大多数胸甲由透明塑料制成，外缘有耐用的泡沫密封圈。泡沫产生的密封作用可确保在整个呼吸周期中保持所产生的压力。胸甲顶部有一个大口径开口，用于连接压力软管。压力管的孔径较大，以容纳吸气和呼气时所需的气体流量。理论上，只覆盖胸部的胸甲应该比罐式呼吸机更容易使用。一个合适的胸甲应能密闭地覆盖胸部，并允许前腹壁在吸气时自由扩张。对某些患者而言，标准尺寸可能不合适，无法在胸部周围提供气密性，也无法让腹部自由活动，因此需要定制合适的胸甲。胸甲与患者接触处出现压疮是一个需要监测的缺点。与罐式呼吸机类似，使用胸甲获得的潮气量与胸甲内的峰值负压成正比。

5. **夹克式呼吸机**　最有效的夹克式呼吸机是20世纪50年代开发的Tunnicliffe夹克式呼吸机。这种呼吸机是由一件密不透风的合成夹克和一个由金属或塑料制成的内部框架组成。大多数型号的夹克式呼吸机的夹克可覆盖胸部和腹部，直至臀部下方。虽然有多种尺寸可供选择，但对于婴儿和儿童来说还是太大了。它们对骨骼畸形的患者也不太有效。泵会间歇性地排空夹克内的空气，这与胸甲式呼吸器中使用的泵类似。所产生的潮气量通常小于罐式呼吸器。最常用的夹克式呼吸机有Tunnicliffe、Lifecare PulmoWrap和Lifecare Numo Garment。

（四）可用调节参数

1. **吸气压力**　是施加在胸壁上的胸腔外负压，可产生吸入肺部的气流。增加负压可增加潮气量，潮气量可通过接口连接肺活量计来测量。降低负压水平会降低支持水平，使患者呼吸功增加更多的呼吸工作。

2. **呼气压力**　是呼气时施加在胸廓上的压力。当设置为0cmH$_2$O时，由于肺和胸壁的弹性回缩，呼气将是被动的。当它设置为大于0cmH$_2$O时，正压会帮助肺部呼气。

3. **呼吸频率**　是指令通气频率，可设置为控制、辅助控制和辅助平台模式。初始频率通常设置为比患者当前的自主呼吸频率至少高2次/分。有些设备具有人机同步模式，可提高患者的耐受性，因为设备会根据患者的模式和自主呼吸调整呼吸频率和形状。

4. **I/E比值**　在设置Ⅰ：E比值时，必须注意每次呼吸的实际吸气和呼气时间。根据呼吸系统的时间常数调整Ⅰ：E比值，可以获得最佳的肺充气和呼气效果。

5. **平台压力**　在自主呼吸模式下，平台压力可用于延长吸气时间，并在额外时间内保持设定的吸气压力。时间通常设定在1.0～2.0s。平台压可延长膨胀压力的持续时间，从而增加平均气道压力。

6. **触发**　在大多数设备中，机械通气的启动是由时间或压力触发的。在某些设备中，如同步指令通气（SIMV）一样，患者的自主呼吸可以触发指令通气。启动这种同步呼吸的触发是通过胸腔套管或鼻导管探测的压力。

（五）可用模式

NPV 有两种类型，即压力控制通气和持续胸外负压（CNEP）。NPV 的所有通气模式均为压力控制模式 - 吸气峰值压力受到限制或控制，潮气量则因呼吸系统的机械特性而变化。以下将根据 Chatburn 的分类系统对这些呼吸机的通气模式进行概述，并附上制造商提供的相应专有名称。

1. 非同步指令通气　所有设备均可采用这种通气模式，即所有呼吸均由机器触发和机器循环，以时间作为触发和循环的变量。呼吸机通过预先确定的吸气和呼气压力及固定的 I∶E 比值提供设定的呼吸频率。

这种通气模式下的总呼吸次数为设定次数。患者的自主呼吸不会对呼吸机提供的总呼吸次数产生任何影响，也不会触发任何呼吸。Hayek 呼吸机将其称为控制模式，Pegaso V 呼吸机将其称为定时模式。设置吸气压力以实现理想的胸部扩张。呼气压力可设置为负压、环境压力（零）或正压。当呼气压力为负压时，其功能与 PEEP 相似，即在呼气阶段保持一定的肺活量。这种模式也被称为 CNEP 的负压模式。这对患有 FRC 下降的肺实质疾病的儿童特别有用。当呼气压力设置为正压时，胸腔会在呼气阶段被压缩，从而提供主动呼气。这也被称为负压 / 正压通气。呼气正压可促进呼气和 CO_2 排出。相反，当呼气压力设置为零或负压时，由于胸腔和肺部的反冲力，呼气是被动进行的。当呼气压力设置为零时，也称周期性负压通气。

2. 同步指令通气　有些设备能够提供同步指令通气。Hayek 呼吸机可以通过胸甲和鼻导管探测患者的自主呼吸。Pegaso V 呼吸机可通过鼻导管或面罩探测患者的自主呼吸。与非同步模式一样，呼吸机需要预设速率、I∶E 比值、吸气和呼气压力。如果患者出现呼吸暂停或无法触发，则呼吸机将提供设定的呼吸次数。如果患者有自主呼吸并能触发呼吸，则呼吸机将以预设的吸气和呼气压力及设定的吸气和呼气时间进行呼吸。此模式类似于正压通气的辅助控制模式。Pegaso V 呼吸机将其称为同步定时模式，而 Hayek 呼吸机则将其称为呼吸触发模式。

3. 同步辅助通气　某些设备能够提供同步辅助通气，类似于正压通气中的压力支持。当探测到患者自主呼吸时，呼吸机会以预设的吸气和呼气压力提供呼吸。决定 I∶E 比值的吸气和呼气时间取决于患者自主呼吸情况。患者用力呼气时，机器送气停止，呼气开始。在接下来的呼气阶段，如果探测到患者自主呼吸，则会进行机械通气。与压力支持通气不同，该模式有一个备用模式，即非同步指令模式，具有预设速率、吸气和呼气压力以及固定的 I∶E 比值。无论是同步辅助通气还是非同步指令通气，吸气和呼气压力都是相同的。

4. 患者触发和同步压力控制　患者触发和同步压力控制需要使用鼻导管或与腔室直接相连的触发线等连接器。该触发为压力触发，范围为 0.6～3.0cmH$_2$O。近端连接器（如鼻导管或靠近患者气道的口塞）比胸甲压力传感线更灵敏。

5. CNEP　指在整个呼吸周期中提供恒定负压的同步模式。CNEP 与 CPAP 相似，用于支持与小气道疾病和 V/Q 不匹配相关的呼吸功增加情况。开始使用 CNEP 时的压力通常为 -10～-7cmH$_2$O，并根据气体交换和呼吸功的情况进行必要的调整。有时可能需要更高的负压设置。通过氧合和通气改善、呼气肌肉使用减少和代谢性酸中毒纠正来确定病情的改善。

6. 高频振荡模式　Hayek 呼吸机可作为高频呼吸机使用，频率介于 2～15Hz。呼气压力设定为与吸气负压大小相同的正压。吸气峰值和呼气峰值之间的总压力偏差称为跨度，类似于有创通气使用的高频振荡呼吸机中的振幅 / 功率。美国尚未批准呼吸机高频振荡模式。

7. **机器故障和警报** 当设备无法运行时，机器故障会通过声音和视觉报警来提示。这些报警因设备而异。导致机器故障的原因包括但不限于：①交流电源故障；②无法识别的硬件故障；③压力传感器故障或失灵；④压力阀故障；⑤软件故障；⑥储罐压力过低。压力和流速均可设置高低报警。

8. **监测** 在临床上，NPV可改善多种临床状况下的通气和氧合。最常见的情况是将NPV作为辅助支持设备与补氧设备结合使用。在治疗过程中，应使用标准生理监测来确定临床症状的改善或恶化。临床评估应包括对上气道通畅性、心血管、呼吸和神经状况的系统评估。呼吸频率和模式的变化有助于识别临床症状的改善或恶化。脉搏氧饱和度测量可确定SpO_2的变化，便于判断是否存在缺氧及是否需要升级治疗。应使用机构认可的氧气管理指南来管理呼吸支持。此外，通过使用市售装置经鼻导管接口进行呼气末二氧化碳（$ETCO_2$）监测有助于识别呼出CO_2的变化。$ETCO_2$是肌肉疲劳肺内分流增加的关键指标，临床医师应注意其变化。如果生命体征、SpO_2或$ETCO_2$发生变化，则应进行血气分析检测（表10.5）。

此外，了解设备的运行特性（表10.5）、连接器的大小和设备限制将有助于提高NPV的治疗效果。这两种设备都能使用I：E反比通气，主要用于清除分泌物，而非通气支持。

表10.5 负压发生器装置和运行特点

设备	吸气压力（cmH_2O）	呼气压力（cmH_2O）	CNEP最大值（cmH_2O）	速率（呼吸/分钟）	I：E比值	模式	触发	报警
Hayek® United Hayek	－50	高于吸气压力10cm，最高+50	－50	6～150	1：6	C，CNEP	压力	呼吸暂停 高呼吸频率 机器故障
Negavent DA-3 Plus Pegaso V Dima Italia	－99～－5	－25～+99	－25	1～50	1：6	C、A/C、CNEP A+Plat	压力、流量	最大压力 最小压力 机器故障

注：C. 控制通气；A/C. 辅助/控制通气；CNEP. 持续胸外负压；A+Plat. 平台压辅助

（六）清除分泌物和辅助咳嗽

使用胸甲呼吸机进行高频胸壁振荡可用于清除患者的分泌物。它可以单独使用，也可以与叹息呼吸结合使用来清除气道中的分泌物。叹息呼吸后的高频振荡顺序可在呼吸机中进行程序化调整。胸甲呼吸机还可用作咳嗽辅助设备，其模拟咳嗽的吸气相较长，压力为－60～－20cmH_2O，随后是非常短的呼气相，正压大小与吸气相相同。

（姜春明 邹友富 张 娟 吴华娟 译）

第 11 章 呼吸护理设备

Bradley A. Kuch and Shekhar T. Venkataraman

一、供氧设备

供氧是对患有急、慢性呼吸系统疾病的婴幼儿和儿童最常见的治疗干预措施。为满足患者的需求选择合适的设备，需要理解患者的病理生理学和特定设备的功能。缩写词 AIM 被认为是选择供氧设备的有用方法。AIM 分别代表：A，评估患者需求；I，确定设备功能；M，设备、技术与需求相匹配。氧疗需求的临床评估包括一般状况、反应、脉搏氧饱和度和心率。了解每种供氧设备的功能和局限性对于选择适合患者需求的设备至关重要。要先评估低氧血症的严重程度、患者的呼吸频率及对所用设备的耐受性，才能根据患者的供氧需求来选择合适的设备的功能。对所用设备不耐受会给患者造成负担并增加呼吸功，从而导致并发症的发生。氧疗无效的常见原因包括设备不匹配、流量不合理以及在对技术功能和已发表的共识指南理解不足。

（一）混合仪和低流量表

空氧混合仪可将医用级空气和氧气混合成浓度从 21%～100% 的氧气。混合仪可将氧气输送到各种呼吸治疗设备。临床医师可通过空氧混合仪设定供氧设备所需氧气的具体浓度，最常见的供氧设备就是新生儿和小婴儿的鼻导管，流量和混合仪浓度均可调整，以提供所需的 FiO_2，但空氧混合仪暂不能可靠地用于输送其他气体（比如氦氧混合气），因为气体密度存在很大差异性，这不仅会影响混合仪的输出流量，还会影响混合仪输出气体的 FiO_2。表 11.1 列出了在使用空氧混合仪和流量计时管理及逐渐减少 FiO_2 的建议指南。

表 11.1　FiO_2 的管理指南

1. 将混合仪 FiO_2 设置为 100%，流量设置为最低水平（通常从 1L/min 开始；很少 > 2L/min），以提供可接受的 SpO_2（92%～94%）
2. 如果 SpO_2 > 95%，则小幅度降低流量，以维持可接受的 SpO_2 水平（92%～94%）
3. 继续降低流量（仍保持 $1.0FiO_2$），直到流量表上最低刻度
4. 开始降低混合仪的氧气浓度。5% 的变化通常是可以接受的，但也可能需要更大或更小的幅度
5. 患者病情稳定后，即可拔出鼻导管

注：有些临床医师会先降氧浓度，而不是流量。然而，先降流量可以最大限度保持氧浓度的稳定性，并减少撤机过程中 FiO_2 的变化幅度。因此，建议先减少流量后降低氧浓度

(二)吹氧疗法

吹氧是最简单且最易耐受的氧疗方法。这种方法可以通过多种方式实现,包括将高流量氧气源连接到大/小口径的氧气管上,带或不带面罩/简易面罩,并将其靠近并朝向患者的面部。这种方法最常用于产房,在婴儿稳定期、初步评估和患儿出现呼吸困难的早期进行氧疗。吹氧是提供已知 FiO_2 最不稳定的方法,因此只建议在无更精确的氧疗装置时短暂使用吹氧疗法。但是,对于不能耐受笨重装置的患者或者接受了面部手术或头面部、颈部受到创伤的患者,吹氧疗法可能是提供氧气的唯一可靠方式。吹氧疗法提供的氧浓度相对较低。

(三)氧气罩或氧气帐

氧气罩或氧气帐是围绕患者头部或全身的塑料外壳,可提供持续加湿的空-氧混合气体。气体源可以通过空气吸入装置或更常见的空氧混合仪输送。氧气罩用于新生儿和小婴儿,覆盖在头部和上半身,这种装置的好处之一是医护可以接触到患者的胸部和身体以便进行持续评估。在充分密封的情况下,氧气罩可提供 22%~80% 的 FiO_2,流量范围为 7~10L/min。氧气帐可覆盖儿童的全身,流量范围为 15~30L/min,由于其体积较大,很难将 FiO_2 维持在 5% 以上,因此不适合需氧浓度较高的患者。使用这些装置时,向装置提供充足的新鲜气体可清除呼出的 CO_2。如果进入装置的气流量不足,则会有 CO_2 重吸入的风险。如果气体加热不足,就会有低体温的风险。随着鼻导管被广泛用于低流量和高流量吸氧,尤其是在婴幼儿患者中,鼻导管已经取代了氧气罩/帐等装置。

(四)低流量鼻导管

低流量鼻导管吸氧是婴儿和儿童最常用的氧疗装置之一。低流量氧气由放置于患者鼻旁的 2 根导管输出。导管近端连接 100% 的氧源流量表或空-氧混合仪,可调节气体的 FiO_2。当设备输出流量大于或等于患者吸气流速需求时,在较小患者中使用混合仪可以更好地控制输出气体的氧浓度。据报道,在设定最大流量为 2L/min 时,通过鼻导管向新生儿输出的气体 FiO_2 范围在 22%~95%(图 11.1)。

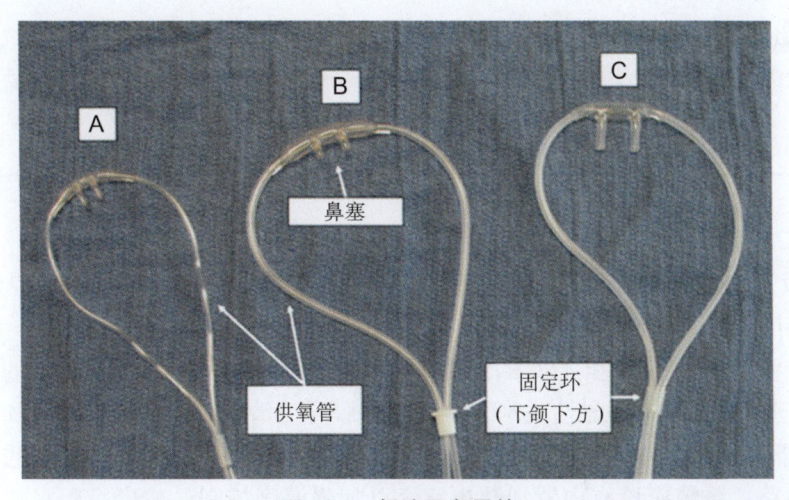

图 11.1 低流量鼻导管
A. 新生儿鼻导管;B. 儿童鼻导管;C. 成人鼻导管。鼻塞置于鼻孔里,导管轻轻地挂在耳上,下颌下方的固定环轻轻地将鼻导管固定在耳朵上

鼻导管输出气体的真实 FiO_2 与几个重要因素有关，例如设定的气体流量及其与患者吸气流速需求的比例。FiO_2 的其他决定因素包括室内空气含量及当每分钟通气量增加时设备无法满足患者可接受的吸气需求的比例，这将导致 FiO_2 下降，可能需要更换另一种方式来提供足够的氧气。相反，在镇静或癫痫发作后的昏迷患者中，由于分钟通气量的减少，FiO_2 会增加，因为血流会充盈解剖死腔，从而增加吸入 FiO_2。由于新生儿和婴儿的解剖死腔较小，低流量鼻导管吸氧可提供比成人更高的 FiO_2。使用这种方式输出的氧气还可以被加湿以提高患者的舒适度。长时间或高流速的使用没有充分加湿的气体会刺激局部组织导致黏膜干燥，从而引起患者不适。加温、加湿的气体因被充分湿化，可降低其刺激性，从而提高患者的耐受性。

（五）加热加湿高流量鼻导管

1. 定义和设备　加热加湿高流量鼻导管（HHHFNC 或简称 HFNC）是一种特殊的鼻导管给氧装置，可提供 0.5～2.0L/（kg·min）的加热加湿的氧气。正常呼吸时，吸气峰流速为 0.5～1.0L/（kg·min）。HFNC 的起始流速一般设在 0.5～2.0L/（kg·min）。流速超过 2L/（kg·min）会增加呼气阻力、降低 HFNC 的治疗效果。HFNC 的 FiO_2 范围从 21%～100% 不等，气体经过加热、加湿处理后，可提高患者舒适度，减少气道黏膜干燥，并且保持气道通畅（表 11.2）。

表 11.2　高流量鼻导管输送系统和发生器类型

高流量设备	制造商	发生器类型
Optiflow 系统	费雪派克，新西兰，奥克兰	1. 带加温加湿系统的空气/氧气混合仪 2. 可集成减压阀
精确流量	Vapotherm 英国埃克塞特	1. 带加温加湿系统的空气/氧气混合仪 2. 可集成减压阀
舒适流量	泰利福医疗，美国，北卡罗来纳州，达勒姆	1. 带加温加湿系统的空气/氧气混合仪 2. 可集成减压阀 3. 使用增湿器驱动风机
配备 Opitflow® 的 Airvo	费雪派克，奥克兰，新西兰	仅氧气气源
CPAP/传统呼吸机	多平台-确保呼吸机具有无创模式，可选择报警配置	1. 呼吸机产生流量，流量可能是可变的 2. 需要无创模式 3. 可提供压力警报

（1）HFNC 系统由以下几个主要组件组成：

1) 医用级气源：根据配置的不同，装置需要获得空气和氧气进行动力混合以输出不同 FiO_2 的气体。市售装置具有内置的气体混合系统，无须多个气源。

2) 加温加湿器：在 34℃和 37℃的温度下，可将气体湿度调节到近 100% 的相对湿度，从而提高患者的耐受性、减少不显性失水，并改善黏膜纤毛清除力。此外，加温加湿气体可降低鼻腔阻力，由于鼻腔阻力占呼吸道阻力的 50%，因此降低鼻腔阻力是一个重要的考虑因素。

3) 加热电路：系统应该有内置加热电路，以加强温度控制，减少冷凝水，并提高吸入气体的湿度。该电路可监测室内和管道远端的温度，帮助临床医师确保合适地湿度和温度。加热系统可提高患者在高流下的舒适度，增加设备的耐受性。

4) 高流量鼻导管：高流量鼻导管接口并非完全封闭的，而是适当地封堵鼻孔周长的 50%，这种漏气方式可减少内源性PEEP/气体潴留的风险，并有助于在闭口经鼻呼吸时排出CO_2。

5）氧气表：市面上的装置都配有氧气表，以确保输出准确的FiO_2，从而增加了安全系数，同时便于撤离氧气和记录。如果要利用混合仪、加温加湿器、加热电路建立一个完善且先进的装置，那么就必须有氧气表以确保精确的FiO_2输送。

6）泄压阀：在使用过大鼻导管时或装置内出现阻塞时，泄压阀可将管道内的高压释放到设定水平，以降低压力过高的风险。通常制造商提供的管路中会有这些阀门，要根据说明书使用这些阀门，以免对患者造成危害。

(2) HFNC改善呼吸功和氧合作用的机制

1）通过提供大于或等于患者吸气峰流速的气流，以减少吸气功。

2）减少死腔：①正常呼吸时，约有1/3的呼出潮气量被再吸入；②呼出潮气量的终末部分含有CO_2，占该部分气体的5%～6%；③HFNC用含O_2高的新鲜气体清除这些气体。

3）由于减少了外界空气的混入，使咽部维持较高的FiO_2。

4）在与鼻孔紧闭贴合且患者闭口的情况下，HFNC可在气道中产生正压从而形成CPAP。但是肺泡中所产生的气道正压是不稳定的，取决于鼻导管的松紧度及患者是否能保持口唇闭合。

2.适应证　HFNC氧疗最常用于对低流量吸氧无反应的轻至中度的低氧血症患儿。研究还发现，高流量鼻导管吸氧对于治疗有潜在肺部疾病的婴儿和儿童也很有效，因为这些疾病需要通过减少呼吸功来增加氧合作用。

(1) 毛细支气管炎：支持在儿科群体中使用HFNC的证据集中于毛细支气管炎的研究。在一项关于12个月以下婴儿毛细支气管炎的大型多中心随机对照试验中，接受HFNC治疗的婴儿较少需要升级治疗方案。而对照组，标准治疗方案失败的婴儿中有61%的患儿对高流量吸氧抢救治疗有效，住院时长和氧疗时间没有差异。重症监护室内毛细支气管炎患儿插管率降低也与高流量鼻导管吸氧有关。一项单中心的回顾性研究表明，将高流量鼻导管氧疗引入实践后，因毛细支气管炎入住PICU的24个月以下婴儿的气管插管率降低了68%。作者还表示，采用HFNC后PICU的住院时长从6d缩短到4d。这些结果需要进一步在前瞻性研究中加以验证。

在患有毛细支气管炎的婴儿中成功应用HFNC，首先进行早期评估，确定呼吸窘迫的严重程度和治疗需求。呼吸窘迫评分和氧的需求有助于确定所需的呼吸支持力度。轻度至中度呼吸窘迫且FiO_2需求大于60%的婴儿可能会从HFNC中获益。重度呼吸困难和FiO_2需求较高的婴儿应考虑使用无创或有创正压通气。开始使用HFNC时，流量应为0.5～2.0L/（kg·min），FiO_2应为1.0，然后逐渐降低FiO_2以维持可接受的SpO_2。

(2) 哮喘：对哮喘患者使用HFNC具有潜在的生理好处，其中包括减少因内源性PEEP而导致的呼吸功，以及通过输送加温加湿的气体来缓解支气管痉挛。最近有报道，在中至重度哮喘急性发作期，早期使用HFNC比传统氧疗效果更好。建议在此类患者中应用HFNC时应根据临床适应证，并结合临床呼吸窘迫评分。低流量吸氧装置可能足以治疗轻症发作，对这类病情使用HFNC可能会导致资源利用率、住院时长和费用增加。此外，可能会掩盖对高级支持如无创正压通气的需求。有建议通过HFNC进行支气管扩张药雾化治疗，但由于雾化剂量仅为给药剂量的0.5%～25%，因此目前仍存在很多争议。利用HFNC为儿童提供雾化治疗仍需慎重，因为输送到肺部的剂量极低，而经鼻排出量增加，可能会导致局部中毒。

(3) 院际转运：是一种动态的低资源环境，往往因患者病情严重和没有确诊而变得复杂。有证据表明，在急诊科和重症监护室使用HFNC可降低气管插管率和护理升级，促进HFNC

在院际转运系统中的应用。在这种情况下使用 HFNC 的益处包括：可提供不同水平的 CPAP、通过减少流量相关的解剖死腔来降低呼吸功以及提高患者舒适度。在转运系统中使用高流量氧疗需要解决一些操作上的问题，最主要的问题与湿化器的持续电源有关，因为断电会导致湿度和温度迅速降低。

（4）其他潜在用途：HFNC 治疗毛细支气管炎的成功增加了其在心胸手术后和拔管后呼吸机相关性肺炎中的潜在应用。

3. 禁忌证、风险和并发症　HFNC 的禁忌证包括疑似或确诊气胸、严重的上气道梗阻和自主呼吸微弱。使用 HFNC 有几个风险，最主要的问题是无法准确测定产生的压力水平。该装置产生的潜在 PEEP 水平因患者而异，受患者体型、气流、是否张口和鼻孔堵塞百分比等因素影响。这些变量导致呼气末压力不一致，并可能导致胃胀气和（或）肺过度扩张。大多数小儿肺部疾病都是非均质性改变，即部分肺泡顺应性增高，其他肺泡顺应性减低。来自非封闭式界面的非均衡的呼气末正压导致压力分布不均，从而出现肺不张和肺过度扩张。这可能会导致治疗升级，如由于 V/Q 不匹配而需增加 FiO_2。据报道，HFNC 并发症发生率为 0.9/100 治疗日，在这些发生并发症的患者中，4% 的患者在开始接受 HFNC 治疗后出现了新的气胸或与胸导管相关的漏气。另一个值得关注的问题是可输送的氧浓度，在高流量条件下，输送的氧气浓度很容易就达 0.60 以上，这可能会掩盖正在进展的缺氧性呼吸衰竭，并导致肺组织氧中毒，应降低氧浓度以维持适当的 SpO_2。如果需要高浓度氧气才能维持临床上可接受的动脉氧饱和度，则应考虑使用密闭式无创正压通气支持，因为更稳定的平均气道压力会使塌陷的肺泡复张，并导致功能残气量（FRC）增加。反常呼吸是小儿上气道塌陷的一种征兆，最好使用密闭式气道装置（如鼻塞、鼻罩或全面罩）进行处理。

（六）简易面罩（低流量）

简易面罩是一种轻便的储物式面罩，用一条弹性带固定在儿童头部耳朵上方，戴在鼻子和嘴上（图 11.2），面罩的两边各有一个侧孔，供患者呼出气体和吸气时吸入室内空气。橡胶瓣放置在面罩的一侧可减少室内空气的吸入，增加所输送的 FiO_2。流量设置在 6～10L/min，可提供 35%～50% 的不同 FiO_2。如果不能保证最小流量，圆锥形和储物式设计面罩可能会导致呼出 CO_2 蓄积。合理的做法是年龄较大的儿童和成人在使用简单面罩氧疗时流量不低于 6L/min，以确保呼出的 CO_2 排出。

关于新生儿或婴儿使用简易面罩进行有效氧疗的数据尚未见报道。使用简易面罩会有一些危害和并发症。由于面罩绑在婴儿或儿童的面部，因此发音、进食（包括母乳亲喂和奶瓶喂养）都会增加吸入呕吐物的风险。对于意识改变或腹胀的患者应特别谨慎，需评估他们是否会出现咳嗽和呕吐。弹性带可能会起义不适，长时间使用可能导致皮肤红肿和过敏，尤其是耳部上方的皮肤。

（七）吸气（Venturi）面罩（高流量）

吸气面罩或 Venturi 面罩是一种高流量面罩，在满足或超过患者的总吸气需求的流量下提供固定浓度的氧气。由特定装置和固定吸气装置设定的超过患者吸气需求的流量可确保吸入固定的室内空气量。因此，这些设备非常适合需要可靠氧气浓度的临床情况，例如：CO_2 潴留的患者，其呼吸依赖于低氧驱动（如囊性纤维化患者），稳定的 FiO_2 将降低高氧相关的低通气风险。吸气面罩对此类患者有益；另一种临床情况是那些高呼吸频率和高潮气量的缺氧患者，这种情况下，吸气面罩能够满足患者的吸气需求。

面罩套在患者的口鼻上，两侧各有一个大孔，该孔可排出呼出的气体，同时在吸气流量较高时提供吸入室内空气的途径。面罩通常有一个 50ml 的螺纹管充当小型储气罐。螺纹管的末端有一个喷嘴，喷嘴与小孔管相连。一些吸气面罩会配有多种规格的喷嘴，专门设计用于提供所需的 FiO_2（图 11.3），而其他面罩则由厂商提供可调节的喷嘴。Venturi 面罩可提供 24%～50% 的氧气浓度。每个装置都标有氧流量要求，以提供精确的 FiO_2。流量的增减会影

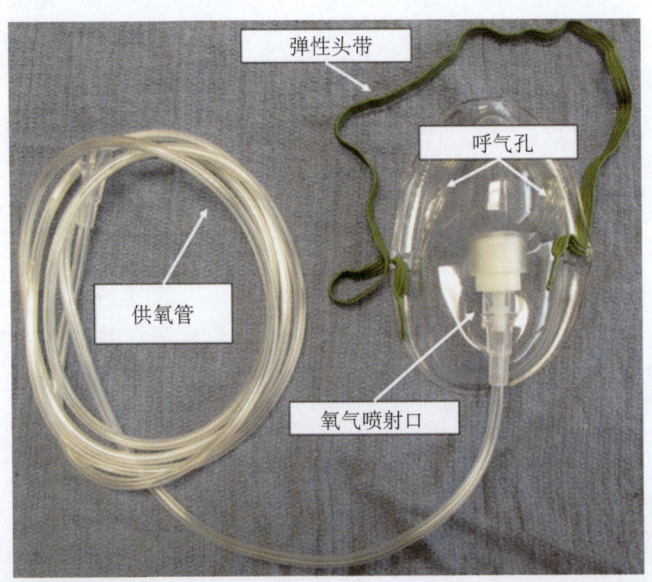

图 11.2 简易面罩完整设备包括供氧管、弹性头带和喷射口。呼气孔处开放状态以排出呼出的 CO_2，必须保持最小流量在 6L/min 以上

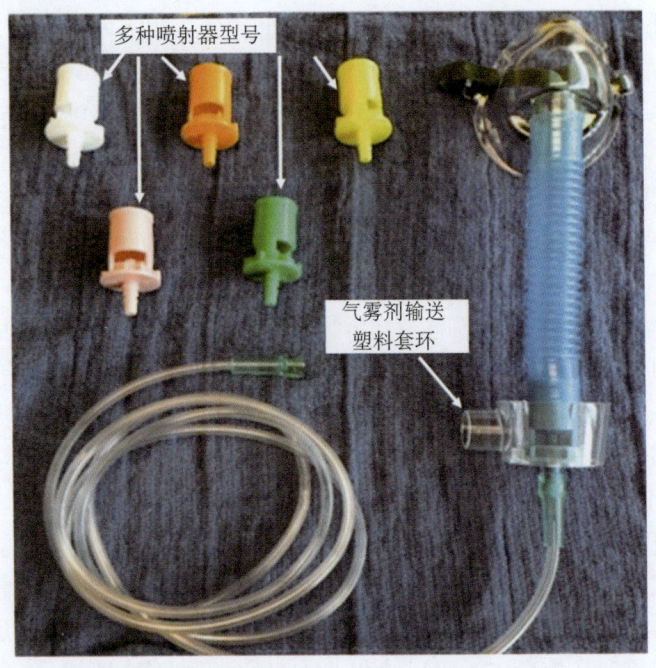

图 11.3 小儿 Venturi 面罩，配有多种喷射器和加湿罩——Carefusion® Yorba Linda，美国加利福尼亚州。波纹管末端的塑料环，用于气雾液输送

响氧气浓度。此外，须注意装置的背压会增加输送的氧气，背压通常由吸气口堵塞造成，应特别注意这一点，因为它会限制患者的吸气流量、增加 FiO_2。

供应的医用气体是干燥且无湿度的。使用吸气面罩时，为满足患者需求而使用的高流量气体可能会导致黏膜干燥和刺激气道，如果使用气泡加湿器，高流量还会导致背压过高，从而触发背压释放报警。为了解决这个问题，一些制造商提供了加湿罩。22mm 的塑料套环（图11.3）可连接到温和的气雾喷射器上以提供湿度。根据临床需要，温和的气雾可以冷的或热的。

如前所述，吸气面罩的性能可能会因喷射器远端发生的气流阻力而改变，从而导致室内空气吸入减少，总输出量降低。如果气流减少得足够明显，患者可能只能吸入空气。这是发现低氧血症时排除系统故障的第一步。此外，在设置 50% 氧气下，输送的总流量远低于较低氧浓度时的流量。当患者吸气流量需求增加时，可能导致 FiO_2 降低。

（八）储气面罩

储气面罩由面罩和塑料储氧袋组成，可带或不带单向阀门，用于储存氧气，同时防止呼出的 CO_2 被重新吸入。新鲜氧气通过面罩颈部进入装置中，并直接进入储气袋，在吸气过程中可以很容易地从储氧袋中吸入。储氧袋增加了每次呼吸的新鲜气体总量，在功能上提供了更高的氧浓度。面罩设有呼气口，用于排出呼出气体。可在这些呼气口的一侧或两侧加装塑料阀门，以限制室内空气混入从而增加输送的 FiO_2。

储气面罩能够提供中至高浓度的氧气。要确保达到这些浓度，须使用尺寸合适的密闭式面罩，因此这些设备不适合长期使用。婴幼儿对储气面罩的耐受性较差，不建议新生儿使用。

1. 部分非再呼吸面罩　部分非再呼吸面罩与简易面罩类似，但在面罩底部末端有一个塑料储气袋。它与非再呼吸面罩（稍后将详细讨论）不同，因为它没有单向阀门来防止呼出气体的再吸入。该设备的设计目的是通过输送 100% 的氧气来储存氧气，并允许再吸入部分呼出气体，从而增加低流速时的 FiO_2。大部分呼出气体会通过面罩两侧的侧孔排出。与所有面罩一样，该面罩应紧紧固定在患者面部，几乎没有泄漏，因为泄漏会导致室内空气进入，从而降低吸入的氧气浓度，这是使用高浓度面罩时的常见问题。氧气流量的设置要确保吸气时储氧袋保持部分充气状态，通常 6～15L/min 即可。如果氧气袋完全塌陷，则需要更大的流量，氧气流速也应增加，如果不解决流量不足的问题，就可能会导致 CO_2 滞留。在密闭性良好且流量充足的情况下，部分呼吸面罩可提供高达 60% 的 FiO_2。必须注意的是，与其他氧气输送设备一样，输送的氧气浓度会受到患者呼吸方式的影响，对于腹胀且意识状态改变的患者应谨慎使用，因为面罩的密闭设计可能会增加误吸的风险（图 11.4）。

2. 非再呼吸面罩　非再呼吸面罩与部分再呼吸面罩非常相似，只是在面罩和储气袋之间有一个单向阀，以防止呼出的气体通过面罩两侧的呼气孔再吸入。呼气孔有单向橡胶/塑料片，以防止室内空气进入。与简易面罩或部分非再呼吸面罩相比，这些设计特点可提供更高浓度的氧气。与部分非呼吸面罩一样，流速要设置的足够高以确保氧气袋不会完全塌陷。如果氧气袋完全塌陷，则应增加流量以满足患者的吸气需求。在适当和舒适的条件下，非再呼吸面罩可提供 90% 以上的氧浓度，在最佳情况下可接近 100%。由于它的特殊设计，混合仪可利用这些面罩提供特殊的混合气体，如氦-氧混合气体或低于大气压的 FiO_2。必须注意的是，这些面罩并不适合长期使用，必须经常对其进行评估，以确定是否存在弹力带弹性不足或不符合要求的情况。使用这些面罩装置时还应考虑误吸风险和 CO_2 潴留问题（图 11.5）。

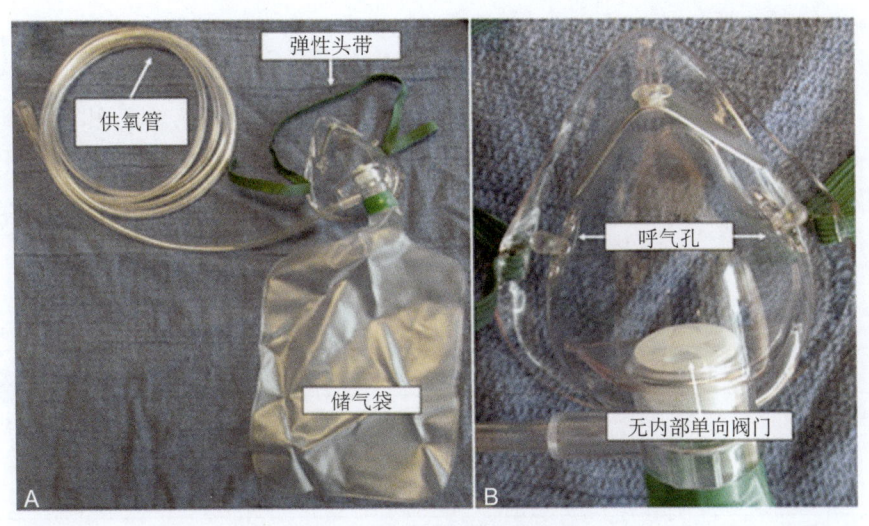

图 11.4 部分非再呼吸面罩

A.完整设备包括供氧管、弹性头带和储气袋；B.面罩特写：开放的呼气孔、无内部单向阀门

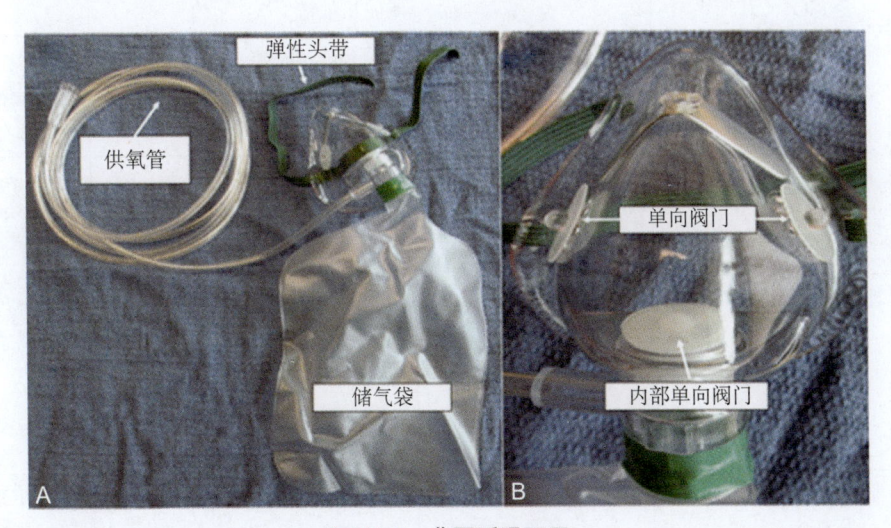

图 11.5 非再呼吸面罩

A.完整设备包括供氧管、防止吸入室内空气的单向阀门和储气袋；B.面罩：带有防止呼出气体回吸的内部单向阀门

（九）氧气面罩™（高流量和低流量）

氧气面罩™（Oxymask™）是一种高流装置，采用了"针和扩散器"技术，旨在将氧气集中并重新导向到患者的口鼻。该设备有一个开放式面罩，允许室内空气进入，因此不会限制患者的吸气流量，同时不需要部分非再呼吸和非再呼吸面罩中的阀门和储气袋。输送的氧浓度是氧流量与患者吸气流速和潮气量比率的函数。在流速为 1~15L/min 时，该设备的 FiO_2 为 24%~90%。开放式面罩设计允许 CO_2 在呼气时扩散到周围环境中，从而排出 CO_2。此外，开放式面罩设计还降低了呕吐物误吸的风险。其他优点还包括减少设置误差、简化流量调节，与传统氧气接口相比减少耗氧量，以及能够利用一个设备满足所有供氧需求（低流量和高流量氧疗系统）。氧气面罩有 4 种尺寸，包括从标准成人尺寸到婴儿尺寸。

使用 Oxymask™技术的另一个选择是 OxyMask™呼气末二氧化碳（ETCO$_2$），它可以进行无创监测 ETCO$_2$。该设备可进行低流量和高流量氧疗，并持续监测 ETCO$_2$。在呼气末 CO$_2$ 监测期间，该设备以 1～15L/min 的流量提供 24%～65% 的 FiO$_2$。氧疗和监测 ETCO$_2$ 在麻醉、支气管镜检查、内镜检查和介入放射检查的操作过程中是非常有用的，供氧范围和 ETCO$_2$ 监测功能的特殊设计使其成为一种能够满足广泛供氧需求和不同流量的供氧设备。OxyMask ETCOTM2 版本有 3 种尺寸，包括标准成人型、大号成人型和儿童型（表 11.3）。

表 11.3 不同供氧装置的比较

供氧装置	流量与设计	FiO$_2$	适应证	禁忌证
吹氧	低流量、可变 FiO$_2$	< 0.30	● 低 FiO$_2$ 需求 ● 不能耐受面罩 ● 短期使用	● 高 FiO$_2$ 需求 ● 缺乏 SpO$_2$ 监测
氧气罩或帐	外壳：大流量、固定 FiO$_2$（氧气罩）/可变 FiO$_2$（氧气帐）	氧气罩：0.25～0.90 氧气帐 0.25～0.50	● 幼儿 ● 低或高 FiO$_2$ 需求 ● 加热加湿	● 需要持续喂养 ● 对声音敏感
鼻导管	低流量、可变 FiO$_2$	0.25～0.40	● 低 FiO$_2$ 需求 ● 不能耐受面罩 ● 移动时氧疗	● 鼻塞 ● 面部创伤 ● 后鼻孔闭锁
HFNC	高流量或低流量；可变或固定 FiO$_2$	0.21～1.00	● 低或高 FiO$_2$ 需求 ● 低流量氧疗下仍有低氧血症 ● 呼吸功增加时的氧需求	● 疑似或确诊气胸 ● 严重上气道梗阻 ● 无自主呼吸
简易面罩	低流量、可变 FiO$_2$	0.35～0.50	● 中等 FiO$_2$ 要求 ● 短时间内供氧： – 医疗转运 – 稳定紧急情况 – 麻醉后复苏	需要低或精确 FiO$_2$ 的婴幼儿
吸气面罩	储气罐：高流量；固定 FiO$_2$	0.24～0.50	● 在适当的氧水平下将 FiO$_2$ 控制在低水平 ● 吸气流量增加时 ● 慢性 CO$_2$ 潴留时，可能因通气不足而需氧浓度增加	● 高 FiO$_2$ 需求 ● 缺乏 SpO$_2$ 监测 ● 不耐受面罩
部分再呼吸面罩	储气囊：低流量；可变 FiO$_2$	0.50～0.60	● 中等 FiO$_2$ 需求 ● 在稳定情况下短期使用	● 高 FiO$_2$ 需求 ● 缺乏 SpO$_2$ 监测 ● 不耐受面罩
非再呼吸面罩	储气囊：低流量；可变 FiO$_2$	0.65～0.95	● 高 FiO$_2$ 需求 ● 在稳定情况下短期使用	● 高 FiO$_2$ 需求 ● 缺乏 SpO$_2$ 监测 ● 不耐受面罩
氧气面罩	高流量或低流量；变或固定 FiO$_2$	0.24～0.90	● 高吸气流量需求 ● 低或高 FiO$_2$ 需求 ● 低流量氧疗导致的低氧血症	● 缺乏 SpO$_2$ 监测 ● 不耐受面罩

二、加湿系统

上呼吸道有对吸入的气体进行加温、加湿和过滤的作用。发生这种功效的主要部位是鼻咽部，由于鼻咽部鼻甲的特殊构造，其表面积大且可产生气体湍流，使得血管丰富的鼻黏膜可以有效地调节吸入的气体。该系统非常高效，以至于在寒冷和干燥的环境下，可使吸入肺泡的气体在体温下达到完全饱和状态。

在评估儿童气道湿化时，不显示失水也是一个考虑因素。据估计，儿童 30% 的不显性失水由呼吸道产生，是成人的 1.5 倍，其余 70% 的不显性由皮肤产生，由于儿童体表面积与体重的比例较大，皮肤不显性失水也比成人大。在临床工作中，人工呼吸辅助通气下加湿措施可减少呼吸道的不显性失水。

（一）加湿基本原理

在无创和有创辅助通气过程中，加湿的物理特性及其在温度调节和黏膜纤毛清除中的作用对于支持呼吸道稳态至关重要。

绝对湿度（AH）指一定体积气体中所含水蒸气的总量，通常用 mg/L 或水分压（mmHg）表示。绝对湿度随温度的升高而相应增加。临床上，给加湿器中的吸入气体加温可为呼吸道提供更高湿度，从而提高黏膜的清除率。

相对湿度（RH）指一定体积气体中所含水蒸气相对于其最大总载水量的百分比（%）。在低温条件下，相对湿度可能是 100%，因为低温或寒冷的气体容纳水蒸气的量会下降。因此，在临床实践中相对湿度与温度的密切相关。例如，相对湿度为 50% 时，气体所能容纳的水蒸气为其最容纳量的 1/2。在临床上，如果只提供 50% 的相对湿度，就会从呼吸道中带走水分，导致组织干燥和分泌物黏稠。湿度不足可能会导致黏液堵塞，有时还会造成气道出血。

气体中水分达到 100% 饱和时的温度即为露点。临床上，吸入气体中的水蒸气量非常重要，因为它会导致水在回路中冷凝，通常被称为"冷凝水"。从加热器到气道之间的温差越大，回路冷凝水的可能性就越大。由于加热电路使得吸入气体的温差最小化，有助于减少冷凝水的现象。

（二）加湿器的类型和功能

所有通过人工气道接受机械辅助通气的患者都需要通过主动或被动湿化器进行气体调节。热湿交换器（HME）等被动加湿器更适合短期（36h）或转运过程中使用。长期机械通气的患者在户外可从热湿交换器中获益，因为该设备在提供可接受湿度的同时，还能起到一定的过滤作用。在术后等需要短期机械通气的临床情况下，这种设备非常实用。主动加湿器非常适合需要长期机械通气的临床情况。

主动加湿器利用外部能源来加温和调节储气罐中的吸入气体。一旦加入水蒸气，气体就会通过吸气管道或供氧管道进入患者气道。目前的装置中，吸气管道有一根加热导丝，当气流从热源向气道流动时，可控制温度的丢失。

1. 传导式加湿器　传导式加湿器在吸入气体"通过"储气罐时加入水蒸气。这种加湿器是最简单、最低效的高流量加湿器。这些装置可以加热，也可以不加热，很少用于有创机械通气。这些装置多用于短期和临时用途，如在急诊科使用。

2. 气泡加湿器　气泡加湿器最常用于低流量氧疗装置，如鼻导管吸氧。气源连接一根管子，管子浸入储水罐的水柱中，气体通过管子上的网格排出，形成气泡，从而增加表面积并且增加气体湿度。气泡加湿器在非侵入式低流量装置中的短期使用具有很高的成本效益。但是，它们不能为有创机械通气的患者提供足够的水蒸气。这种加湿器最常用于新生儿和婴幼儿。

3. 级联式加湿器　是通过将来自呼吸机的气体导入储水罐的水面下来提供湿度。气泡穿过栅格，使该设备成为一个高效的气泡加湿器。内置的网格会产生由小泡沫组成的气泡，从而吸收水分。级联式加湿器内置一个恒温器，以确保温度适宜，该温度通常设定在接近体温的水平（34～37℃）。值得注意的是，级联式加湿器在提供水蒸气的同时，也会将微气溶胶输送给患者，如果储水罐受到污染，就会增加患者细菌感染风险。

4. 灯芯加湿器　是用吸墨纸做成"灯芯"改装而成的传导式加湿器，灯芯周围有一个加热元件。灯芯的底部浸入水中，水被吸收。气体围绕着加热加湿的灯芯，增加了相对湿度。巨大的气/液界面在无须增加储水罐体积的情况下增加了水蒸气，这类加湿器非常高效。

5. 被动加湿器　利用患者自身的温度和水分来增加湿度，无须电力和额外的水源。它们通常被称为人工鼻，因为它们通过调节吸入的气体来模拟鼻腔的作用。

6. 热湿交换器（HME）　热湿交换器包含一个冷凝元件，可保留呼出气体中的水分，并将其返回到湿度较低的吸入气体中。与放置在吸气管道近端的主动加湿器不同，热湿交换器放置在气管导管的接口处。HME 的局限性包括可能会增加气道阻力、增加呼吸功、无意中产生 PEEP、需要暂停气雾化治疗、增加死腔及需要每 48h 更换一次。

现有几种类型的 HME 是根据设备的设计命名的。有些湿热交换器采用分层铝材，不含纤维成分。在呼气时，铝可有效地传递温度，从而使各层之间形成冷凝水；在吸气时，温度和湿度又会传回气道。有些设计添加了纤维元件，有助于保持湿度，减少冷凝水的汇集。尽管在短期内使用成本效益最高，且非常适合手术室内使用，但这类 HME 是最低效的设计。较新的 HME 设计采用了在提供温度和湿度方面更为高效的组件。这些设计包括疏水性、吸水性及组合设计。

7. 禁忌证　使用 HME 的禁忌证包括：大量浓稠分泌物、大量漏气如呼出潮气量小于输送潮气量的 70%、使用小潮气量肺保护策略、体温过低（体温小于 32℃）、每分钟通气量过大及需要同时药物雾化治疗。

三、呼吸护理治疗

雾化给药也许是治疗婴幼儿呼吸道疾病使用最广泛的疗法。从反应性气道疾病到肺部感染等多种疾病，药物气雾剂可用于对呼吸道疾病患者进行药物雾化治疗的挑战在于确定最有效、最实用的给药方法，以确保在不影响患者安全的情况下达到最佳治疗效果。雾化给药时，由于药物可直接到达作用部位，因此治疗指数会得到提高。最佳剂量取决于患者的体型、使用的给药装置、给药步骤及药物类型。

与成人相比，婴幼儿气溶胶颗粒向气道远端的输送能力较差。气道口径小、阻力大、呼吸频率高、吸气时间短、胸壁顺应性好、协调性差、屏气动作不协调，这些都是导致气溶胶在婴幼儿气道中输送不畅的原因。尽管气溶胶输送不畅，但仍能观察到吸入药物的临床效应。由于吸入药物的生物反应是由到达呼吸道作用部位的药物总量决定的，因此我们的目标是尽可能地控制影响药物输送的变量。

（一）输送设备

雾化器这一通用术语包括许多产生气溶胶的设备。每种设备都有其优点和局限性。理想的颗粒大小至少为 1～5μm，以便沉积在气道远端。目前，临床上有 4 种可产生药物气溶胶的给药装置。它们分是喷射雾化器（小容量和大容量）、超声雾化器、定量吸入器和干粉吸入器。雾化器的性能和疗效取决于雾化器的类型、气体流速、雾化器容积、患者的呼吸模式和气道结构。

1. 小容量雾化器　通过使用压缩气源将液体药物转化为小颗粒来产生气溶胶。对儿科患者的主要好处是可以长时间持续给药，而不是在 1～4 次呼吸中给药，因为幼儿的呼吸通常是不规则的。在使用小容量雾化器进行间歇治疗时，必须考虑许多技术因素和与患者相关的因素。使用这些带有口罩或面罩的雾化器时，肺部的气溶胶沉积量为 8%～12%，其中约 30% 会残留在雾化器中。

2. 大容量雾化器　采用与小容量雾化器类似的喷射雾化原理，但药罐更大，因此可以更长时间使用。治疗时间取决于雾化器的输出性能和雾化罐中的药量。这种类型的雾化器主要是为持续雾化给药而设计的。

3. 喷射式雾化器（气动驱动）　也称手持式雾化器、上升气流雾化器和单位剂量雾化器，喷射式雾化器是一种小型储液器驱动装置，是最经济有效的雾化给药方式。这些雾化器利用"喷射剪切"原理，由外部气源通过药杯中的小管腔强制产生，随着气体的膨胀——局部负压产生，将药物拉进药管，药液进入气流后形成液滴，然后进入隔板。较小的微粒在经过挡板后流出储液器。较大的微粒则落回储液器中再次被雾化。这些设备有两个局限性，一是药物浪费量大，一是再循环时的蒸发导致达到治疗效果所需的药量增加。

4. 振网筛式雾化器　通过使药液穿过带有小孔的板或网来产生精细的气溶胶雾。这些小孔的直径决定了颗粒的大小。这些设备不需外部气源，雾化器由电源供电，外出时可使用电池供电。由于没有额外的气流，因此可以提供更正常的呼吸传送和触发能力。除了这些优点外，振网筛式雾化器的死腔容积也很小，介于 0.1～0.5ml。

5. 超声波雾化器　超声波雾化器使用压电晶体，可产生高度集中的气溶胶颗粒，历来用于止咳和化痰。与小容量雾化器相比，超声波雾化器的高浓度输出可更好地实现药物在儿童体内的沉积。

6. 计量吸入器　计量吸入器采用一个加压罐，可一次性喷出气溶胶药物。这种吸入器方便、经济、用途广泛，有效沉积率一般为 10%～15%。为了优化给药效果，在启动药罐的同时患者必须能协调一系列吸气动作，低吸气流速、吸气相屏气或持续最大吸气动作均有助于更好地给药。较低的流速可减少气溶胶在口咽部和呼吸道内壁的沉积，而屏气则可提高重力沉积作用。如果儿童使用计量吸入器，间隔装置可能是一个很有价值的附件，在吸入器上加装一个间隔装置，可减少同步做功的问题，并最大限度地增加给药量。吸入器中的药物被激活进入间隔器后会一直悬浮在腔体内，直到被患者吸入。对于年龄较小的儿童或婴儿，可在吸入器上添加面罩，以提高给药效率（表 11.4）。

表 11.4　常用吸入治疗的药物

药物	作用部位	主要功效	不良反应
沙丁胺醇	β_2 受体	支气管舒张	心动过速 舒张压过低

续表

药物	作用部位	主要功效	不良反应
左旋沙丁胺醇	β_2 受体	支气管舒张	心动过速 舒张压过低（低于沙丁胺醇醇）
异丙托溴铵	肌钙蛋白受体	支气管舒张	黏膜干燥 分泌物黏稠
布地奈德	糖皮质激素受体	抗炎	鹅口疮 声嘶
氨基糖苷类（妥布霉素、阿米卡星）	核糖体上的氨基糖苷结合位点	抗菌药	鹅口疮 耐药菌生长
抗病毒药物（利巴韦林、扎那米韦）	干扰病毒复制	抗病毒	支气管痉挛 气道堵塞
可乐定	细菌细胞膜	抗菌药	支气管痉挛 神经肌肉阻滞
戊烷脒	核代谢	预防肺孢子虫感染	恶心、呕吐 味道异常
高渗盐水	黏液	黏液溶解剂	支气管痉挛
α-链道酶	脱氧核糖核苷酸	黏液溶解剂	支气管痉挛
N-乙酰半胱氨酸	黏液	黏液溶解剂	支气管痉挛

（二）呼吸机雾化

通过呼吸机雾化并不高效。气管导管是影响有效输送的最大障碍。气管内径越小，气溶胶输送的效率就越低。除气管导管外，其他几个因素也会影响机械通气的气溶胶输送。雾化器靠近呼吸机回路的吸气部分时，雾化的效果最好，因为吸气部分是一个间隔腔，类似于计量吸入器使用的间隔器。在呼吸机循环的呼气相产生气溶胶微粒并填充于吸气管道中。气溶胶微粒悬浮在吸气管道中，等待随呼吸机通气一起被送出，气溶胶必须在呼吸机循环的呼气相产生，以填充吸气管道。因此，同步雾化模式至关重要，在该模式下，部分预设吸入气体被用于驱动雾化器。在呼吸机中使用雾化治疗需要关注的问题是，微粒可能会聚集在呼气过滤器中，从而增加呼气阻力或完全堵塞呼气口。必须经常监测和更换过滤器，以避免阻塞或增加阻力。在这种情况下，应在气管导管接口处监测患者的气道压力和潮气量。雾化器的替代品是计量吸入器，尤其是配有间隔器的计量吸入器。机械通气期间影响雾化吸入的因素包括雾化器电源、雾化器特征、呼吸机设置、温度和湿度、雾化器的位置及人工气道的大小。重要的是要考虑患者能否耐受特定装置。在选择雾化器时，气溶胶输出性能也同样重要。

四、特殊气体

（一）改变吸入氧气和二氧化碳浓度

对于某些为单心室结构的先天性心脏病患者，如左心发育不良综合征，控制肺血流、防止肺循环过度和全身灌注不足至关重要，这可以通过增加肺血管阻力和减少肺血流量，同时增加体循环血容量来实现。一种方法是通过混合室内空气和氮气，将 FiO_2 降低到 21% 以下，从而引起缺氧性肺血管收缩。必须对所输送的确切 FiO_2 进行监测，以避免吸入浓度过低的氧气而导致严重的低氧血症。另一种方法是增加吸入的二氧化碳浓度（$FiCO_2$），尤其是在术前和术后接受机械通气的患者，增加 $FiCO_2$ 也会增加肺血管阻力。在机械通气过程中，增加 $FiCO_2$ 可使患者过度通气、吸入肺部并防止肺不张，同时不会导致低碳酸血症。提高 $FiCO_2$ 的困难之一是由于 $PaCO_2$ 增加而导致自发性通气动力增加，从而导致呼吸功增加，同时，在心功能低下的情况下，可能会对心脏造成过大的压迫。因此，在增加 $FiCO_2$ 时可能需要神经肌肉阻断和完全机械通气支持，以避免增加心脏负荷。

（二）氦氧混合物

根据气流物理学和氦氧混合气（heliox）的特性，可以预测使用氦氧混合气的一些结局：①在气道压力保持不变的情况下，氦氧混合气会使气流速度更高；②在气流保持不变的情况下，氦氧混合气将产生较低的气道压力；③依赖密度的流量表将低估流量；④氦氧混合气可降低与下气道梗阻相关的气体陷闭和过度通气的程度；⑤氦氧混合气可降低呼吸功；⑥氦氧混合气可使同时雾化的气溶胶沉积效果更好。氦气通常与至少 30%～40% 的氧气混合使用。然而，氦气至少要占吸入气体的 50%～60% 才能发挥有效作用，因此，氦氧混合气疗法对需氧浓度 >50% 的患者没有作用。在使用氦氧混合气期间，应监测氧合情况，以免出现低氧血症，尤其是新生儿。

（三）吸入一氧化氮

吸入一氧化氮（nitric oxide，NO）可选择性地扩张肺血管。吸入 NO 的适应证包括膈疝、先天性心脏病术后的肺动脉高压、原发性肺动脉高压和单独性右心衰竭。并非所有患者对吸入 NO 都有反应，谨慎的做法是先测试患者是否会对吸入 NO 产生反应，对患有低氧性呼吸衰竭的婴儿和儿童进行 2h 的 NO 吸入试验，浓度为 20～40ppm，反应良好指 PaO_2/FiO_2 比值大于 100%，部分有反应指 PaO_2/FiO_2 比值在 50%～100%，如果比值小于 50%，则视为无反应，只有部分或反应良好的患者才能继续吸入 NO。NO 会与血红蛋白结合产生高铁血红蛋白。因此，在使用 NO 期间应监测高铁血红蛋白水平。此外，NO 会与氧气结合生成二氧化氮，众所周知，二氧化氮会导致肺损伤，因此，应监测吸入气体中的二氧化氮浓度，使其维持在 1～2ppm 以下。为了最大限度地减少并发症，吸入 NO 治疗应在尽可能低的浓度下继续进行，这样才能有效产生预期的治疗效果。

（姜春明　邹友富　张　娟　吴华娟　译）

第 12 章 长期通气和家庭护理

Shekhar T. Venkataraman

随着危重病患儿在 PICU 存活率的提高，许多依赖呼吸支持的儿童得以出院，这些儿童的呼吸治疗范围广泛，从简单的辅助供氧到机械通气，甚至包括部分通气支持（如夜间通气支持）和 24h 呼吸机辅助。三级护理中心的长期护理费用昂贵，可以选择在专门的慢性护理中心或家庭进行护理。家庭护理更容易被家庭接受，并且费用更低，并可能为依赖呼吸支持的儿童提供更好的生活质量。本章将介绍慢性呼吸衰竭的定义、支持方案及这些患者出院后所需的后勤保障。

一、定义与原因

慢性呼吸衰竭（CRF）指原发疾病缓解后仍持续存在的呼吸衰竭，或由于一些在可预见的未来内，甚至整个生命周期内仍存在某些病因所导致的呼吸衰竭。由于持续性或进行性低氧血症和（或）高碳酸血症，CRF 可能需要呼吸支持。导致 CRF 的情况可分为可能改善、保持静止或继续进展导致终末期呼吸衰竭的情况。此外，还有一些患者需要使用与阻塞性睡眠呼吸暂停相关的治疗，以及需要作为姑息治疗一部分的支持（表 12.1）。对于那些需要机械通气超过 1 个月的患者，则被定义为呼吸机依赖。

表 12.1 呼吸衰竭的原因

呼吸衰竭的原因	疾病
呼吸泵衰竭	静态肌肉无力 / 功能丧失
	脊髓损伤
	膈神经损伤
	骨骼 / 胸壁畸形
	脊柱侧弯
	先天性骨骼畸形
	进行性肌无力
	神经病变
	肌肉疾病
	线粒体疾病
	脊髓性肌萎缩

续表

呼吸衰竭的原因	疾病
呼吸驱动	先天性中枢性低通气综合征 大脑、脑干损伤 中枢神经系统肿瘤 退行性中枢神经系统疾病
结构异常	呼吸道畸形 颅面畸形 气管软化 支气管软化症 获得性气道疾病 阻塞性睡眠呼吸暂停
肺实质和血管障碍	婴儿慢性肺疾病（支气管肺发育不良） 复发性误吸综合征 囊性纤维化 先天性心脏病 炎症后或感染后 肺发育不全

个别患者可能会由多种原因导致慢性呼吸机依赖。举例来说，重症肌无力的患者可发展为脊柱后凸，从而导致呼吸受限和高碳酸血症加重。缺氧性脑病患者不仅可能存在异常的呼吸驱动，还可能因延髓功能障碍而出现反复误吸和阻塞性睡眠呼吸暂停。对于慢性呼吸系统护理的方法会有所不同，具体取决于基础疾病的自然病程及相关并发症。

二、慢性呼吸衰竭的病理生理因素

（一）呼吸泵疾病——肌肉功能无力或缺乏

1. 神经肌肉疾病　大多数神经肌肉疾病是进行性的，基于多种机制最终导致呼吸功能的恶化，并导致多种疾病。这类疾病包括肌营养不良和肌病。随着呼吸肌无力的进展，患者可能出现呼吸衰竭，需要增加呼吸支持水平。气道清除功能受损，易反复发生经口-气管误吸、反复发作的肺不张以及下呼吸道感染。胸壁和骨骼力学也发生改变，经常导致脊柱侧后凸和胸廓僵硬，这是由于肋椎关节强直，韧带和肌腱僵硬，进一步影响气体交换。在解剖及功能上，小气道直径的减小会导致下呼吸道黏液阻塞和气道阻力增加。这些失衡导致限制性通气障碍，肺活量和肺总量减少。这些因素增加呼吸功，再加上肌肉无力，导致疲劳和通气衰竭。这些患者常见睡眠障碍，包括由延髓无力引起的阻塞性睡眠呼吸暂停。机械通气，特别是无创通气（noninvasive ventilation，NIV），已被证明对患者有益，并改善了他们的生活质量。

2. 神经损伤或疾病　呼吸肌的神经受损或发炎可能导致肌无力或肌功能丧失。膈神经损伤可发生在分娩、心脏手术及其他胸外科手术中。损伤可为单侧或双侧，可造成部分或完全瘫痪。而这种损伤通常是不可逆的，则可能需要正压通气支持。C_3以上的脊髓损伤会导致膈肌和肋间肌麻痹。经过气管切开术进行长期机械通气可以延长许多患者的生命。肌萎缩侧索硬化是一种由于控制骨骼肌的神经元死亡而引起的疾病，该疾病导致进行性肌无力和通气衰竭，类似于神经肌肉疾病。与成人相比，儿童脊髓性肌萎缩症比 ALS 更常见。

（二）呼吸泵疾病——骨骼与胸壁疾病

脊柱侧弯引起的胸廓扭曲可引起限制性呼吸系统疾病，可能是由肌肉无力、神经损伤或先天性畸形引起。长期而言，呼吸肌的负荷可导致肌肉疲劳和呼吸衰竭。窒息性胸腔失养症（热纳综合征）等胸壁疾病可导致呼吸受限，若不进行机械通气和修复手术，可危及生命。

（三）呼吸驱动障碍

有几种先天性或获得性中枢神经系统疾病可导致异常呼吸驱动，其特征是对高碳酸血症反应受损。先天性中枢性低通气综合征、Prader Willi 综合征和伴有下丘脑功能障碍、通气不足和自主神经调节障碍的速发性肥胖（ROHHAD）是一些导致呼吸驱动异常的先天性疾病，这些典型案例均能够引起慢性通气不足并导致高碳酸血症。Chiari 畸形患儿对高碳酸血症反应迟钝，睡眠时可表现为中枢性和阻塞性呼吸暂停。获得性脑干病变或损伤也可能影响呼吸驱动，导致慢性通气不足，从而导致高碳酸血症。进行性和退行性脑疾病，如利氏病，也可影响与呼吸驱动有关的神经元并引起通气不足。

三、长期家庭通气护理的方法

家庭照护的好处包括：①成本效益；②生活品质；③家庭和患者的社会心理；④家庭凝聚力。然而，照顾者可能面临压力、对照顾不足的担忧及忽视等问题，这些问题可能会增加发病率的风险。居家照护的成功与否取决于家庭照顾者在居家提供照护方面的意愿和能力，以及社区资源。尽管慢性通气替代中心是必需的，但并不普遍。

（一）依赖呼吸技术的儿童的呼吸支持选择

依赖呼吸支持技术的儿童，无论有无人工气道，如气管切开等，均有几种呼吸支持可供选择。有肺内分流和静脉混合的实质性肺疾病患者可能需要持续或间断性吸氧。当肺部疾病严重程度和气体交换异常增加时，则可能需要正压支持。表 12.2 列出了技术依赖型儿童可能需要的呼吸支持类型。

HME 已在第 11 章中描述。呼吸支持的选择取决于肺部疾病和呼吸衰竭的严重程度及期望的生活质量。

表 12.2 依赖呼吸技术（设备）的儿童的呼吸支持

无人工气道	人工气道
1. 供氧	1. 有或没有 HME 时均无辅助供氧
a. 间断	2. 供氧
b. 连续	a. 间断
2. 无创正压通气	b. 连续
a. 持续气道正压通气	3. 持续气道正压通气
i. 间断	i. 间断
ii. 持续	ii. 持续
b. 正压辅助的自主通气	4. 有正压辅助的自主通气
i. 间断	i. 间断
ii. 持续	ii. 持续

续表

无人工气道	人工气道
c. 负压通气 i. 间断 ii. 持续 d. 无创双水平正压通气 i. 间断 ii. 持续	5. 有或没有压力支持的控制通气 i. 间断 ii. 持续

（二）呼吸支持的目标

长期呼吸照护的目标包括：①提供全面且具成本效益的呼吸照护；②提升生活品质；③降低发病率；④尽可能延长生命。急性期后护理的设置将取决于患儿的病情稳定程度和儿科重症监护病房外资源的可利用度。这包括医院内的护理场所、亚急性或长期设施或家庭护理。首先要考虑的是患者的病情稳定程度。最低要求是稳定的气道（自然或气管切开术）、稳定的临床状态和可由医疗机构资源满足的护理需求。

长期机械通气的目标取决于呼吸衰竭的原因。对于住院患者，如果存在可逆性原因导致慢性呼吸衰竭（CRF），需要给予呼吸支持以改善气体交换，并持续直至呼吸功能恢复。一些 CRF 疾病，如支气管肺发育不良（bronchopulmonary dysplasia, BPD），常伴随着躯体生长不良和发育迟缓，通过机械通气治疗，可以改善这些患者的身体生长和神经发育情况。

无创正压通气可通过鼻腔或口鼻接口进行。正压通气可以缓解上气道梗阻，提高分钟通气量，减轻吸气肌负荷。如果医院提供长期通气辅助，则可使用重症监护呼吸机或便携式家庭呼吸机。便携式呼吸机使用活塞或涡轮机来产生选定的容量或压力，并且可以在较低的流速下实现。无创通气可间歇性使用，通常在夜间或患者睡觉时使用。病情较重或进展时，可能需要持续 NIV。与短期 NIV 类似，对于长期 NIV，呼吸机设置必须缓解患者症状。

长期 NIV 对疾病进程有显著的生理影响。总体而言，它改善了许多居家患者的生活质量。它还能改善夜间睡眠，减少呼吸窘迫造成的睡眠干扰。许多患者常面临着慢性睡眠呼吸暂停和二氧化碳潴留，这可能导致一些系统性和肺动脉高压的问题。NIV 通过改善这些表现，降低了全身高压和肺动脉高压的发生率。对于适合肺移植的慢性呼吸衰竭患者，NIV 可作为移植前的有效过渡。表 12.3 列出了一些情况长期 NIV 治疗的生理效应和结局。

表 12.3 长期无创通气（NIV）的生理效应和结局

神经肌肉疾病

改善日间气体交换

改善通气不足

减少间歇性呼吸暂停和其他睡眠呼吸紊乱

提高生存治疗

减少住院次数

尤其与辅助（手段）相结合时可提高生存率

改善 1 型和 2 型脊髓性肌萎缩症（SMA）患者睡眠期间的胸-膈肌协调

续表

囊性纤维化

在病情加重时尽量减轻慢性呼吸衰竭的急性发作

改善睡眠障碍

作为（肺）移植的过渡手段

阻塞性呼吸睡眠暂停

逆转或减少阻塞性睡眠呼吸暂停

改善睡眠呼吸紊乱

在允许患者成长并推迟手术期间提供临时解决方案

需要持续机械通气的患儿需行气管切开有创通气。气管切开套管的尺寸应合适，既不能太大，以免损伤气管，也不能太小，以免在套管周围造成相当大的泄漏，影响分钟通气量。间歇性使用说话瓣膜可促进语言发育。然而，气管切开增加了护理的复杂性，包括对护理人员进行吸引、清洁和更换气管切开套管的培训。此外，气管切开套管的存在增加了感染的风险。与气管切开套管相关的气道并发症包括造口处感染、肉芽肿形成、气管狭窄和瘘形成。经气管切开术提供的 CPAP 可减轻呼吸肌负荷，通过解除上气道梗阻提高分钟通气量。对于一些慢性高碳酸血症患者来说，他们可能需要 Bi-PAP 设备为自主呼吸提供正压辅助。在需要强制通气辅助时，治疗目标是减轻患者的痛苦，并使其呼吸舒适。但应注意不要过度通气，尤其是那些有神经肌肉疾病的患者，以避免因失用而引起呼吸肌萎缩。

呼吸机设置必须缓解患者症状。对于长期 NIV，通常推荐的方法是低-高方法，即从相对较低的支持水平开始逐渐增加，直到观察到所需效果为止。夜间使用足够高的备用呼吸频率可以使呼吸肌肉得到充分休息，并预防呼吸暂停，特别是对于神经肌肉疾病患者而言。近年来，NIV 的持续使用在患有神经肌肉疾病的住院患者中呈上升趋势。这使得患者的生存期得到延长并改善了其生活质量。

（三）从 ICU 专用呼吸机过渡到便携式家庭呼吸机

长期接受正压支持的患者出院前的关键步骤之一是过渡到家庭呼吸机（HV）。在目前的呼吸机设置下，患者的病情必须稳定。如果使用了任何特殊气体，如一氧化氮或氦氧，就需要停止使用。患者必须增加体重，并且能够在不显著改变气体交换或呼吸负荷的情况下耐受治疗。气道必须是稳定的，无论是自然气道还是气管切开术。对于进行过渡的呼吸机设置或压力，没有严格的指南。一些 HV 可能无法为患者提供所需的呼吸机设置。在这种情况下，应该尝试替代为高级别通气模式，或者当呼吸机设置降低并得到耐受时，需要将患者转换。HV 中的呼吸机设置在转换后可能需要进一步调整，以确保患者呼吸舒适，并且气体交换充分。如果患者能够耐受高压至少 2 周而不需要改变呼吸机设置，则认为患者可以出院。

理想的 HV：①重量轻，便于携带；②电池内部寿命长；③能够提供连续的流量；④能够补偿泄漏；⑤具有多种通风模式；⑥易于排除故障。目前的大多数 HV 是便携式的，并被批准用于体重 ≥ 5kg 的儿童。便携性高及内部电池寿命长的特性使患者可以离开家，外出赴约或参加家庭聚会。在经常停电的地区，电池寿命长可能会挽救生命。实际电池寿命可能与制造商的估计不同，因为这些估计是基于为成人提供低水平的呼吸机支持。电池寿命与患者所需的支持水平成反比。较高的呼吸机压力和频率会降低电池的寿命。HV 提供的支架类型如表 12.2 所示。

（四）长期 NIV 患者的监测

对长期接受 NIV 治疗的患者进行监测需要评估其呼吸功能。脉搏血氧仪对检测低氧血症很有用，尤其是在睡眠期间。呼气末二氧化碳监测仪仅在诊所或医院使用。睡眠呼吸障碍的治疗可改善生活质量并可能延长生存期。多导睡眠图可能需要用于记录睡眠障碍，但比夜间脉搏血氧监测更昂贵。如果患者有延髓无力或严重肥胖，除了睡眠通气不足外，还可能有上气道阻塞或阻塞性睡眠呼吸暂停。这两个问题都可以通过夜间通气来治疗。

四、居家护理的后勤保障

家庭护理需要一个团队合作的方式，需要多个医护人员之间进行互动。主治医师、家庭护理护士、呼吸治疗师、社会工作者，以及家人和患者。首先，患者必须准备好接受家庭护理。对于接受气管切开术的儿童，成熟的造口是必不可少的。吸入氧浓度不应大于 35%。在相对较低的通气设置下，动脉血氧分压（PaO_2）应大于 60 ~ 70mmHg，动脉血二氧化碳分压（$PaCO_2$）应小于 60mmHg，并且动脉血 pH 正常。家庭不仅必须表现出提供家庭护理的诉求，而且还必须表现出提供家庭护理各个方面的基本能力。当地社区必须有保健人员协助家庭提供护理。家庭必须有足够的设施来维护和操作所有必要的设备和供应。必须为紧急情况制订应急计划。家庭的位置对家庭护理有重要的影响。家庭必须通过标准的交通工具很容易到达。应 24h 提供家庭护理，以应对紧急情况。家庭必须有足够的空间容纳所有的照顾者和所需的设备。全面了解各种设备的局限性对于协调家庭呼吸护理的人员是至关重要的。有意愿为孩子提供家庭护理的父母愿意承担搬运所有必要设备的烦琐责任，从一个地方到另一个地方，只是为了让孩子待在家里更有益处。当一个依赖呼吸支持的孩子出院回家时，两名成人必须愿意并且能够学习并承担孩子日常护理的所有方面，包括使用的所有药物的剂量和适应证、喂养、气道清除和呼吸评估、呼吸机评估和故障排除及设备护理。如果要通过气管切开进行机械通气，家庭照顾者还必须学会人工气道的吸痰，并进行常规和紧急气管切开套管的更换。此外，必须由第三方支付方提供足够的财政支持，以提供必要的设备和用品，在家中照顾儿童。儿童将得到照顾的住所必须有足够的空间、设备和到访的医护人员。家里必须有自来水、暖气、电和一部能用的电话。必须让坐轮椅的患者能够进入入口。

出院计划还必须包括该家庭所需的熟练护理。对于无法纠正气道、呼吸机问题或无法呼救的儿童家庭，应在一天中至少有一段时间提供熟练的护理，使护理人员可以放心地睡觉，确保儿童的健康没有危险。这些服务是依赖技术的儿童家庭护理中最昂贵的部分，应由第三方支付机构提供资金，并定期进行重新评估，以确定持续的需求。虽然没有统一的标准来确定所提供的护理时长，但应根据儿童的医疗需要、家庭的能力和对家庭成员的其他要求，如工作需要、照顾家中其他儿童等来确定。为了让照护者从对儿童的持续医疗护理和监测中解脱出来，还应将有资助的临时照料也应该被纳入出院计划中，因为它已被确认为家庭照护计划的重要组成部分，有助于缓解压力和照护者的倦怠。

（于秋瑶　吴海涛　译）

第 13 章　呼吸衰竭的病例分析

Ashok P. Sarnaik and Shekhar T. Venkataraman

正如前文所述，呼吸衰竭和呼吸窘迫的病因多种多样，每个病例都需单独分析、诊断、检查和治疗。目前，临床上一些疾病处置的基本原则是一致的，但每个患者在症状和体征、临床病程和对治疗的反应等方面都有各自的特点。我们提出了一个系统的方法来分析症状、临床表现和病理生理等，用来诊断和治疗各种病因所致的呼吸衰竭。

一、病例 1：呼吸控制障碍

一名 14 岁男孩因嗜睡、倦怠和呼之不应被送往急诊室。在过去的近 1 个月内，持续存在疲劳、颈部疼痛和晨起头痛表现。患儿无发热、呼吸浅表 10 次 / 分、心率 88 次 / 分、血压 160/100mmHg，脉搏血氧饱和度为 90%，双侧瞳孔直径 4mm，对光反应灵敏，否认外伤史。患儿起初对外界刺激有反应，能回答简单问题，后再次入睡，其他体格检查包括胸腹部在内均正常。未吸氧情况下，动脉血气示 pH 7.21、$PaCO_2$ 70mmHg、PaO_2 62mmHg，后给予面罩吸氧，15min 后，患儿陷入呼之不应、呼吸微弱，SpO_2 仍然维持在 100%，复查动脉血气示 pH 7.0、$PaCO_2$ 100mmHg、PaO_2 120mmHg，快速给予气管插管，呼吸机辅助呼吸，呼吸参数设置：容量控制模式，呼吸频率（RR）18 次 / 分、潮气量（V_T）500ml、吸气时间（Ti）1s、呼气末正压（PEEP）4cmH_2O。胸部 X 线片示肺、心正常，气管插管位于气管中位。

（一）临床分析

患者存在严重呼吸衰竭，但无明显呼吸窘迫表现，除了轻度呼吸费力，无其他异常表现；胸部影像显示心脏和肺脏未见异常，气体交换检查结果为严重低通气但无明显氧合障碍，表明患儿存在肺泡通气异常，而肺泡毛细血管交换未受影响。咽喉部或气管水平的中央（隆突以上）气道阻塞可解释肺泡性通气不足的情况。然而，患儿无克服气道阻塞引起的呼吸衰竭的呼吸费力表现，所以这类疾病的可能性不大。那么该患儿呼吸衰竭存在两种可能：①神经肌肉骨骼功能障碍；②呼吸中枢控制异常。患有神经性疾病（吉兰 - 巴雷综合征、颈椎脊髓损伤等），肌病（肌营养不良、肉毒中毒等）和骨骼畸形的患者，这类患者有效呼吸对抗高碳酸血症的能力下降。然而，这样的患者常意识清醒、反应灵敏，而该患儿存在嗜睡和难以唤醒表现，神经肌肉性疾病可能性亦较小。因此，呼吸中枢控制系统异常可能性最大。

目前，中枢化学感受器反应性降低的最常见原因是镇静药的使用，如滥用药物或治疗性用药等，其他感染性、创伤性和代谢性疾病等也可导致中枢化学感受器受体反应性降低。该患儿吸氧后出现了明显的呼吸抑制，表明他的呼吸控制更多依赖于感知低氧的外周化学感受器，而不是感知二氧化碳的中枢化学感受器，其常发生于脑干病变、慢性二氧化碳潴留导致中枢化学感受器钝化或下调等患者。患儿外周化学感受器兴奋性因吸氧和 PaO_2 升高而减弱，呼吸驱动减弱，同时中枢化学感受器功能受损，导致二氧化碳麻醉。

（二）后续病程

通过机械通气使 $PaCO_2$ 降至正常水平后，以及插管前使用药物作用的消退，患儿苏醒并可进行互动，随后，拔除气管插管，并给予鼻导管吸氧。然而，几小时后，他再次出现嗜睡，并出现呼吸性酸中毒，需重新气管插管。临床医师认识到这是一种呼吸中枢控制障碍性疾病，患儿主要依赖于外周化学感受器的低氧刺激来进行自主呼吸，吸氧导致缺乏低氧刺激，呼吸动力减弱，导致高碳酸血症和二氧化碳麻醉。大脑及脑干磁共振成像（MRI）显示为 I 型 Chiari 畸形，患儿随后接受枕骨下开颅术和颅后窝减压术，减轻脑干压力。后来患儿中枢化学感受器对二氧化碳的反应性恢复，并痊愈出院。

（三）重点

1. 单纯肺泡低通气通常由中央气道阻塞、呼吸中枢抑制和神经肌肉功能低下引起，临床表现为诊断提供依据。
2. 中枢化学感受器通过降低脑脊液 pH 来响应 $PaCO_2$ 的急性变化。外周化感受器主要对缺氧反应，但在一定程度上也对高碳酸血症起反应。
3. 外周化学感受器受刺激的反应时间比中枢化学感受器刺激的反应时间要短得多。
4. 中枢化学感受器对急性 $PaCO_2$ 升高的反应较外周化学感受器灵敏。
5. 外周化学感受器受缺氧的刺激可长时间存在，甚至可以持续一生。随着时间推移，中枢化学感受器受体会逐渐适应 $PaCO_2$ 升高，而导致对呼吸刺激的反应减弱。此时，通过吸氧去除外周化学感受器刺激，可导致严重的低通气和二氧化碳麻醉。

二、病例 2：心力衰竭

一名 3 月龄患 21- 三体综合征（唐氏综合征）伴心内膜垫缺损的男婴，因呼吸困难加重、呻吟和吸气三凹征 12h 入急诊。入院时生命体征：体温 38.4℃、呼吸频率 36 次 / 分、心率 140 次 / 分、血压 90/45mmHg，心前区隆起，听诊胸骨左缘可闻及 4/6 级全收缩期杂音，并伴有呼气相喘鸣音及呻吟。SpO_2 为 90%，胸部 X 线片示心影增大、明显的血管影和肺气肿。给予 40% 浓度经鼻高流量吸氧 30min 后，患儿呼吸频率升至 60 次 / 分，心率达 160 次 / 分，血压为 88/58mmHg，SpO_2 为 100%，脉搏细速，末梢凉，毛细血管再充盈时间延长，复查胸部 X 线片示心影增大和肺水肿加重（图 13.1）。

（一）临床分析

这名婴儿心脏左向右分流量较大，体循环动脉血流（Qs）在房室水平都被转向肺动脉血流（Qp）。这

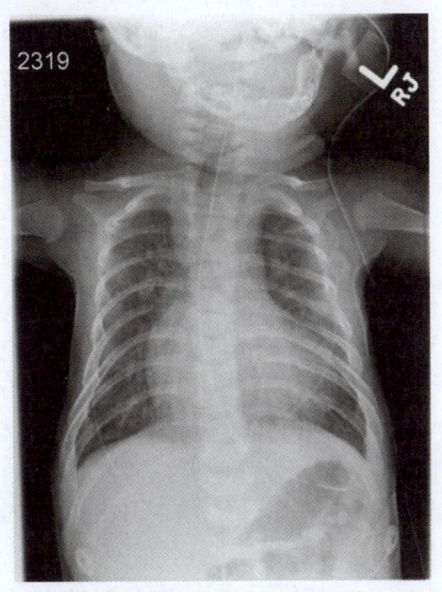

图 13.1 3 月龄男婴胸部 X 线片示心脏中度扩大，肺动脉和静脉充血，以及肺过度充气

种情况常发生在大的室间隔缺损、房间隔缺损、动脉导管未闭和主动脉窗等。在正常心脏中，无左右循环之间异常通道，Qs 与 Qp 相当；而在左向右分流中，由于肺血管阻力（PVR）低于体循环阻力（SVR），Qp 大于 Qs，Qp 超过 Qs 的程度取决于分流的大小及体循环和肺循环的阻力。新生儿期 PVR 保持较高水平，限制了左向右分流，随着婴儿年龄增长，PVR 逐渐下降，至 3～6 月龄时可达成人体水平，即 SVR 的 15%～20%。而随着 Qp 的显著升高，肺血容量和间质液增加，导致肺顺应性下降。在这种情况下，呼吸频率通常会增加，该婴儿可能因呼吸道感染而出现呼吸失代偿，并出现呼吸窘迫。氧气支持后，肺血管阻力进一步下降，左向右分流增加，Qp：Qs 血流比值增加，肺充血、肺水肿加重。虽然 SpO_2 随着 Qp 的增加而增加，但因血液从身体其他部位转移到肺，出现全身性低灌注。在不影响全身灌注情况下，通常将 SpO_2 维持在 90% 以下，便可维持足够氧合。呼吸支持应以改善功能残气量（FRC）和低潮气量（V_T）策略为目标，以改善肺顺应性，因为较高的 SpO_2 有降低肺血管阻力和增加 Qp vs. Qs 的风险，因此 FiO_2 应设置在足以维持 SpO_2 在 90% 内。使用最佳 PEEP 也非常有帮助：①将肺泡液转移到肺泡间质，以便更好地气体交换，从而减少 FiO_2 的需求；②通过降低肺血容量来改善肺顺应性，从而降低通气压力；③肺泡毛细血管收缩，增加右心室后负荷，从而减少左向右分流；④在等容收缩期和射血期，通过胸腔内正压降低左心室后负荷。在这种情况下，有创机械通气的缺点主要与围插管期应激和创伤及必要的麻醉镇静药物使用有关。因此，插管应在可控条件下进行。

（二）后续病程

婴儿在适当的镇静和麻醉后插管，呼吸支持采用压力调节容量控制（PRVC）通气模式，参数设置：潮气量（V_T）7ml/kg、吸气峰压（PIP）25cmH$_2$O、吸气时间 0.8s、PEEP 6cmH$_2$O、呼吸频率 25 次/分、FiO_2 为 30%，并使用了利尿药。患者灌注较前改善，随后的 36h 内，逐步停用机械通气，成功拔管。

（三）重点

1. 对于存在大的左向右分流（如室间隔缺损、房室通道）和功能性单心室病变的患者（如诺伍德手术后），吸氧可能导致肺血管扩张。在这种情况下，Qp vs. Qs 可能会持续增加，进而导致肺血管超负荷、肺水肿和全身灌注不足。

2. 正压通气是降低左心室后负荷的有效手段，对于左心室收缩力差的患者（如心肌炎、心肌病），正压通气是机械降低左心室后负荷、改善心排血量的有效策略。

三、病例 3：下呼吸道阻塞

一名既往患有哮喘的 12 岁男孩，因持续呼吸困难和喘息加重持续 8h 至急诊就诊。患儿入院时呼吸困难明显，不能说出完整的句子，生命体征：体温 37.8℃、呼吸 24 次/分、心率 110 次/分、血压 108/72mmHg，并出现奇脉（收缩期动脉压下降至 40mmHg）。当面罩吸入 40% 氧气时，SpO_2 为 89%，四肢末梢凉、指端发绀。体格检查发现吸气三凹征明显、呼气相延长和可闻及喘鸣音，沙丁胺醇吸入和激素静脉注射作用不明显。在非换气式氧气面罩下，动脉血气分析示 pH 7.12、$PaCO_2$ 105cmH$_2$O、PaO_2 70cmH$_2$O。患儿很疲劳、昏昏欲睡，予快速插管，并转运到 ICU 进一步治疗。胸部 X 线片显示双侧肺过度充气、膈肌扁平、肺门周围浸润、主动脉突出和心脏轮廓较小（图 13.2），未见气漏。患儿通过气囊以 30 次/分的速率、50cmH$_2$O 的压力和 100% 氧气进行通气，复查动脉血气分析示 pH 6.95、$PaCO_2$ 130cmH$_2$O、

PaO$_2$ 104cmH$_2$O。

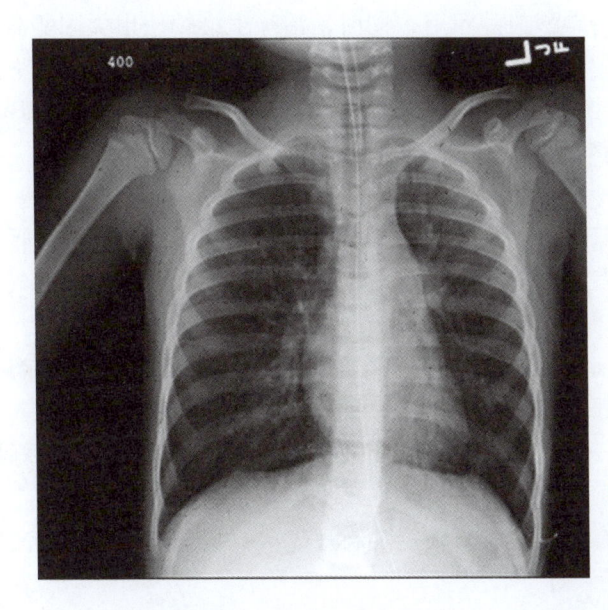

图 13.2　12 岁哮喘持续状态男孩胸部 X 线片，严重的双肺过度充气、膈肌扁平、肺主动脉突出、双侧可见肺门周围浸润

（一）临床分析

该患儿有明显的肺内气道阻塞伴不均匀通气和严重的 V/Q 比值失调，他的呼吸时间参数（顺应性 × 阻力）明显增加，由于肺内阻塞，他的气道内等压点（EPP）向远端移位，导致呼气时广泛的气道塌陷。因此，与同样延长的吸气时间参数相比，呼气时间常要延长得更多，完全呼气时间不足会导致空气潴留、内源性呼气末正压（auto-PEEP）、动态顺应性下降、静脉回流障碍和心排血量下降。插管前反常脉搏明显增加，表明吸气和呼气时胸腔内压力波动较大，吸气时左心室前负荷降低和后负荷增加，为了保证潮气量，需要降低呼吸频率，以延长每个呼吸周期的时间，保证呼气和吸气的时间。同时，呼气时间应比吸气时间更长，以改变肺泡排空，为提高动态顺应性，减少内源性呼气末正压，降低肺损伤的风险，增加静脉回流，通气应是低呼吸频率，高 PIP 和（或）V$_T$ 通气，同时监测呼出潮气量和肺泡通气。插管和人工通气后，患儿气体交换反而恶化，可能因为呼吸频率高，潮气量不足，肺泡排空受限。在机械通气中，压力调节容量控制模式（PRVC）或压力控制通气（PCV）模式与容量控制通气相比，可更好地分配输送的气体容量，因为后者更优先分布在相对阻力较低的区域，而不是更高阻力区域，导致充气压力增加和气压伤。合理的 PEEP 有助于降低跨肺压，减少气道塌陷；吸气和呼气流量以及内源性 PEEP 应通过时间流量呼吸波形监测，在不同的呼吸机频率和 PIP/V$_T$ 组合下，应监测呼出潮气量，以期在最小气道损伤下提供所需的每分通气量。哮喘持续状态的威胁主要是低氧血症，而非高碳酸血症。然而，高碳血症和严重酸中毒可损害心脏功能，升高颅内压并降低支气管扩张剂的疗效。因此，呼吸支持的重点应是维持足够的氧合（SpO$_2$ ≥ 95%），并适当允许高碳酸血症，只要保证血气 pH ≥ 7.3；同时类固醇皮质激素和支气管扩张剂治疗降低气道阻力，改善气体交换，增加呼出潮气量和降低内源性 PEEP，最终，通过逐步降低 PIP，减少强制呼吸频率，并逐渐切换到压力支持通气来逐步减少呼吸机依赖，撤机。

（二）后续病程

患儿在药物镇静状态下，呼吸机采用 PCV 模式，设置参数：呼吸频率 12 次 / 分、吸气时间

1.2s、呼气时间 3.8s、PIP 35cmH$_2$O、PEEP 4cmH$_2$O，动态监测通气图形、呼出气潮气量、动态顺应性和内源性 PEEP，并采用允许性高碳酸血症策略，同时，治疗上继续使用类固醇激素和支气管扩张药。予静脉注射硫酸镁，静脉滴注生理盐水（10ml/kg）3 次后，改善了灌注。随后的 18h 内，患儿肺动态顺应性随气体交换增加而改善，逐步降低吸气压力，停止药物镇静，改用 PSV 通气模式，同时减少强制呼吸频率，24h 后拔除气管插管。

（三）重点

1. 呼吸道阻力增强的相关疾病，常需较长的通气时间，以保证潮气量和肺泡排空，呼气时间较吸气时间延长更多，机械通气应以相对较低的强制通气频率和较高的吸气压力或潮气量进行。

2. 在胸内气道阻塞时，导致广泛的气道塌陷和内源性 PEEP。内源性 PEEP 常导致动态顺应性下降和静脉回流减少，应用外源性 PEEP 和延长呼气时间有助于降低内源性 PEEP。

3. 与常用的容量控制通气模式相比，压力支持模式，无论是 PCV 还是 PRVC，能更好地保证潮气量分布。

4. 监测流量波形、内源性 PEEP 及动态顺应性，来确定强制呼吸次数和吸气压力（或潮气量），对实现最大获益和减少肺损伤非常有帮助。

5. 机械通气的目的是维持足够氧合、保持内环境合理的 pH，并尽量减少并发症。

四、病例 4：肺实质疾病

一名既往体健的 16 月龄女童，因发热和进行性加重的呼吸困难 12h 至急诊科就诊。未吸氧情况下，生命体征：体温 39.5℃、呼吸频率 50 次/分、心率 144 次/分、血压 70/36mmHg、SpO$_2$ 75%。体格检查示患儿烦躁，呈感染中毒症状，四肢末梢凉、毛细血管再充盈时间延长。立即予适当液体复苏、静脉注射抗生素。通过经鼻导管高流量吸入纯氧后，SpO$_2$ 无明显改善，遂决定机械通气支持。先给予镇静，气囊面罩加压通气，PEEP 设置 10cmH$_2$O，待呼吸状态稳定后予气管插管，后呼吸机参数设置为：氧浓度 100%、PEEP 10cmH$_2$O、呼吸频率 30～40 次/分、吸呼比为 1:1，SpO$_2$ 改善至 96%，后转至 ICU 进一步治疗。胸部 X 线片示气管插管位于气管中段，肺容积减小，双肺广泛粗糙且密集阴影，尤其下肺野显著（图 13.3）。后呼吸机参数调整为：PRVC 模式、V$_T$ 7ml/kg、PIP 30cmH$_2$O、RR 30 次/分、T$_i$ 0.8s、PEEP 10cmH$_2$O、FiO$_2$ 100%。

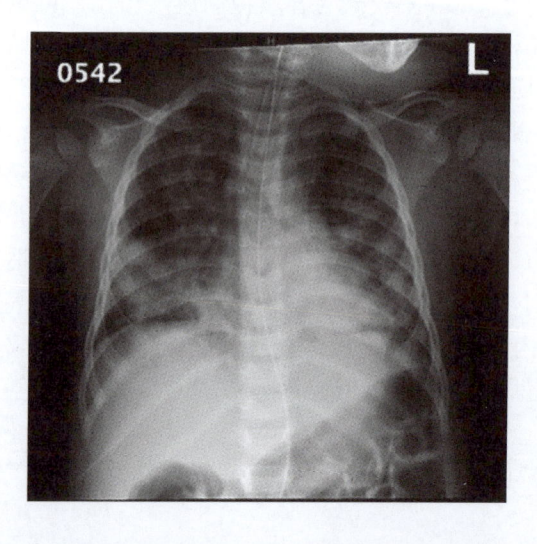

图 13.3　16 月龄女婴，发热伴呼吸窘迫，X 线示双肺下叶模糊及浸润影，向中、上叶延伸，肺容积减少

(一)临床分析

该患儿存在严重的实质病变,主要累及肺泡,最可能的病因是细菌性肺炎,并出现了感染性休克表现,需要合理的抗生素和液体复苏及正性肌力等支持治疗。肺部受累的病理生理包括功能残气量减少、吸气和呼气时间减少。因肺毛细血管在呼气时可收集的氧减少,功能残气量减少主要导致低氧血症。肺泡开放压力增加,呼气时肺泡压降低会带来肺泡塌陷(去复张)和吸气时的肺-气道剪切伤的风险,这些是容量伤的主要原因。肺顺应性降低,气道阻抗减少,意味着呼吸时间常数缩短,气道压力和肺泡压力相互平衡所需的时间相对较短,最终导致吸气和呼气都将相对较快地结束。这种机械性异常的压力-容量关系表现为:早期给定压力下容量($\Delta V/\Delta P$)变化较小,随后出现一个较低的拐点,$\Delta V/\Delta P$ 随之增加,然后又有一个拐点,之后 $\Delta V/\Delta P$ 开始减少。因此,两个拐点之间的动态顺应性最大。低于下拐点的肺泡压力反映肺复张(肺不张创伤),高于上拐点的肺泡压力表示过度扩张(容量创伤)。将 PEEP 保持在低拐点以下会有肺泡再闭合和吸气压力再次打开肺泡的风险,这个过程有时被称为"潮汐闭合",使脆弱的肺泡末端气道连接暴露在剪切应力和破裂之下,PIP 超过上拐点会使肺部遭受不必要的容量或气压损伤。临床医师面临的挑战是保持潮气量在这两点之间,方法是提供足够的 PEEP 以保持肺泡复张,并限制充气压力峰值以避免肺过度膨胀。该患儿主要的气体交换异常是低氧血症,处理低氧血症最安全的策略是:①适当的 PEEP;②增加吸气时间(T_i),而 PEEP 将有助于建立肺泡功能残气量,并允许肺毛细血管血与较高的 PaO_2 平衡。随着 PaO_2/FiO_2 和动态顺应性的改善,可得出最佳 PEEP,这两种测量方法都有助于保持潮气量在两个拐点之间,增加吸气时间将允许肺毛细血管血液在吸气时与较高的 PaO_2 平衡,同时由于吸气时间短,能够完全呼气,降低氧浓度以维持足够的 SaO_2(95%以上),可减少氧损伤。

(二)后续病程

患儿接受呼吸机 PRVC 模式支持,潮气量 7ml/kg、呼吸频率 30 次/分、吸气时间 0.8s、PEEP 10cmH$_2$O、PIP 35cmH$_2$O,动态监测以调整合理的 PEEP。同时,给予药物镇静,减少通气不同步。血培养结果为甲氧西林敏感的金黄色葡萄球菌,患儿临床症状危急,需要正性肌力药物支持和静脉补液,随着肺顺应性和 PaO_2/FiO_2 比值的降低,肺浸润加重,对氧和 PEEP 的需求增加,采用高频振荡通气:MAP 26cmH$_2$O、FiO$_2$ 100%、振幅 30cmH$_2$O、频率 6Hz。随着 PaO_2/FiO_2 和肺通气量增加,病情逐渐好转,当 MAP 下调为约 15cmH$_2$O 时,停用镇静药物,改为 PRVC 通气模式,保证适当氧浓度,保证 SpO$_2$ 在 95% 以上,逐步降低强制通气频率,采用压力支持通气,机械通气 10d 后成功拔管。

(三)重点

1. 在肺顺应性降低为特征的疾病中,呼吸时间指标常降低,这意味着近端气道压力和肺泡压力在相对较短的时间内相互平衡。

2. 肺泡/实质疾病的主要病理生理变化是功能残气量的降低和低氧血症。

3. 肺泡再募集主要通过恢复功能残气量和 PEEP 的治疗策略来实现。

4. 机械通气下,在适当的功能残气量下,采用低 PIP/潮气量通气是一种对肺实质疾病(如急性呼吸窘迫综合征、肺炎)有效的肺保护通气方法。

5. 潮气量应在上下拐点之间波动。这可以通过计算不同 PEEP 水平下的肺动态顺应性来确定。

6. 增加吸气时间可通过增加吸气时肺毛细血管血液用于气体交换的时间,来改善氧合。

7. 患者在吸痰时脱离 PEEP，可能会导致肺泡复张障碍和缺氧，在进行相关的操作时，需保证 PEEP。

五、病例 5：限制性胸部疾病

一名患有脑瘫和严重脊柱侧弯的 14 岁男孩，入院时存在发热、心动过速、低血压和外周灌注不良等表现。临床评估显示尿路感染伴炎症标志物升高（白细胞计数、C 反应蛋白和降钙素原），合并呼吸性和代谢性酸中毒。动脉血气分析示 pH 7.06、$PaCO_2$ 80mmHg、PaO_2 80mmHg、HCO_3^- 24mmol/L、BE − 8mmol/L、Lac 4mmol/L。同时，患儿合并精神状态欠佳，呼吸费力伴呼吸窘迫表现。

问：此时的合适处置是什么？

1. 经鼻高流量氧疗。
2. 采用 Bi-PAP 无创通气。
3. 插管和有创机械通气。

答：患儿存在急性加重的慢性呼吸衰竭合并酸中毒，虽经鼻高流量氧疗可能减少患儿的呼吸功并减少死腔，但不太可能将患儿的呼吸衰竭纠正至正常，患儿精神状态欠佳，因此不建议无创通气。所以，最好的处理是气管插管和有创机械通气。

患儿接受气管插管并给予有创机械通气，胸部 X 线片示气管插管位于气管中段、严重脊柱侧弯、肺体积小（与患儿健康时 X 线无差异）、右肺比左肺小、没有浸润或积液。呼吸机采用容量控制通气模式，初始设置参数：V_T 8ml/kg、RR 16 次/分、FiO_2 100%、PEEP 5cmH_2O、T_i 1s、PIP 40cmH_2O、平均压 35cmH_2O。机械通气 1h 后的动脉血气分析示 pH 7.20、$PaCO_2$ 70mmHg、PaO_2 350mmHg、HCO_3^- 26mmol/L、BE − 7mmol/L。

（一）临床分析

该患儿患有尿源性脓毒血症，伴有慢性呼吸衰竭急性发作，合并呼吸和代谢性酸中毒，严重的脊柱侧弯导致限制性胸部疾病，尽管胸部 X 线检查显示肺部外观正常，其特征是低肺容量、呼吸顺应性降低，并伴有慢性高碳酸血症。在优化限制性胸部疾病患者的机械通气时，需要考虑多方面生理因素。首先，采用容量控制通气时，即使潮气量为 7ml/kg，气道压力仍然过高，最好通过减少潮气量来限制肺泡压力峰值。虽然可以在容量控制中降低潮气量以限制平均压，但患者因严重脊柱侧弯而存在两侧肺容积差异，容量控制通气会使通气分布不均匀，并使其恶化。在压力控制的时间触发呼吸中，尽管肺段具有不同的充气时间，但所有肺泡的峰值压力将被限制在相同的水平。因此，该患儿首选的通气方式为压力控制定时通气。其次，通过减少潮气量，每分通气量会减少，加重高碳酸血症。因此，控制高碳酸血症，要采用大于 16 次/分的呼吸频率，因为该患儿存在慢性呼吸衰竭，$PaCO_2$ 不必降低到正常水平，由于无肺部疾病，没必要增加 PEEP，FiO_2 可以安全地降低到 50% 以下，并根据耐受情况逐渐降低。当脓毒症得到控制并且逐渐降低通气支持时，建议撤机后可采用无创通气。

（二）后续病程

患儿拔除气管插管后，需无创通气来维持气体交换，撤机后予间歇性 Bi-PAP 支持，并在无氧气支持情况下出院。约 1 个月后，患儿停用间歇 Bi-PAP。

（三）重点

1. 呼吸支持的选择必须根据患儿情况而定。当患者出现精神状态改变，无法保证免受气道分泌物误吸时，有创机械通气可作为呼吸衰竭的治疗选择。

2. 该患儿限制性胸部疾病由多因素引起，包括脊柱侧弯、肋椎关节及胸肋关节的强直，导致胸部不能正常扩张，即使采用 6～7ml/kg 潮气量的肺保护通气策略，肺内的吸气峰值和肺泡峰值压力也可能过高。因此，该类患儿可能需更低的潮气量，而必须增加呼吸频率才能保持足够的每分钟通气量。

3. 存在脊柱侧弯情况时，尽管肺脏相对正常，但因两肺之间的呼吸相关的时间参数不同，两肺之间肺部扩张不对称，容量控制通气使潮气量分布不均匀，可导致一侧发生肺不张，而顺应性较好的胸腔过度扩张。因此，首选通气模式是压力控制时间触发，长吸气时间以使肺部达到充分通气。

4. 慢性二氧化碳潴留患儿，不需要通气支持使 $PaCO_2$ 恢复正常，允许高碳酸血症存在是合理的通气策略。目标是使 $PaCO_2$ 处于偏高水平，达到肺保护的目的。

5. 部分患儿出院后需要长时间、更高水平的支持才能恢复基本呼吸功能，在呼吸状态稳定之前，可能需要使用 Bi-PAP，同时家庭化管理同样十分重要。

六、病例 6：呼吸泵功能障碍

16 岁男性，既往体健，近 1d 出现进行性下肢无力和感觉异常。发病前 1d 夜间乏力、疲惫明显，入院当日早晨，能行走但需搀扶，无背部疼痛、上肢无力、复视、吞咽困难、呼吸急促或脊柱损伤等表现。1 周前，患者有发热和呼吸道感染症状，持续了约 3d。经初步检查，患者神志清醒，无呼吸窘迫，入院时生命体征：血压 120/68mmHg、心率 85 次/分、体温 37℃、SpO_2 96%（未吸氧情况下），下肢肌力为 1 级，髌骨和踝关节肌腱反射缺失，足底反射消失。患者他人搀扶下行走困难，余神经系统检查也无明显异常，脊柱无压痛，血常规、肾功能、电解质、肝功能、心肌酶、血气和随机血糖均在正常范围，心电图正常，腰椎穿刺脑脊液示白细胞 $5×10^6$/L，葡萄糖 75mg/dl（血清葡萄糖 110mg/dl）、蛋白质 220mg/dl，脑脊液培养革兰染色阴性。脊柱 MRI 示脊髓圆锥和马尾神经根表面增厚和增强。

鉴别诊断包括吉兰 - 巴雷综合征（GBS）、横贯性脊髓炎或急性脱髓鞘性脊髓炎，由于患儿无感觉丧失，横贯性脊髓炎可以排除。此外，横贯性脊髓炎典型 MRI 表现为中枢性 T_2 高强度脊髓病变，延伸至两个以上节段，累及脊髓横截面积的 2/3 以上。急性脱髓鞘性脊髓炎也表现为脊髓损伤，而不是神经根病变；GBS 的神经传导异常包括神经传导缓慢或阻滞，远端潜伏期和 f 波延长，该患儿临床病程最符合急性运动神经轴索病，是 GBS 的一种变体。

问：该患者应在何处住院，需要进行哪些监护？

答：患者病情在 1d 之内迅速恶化，可能会逐步进展为高位性麻痹，最严重可出现呼吸肌无力。因此，患者需住进重症监护室，密切监测患儿状况。监测呼吸肌力、常使用两种指标评估：一种是患者的最大吸气压力；另一种是肺活量。最大吸气压力常通过使用数字真空压力计连接单向呼气阀和面罩或口罩来测量，患者可通过瓣膜呼气，但吸气时瓣膜关闭并产生负压。需警惕面颊的吸吮作用产生负压而影响测量结果，所以需要合适的口罩来抵消面颊肌的作用，正常最大吸气压力为 -80～-60cmH$_2$O，最大吸气压力为 -20cmH$_2$O 或更高（较少负值）时，即为气管插管指征。

肺活量测量也需要测试者最大程度的呼吸配合，使用可连接在口罩或面罩上的肺活量计来测量肺容积，医护人员会鼓励患者最大限度地吸气和呼气，最大吸气到呼气期间挪出的气体定量即是肺活量，正常肺活量为 60～80ml/kg。当肺活量降至 15ml/kg 时为机械通气指征。

入院时，患者最大吸气压力为 －50cmH$_2$O，肺活量为 40ml/kg，神经传导检查证实了吉兰-巴雷综合征的诊断，给予人免疫球蛋白治疗。患者 6h 后开始主诉窒息感并出现呼吸困难，患者最大吸气压降至 －15cmH$_2$O，肺活量为 15ml/kg，未吸氧下 SpO$_2$ 为 95% 左右，血气分析示 PaCO$_2$ 为 50mmHg，随即决定予以机械通气。

问：无创机械通气是否适合该患者？

答：该患者有快速进行性呼吸功能损害，无创通气不适合该患者。

（一）后续病程

患儿气管插管后进行有创机械通气，呼吸机参数：容量控制 +SIMV 模式（潮气量 10ml/kg）、呼吸频率 16 次 / 分、压力支持 10cmH$_2$O，患儿连续 5d 给予免疫球蛋白治疗，肌无力症状有所改善，在通气期间，每日测量最大吸气压力和肺活量。

问：在考虑拔管时，最大吸气压力和肺活量的合适水平是多少？

答：在拔管前，患者最大吸气压力应至少为 －20cmH$_2$O，肺活量应至少为 20～30ml/kg，如果患者最大吸气压力和肺活量接近正常，逐步降低呼吸支持并拔管，并实现无正压通气辅助的情况下自主呼吸。如果他的测量值较低但高于上述阈值，只要患儿清醒和具有足够的气道保护反射，可以尝试拔管进行无创机械通气。

（二）重点

1. 快速进展的肌无力是收住 ICU 治疗的指征，即使患者在入院时不需要正压通气支持；在 ICU 中，需密切监测，必要时尽早提供适当的呼吸支持。

2. 在潜在的进行性神经病变中，需密切监测呼吸肌力量和功能，是否需气管插管更多依赖呼吸肌力量和功能指标，而非血气分析结果。在吸气肌力下降到气管插管的阈值前，血气分析结果可能是正常的。

3. 迅速进展的肌无力，尤其是肋间肌进行性受累时，是无创通气的禁忌证；在这种情况下，无创通气可能会延迟插管，并可能导致紧急情况，引发相关并发症和发病风险。

4. 一旦患者进行有创通气，需通过连续测量呼吸肌力和呼吸容量来判断临床变化，当呼吸肌力改善后，应考虑患者已具备撤机条件。

七、案例 7：腹胀

一位有胆道闭锁的 1 岁患儿，接受过肝门 - 空肠吻合术（Kasai 手术），存在门静脉高压和腹水，因病毒性肺炎入院。胸部 X 线片示下肺为主的双侧弥漫性斑片状浸润，遂予以气管插管、机械通气。呼吸机初始参数设置：压力控制通气模式、潮气量 6ml/kg、PIP 30cmH$_2$O、PEEP 6cmH$_2$O、FiO$_2$ 100%、呼吸频率 25 次 / 分、吸气时间 0.8s。患儿镇静状态下，初次血气分析结果：pH 7.36、PaCO$_2$ 50mmHg、PaO$_2$ 70mmHg、HCO$_3^-$ 25mmol/L、BE －1mmol/L，SpO$_2$ 95%。患儿腹胀、张力高，有脐疝和液波震颤。胸部 X 线片示气管插管位于气管中段、双侧浸润影（下叶＞上叶）、膈肌升高、肋间隙增宽至第 7 肋。

（一）案例讨论

从呼吸角度来看，患儿有重度 ARDS（PaO$_2$/FiO$_2$ 比值＜100），通气情况尚可（轻度高碳酸血症），同时肺容量减少，但氧合情况尚可。

问：接下来应该怎么做？

1. 在调整呼吸机参数前，需提前 1h 复查血气分析。
2. 接受当前的设置和气体交换。
3. 开始一氧化氮（NO）吸入。
4. 将 PEEP 增加到 8cmH$_2$O。

答：考虑到患儿肺容量减少，且合并严重的呼吸衰竭，下一步可通过增加 PEEP 来进行肺复张并维持肺复张。在 1h 内复查血气会推迟必要的呼吸机参数调整，因血气分析结果改变往往较晚。在肺泡萎陷张的情况下设置的参数并不是最佳方案，且无吸入 NO 指征，因为无肺动脉高压证据。

（二）病例进展

PEEP 升高至 8cmH$_2$O，复查动脉血气示 pH 7.35、PaCO$_2$ 52mmHg、PaO$_2$ 72mmHg、HCO$_3^-$ 24mmol/L、BE − 2mmol/L、SpO$_2$ 95%。为什么 PEEP 升高对该患儿无效？其原因可能是患儿需要更高的 PEEP，或者存在肺不张，该患儿有腹胀和腹内压增高，腹部压力的增加限制了靠近膈肌的下叶肺组织的扩张，当终末气道压力小于腹内压力时，受腹内压力影响，部分肺段塌陷，为使部分肺段张开，须使呼吸气道压力等于或略高于腹腔内压。有两种方法可找到该患儿适宜的 PEEP 水平：第一种方法是测量腹腔内压，并将 PEEP 设置为仅高于腹腔内压的几厘米水平，腹腔内压可通过导尿管测量膀胱压力或鼻胃管测量胃内压来测量；第二种方法是进行床边 PEEP 滴定，该方法将 PEEP 以每次 2cmH$_2$O 逐步增加，观察随 PEEP 的改变后潮气量变化。在可复张的肺段中，随着 PEEP 增加，因肺顺应性改善，压力控制通气时潮气量也会增加，最好的 PEEP 设置可实现增加到最大潮气量水平；若肺不能复张，即使部分肺过度膨胀，潮气量则变化不明显或减少。在腹部压力增加的情况下，当 PEEP 增加时，且高于腹腔内压时，可出现潮气量突然增加。该患儿进行了这两种操作，测得膀胱压为 12cmH$_2$O，在 PEEP 滴定期间，当 PEEP 设置从 6cmH$_2$O 逐步上升到 12cmH$_2$O 变化时设定为 6ml/kg，潮气量无变化。当 PEEP 从 12cmH$_2$O 增加到 14cmH$_2$O 时，潮气量增加到 9ml/kg，当 PEEP 增加到 16cmH$_2$O 时，潮气量进一步增加到 10ml/kg，但此高水平的 PEEP 下，患儿出现血压下降、心率加快。当 PEEP 设置在 14cmH$_2$O 时，PIP 可降至 30cmH$_2$O，以维持 6ml/kg 的潮气量，复查动脉血气分析示 pH 7.36、PaCO$_2$ 50mmHg、PaO$_2$ 245mmHg、HCO$_3^-$ 24mmol/L、BE − 2mmol/L。该病例阐述了跨肺压的概念，即肺泡压减去周围压力应大于零，以保持肺泡开放。对于腹腔内压增高的患儿，PEEP 的增高会对血流动力学产生负面影响。因此，最佳 PEEP 水平应在改善呼吸力学和气体交换的同时平衡对循环的负面影响，因为 PEEP 升高会对静脉回流和心排血量产生不利影响，为解决该问题，应通过腹腔穿刺降低腹腔压力，穿刺可能会与低血容量引起的低血压相关，可适当补充液体。同时，腹腔压力降低也可通过降低对抗肺泡压力而增加跨肺压。

（三）重点

1. 为使肺泡保持开放，跨肺压（肺泡压减去胸膜压）必须为正，若跨肺压小于零，则会导致受累肺泡不张，促进肺内分流。

2. 随着腹胀、腹腔内压增加，膈肌附近腹压下的肺泡需要更高的压力来克服腹压；吸气时，吸气压力可高于腹腔压力，使肺泡开放；呼气时，若 PEEP 水平低于腹腔内压，肺泡将塌陷并促进静脉混合。

3. 肺泡的反复开放和关闭，将导致肺不张性损伤，为避免此种情况，在吸气和呼气时，肺泡需持续开放，如上文所述，设置合理的PEEP，使跨肺压在整个呼吸周期中为正，是呼吸机管理的重要组成部分。

4. 中至重度腹腔内压升高，尤其是腹腔积液，可能需穿刺引流，降低腹腔内压。

5. 腹腔穿刺和PEEP滴定都是增加跨肺压的策略，部分患者需联合使用。

6. 腹部穿刺抽出液体时，特别是腹腔高压情况下，可能会导致低血容量性低血压，需在腹腔穿刺术前补液避免出现低血压。

(王华伟　朱霖洲　朱雪萍　译)